T0281674

Lust auf Abstinenz

Ein Therapiemanual bei Alkohol-, Medikamenten- und Drogenabhängigkeit

Meinolf Bachmann
Andrada El-Akhras

Lust auf Abstinenz

Ein Therapiemanual bei Alkohol-, Medikamenten- und Drogenabhängigkeit

2., überarbeitete Auflage

Mit 24 Abbildungen und 71 Arbeits- und Infoblättern

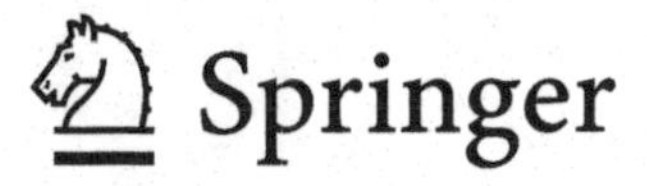

Dr. phil. Meinolf Bachmann
Psychologischer Psychotherapeut
Psychologische Praxis
Fortbildung, Supervision,
Forensische Begutachtung
E-Mail: Meinolf.Bachmann@web.de

Dipl.-Psych. Andrada El-Akhras
Psychologische Psychotherapeutin
Hellweg-Klinik
Bielefeld
E-Mail: andradaakhras@gmx.de

ISBN 978-3-642-54574-0 ISBN 978-3-642-54575-7 (eBook)
DOI 10.1007/978-3-642-54575-7

Die Deutsche Nationalbibliothek verzeichnet diese Publikation in der Deutschen Nationalbibliografie; detaillierte bibliografische Daten sind im Internet über http://dnb.d-nb.de abrufbar.

Springer Medizin

Planung: Renate Scheddin, Heidelberg
Projektmanagement: Renate Schulz, Heidelberg
Lektorat: Volker Drüke, Münster
Projektkoordination: Barbara Karg, Heidelberg
Umschlaggestaltung: deblik Berlin
Fotonachweis Umschlag: © Michael Reh / Fuse; www.thinkstockphotos.de
Herstellung: Fotosatz-Service Köhler GmbH – Reinhold Schöberl, Würzburg

Gedruckt auf säurefreiem und chlorfrei gebleichtem Papier

Springer Medizin ist Teil der Fachverlagsgruppe Springer Science+Business Media
www.springer.com

Vorwort zur 2. Auflage

Während unserer Arbeit mit alkohol-, medikamenten- und drogenabhängigen Patienten stand immer wieder die Frage im Mittelpunkt, positive Abstinenzerfahrungen erlebbar zu machen, in Form von vielfältigen Alternativen zu vermitteln und damit den Stellenwert des Suchtverhaltens im Belohnungssystem drastisch und dauerhaft zu reduzieren.

Gruppenstunden und Einzelgespräche sollten in einer entspannten, die Aufnahme- und Lernfähigkeit fördernden Gesprächsatmosphäre stattfinden und schon an sich ein positives Erlebnis darstellen. Elemente des effektiven und kooperativen Lernens wurden in Form von Kleingruppen implementiert. Eine gut strukturierte Arbeitsvorlage, die sich an Projektarbeit anlehnt, reduziert Ängste und Hemmungen, schafft Vertrauen und fördert eine lebhafte und konstruktive Beteiligung in der Gruppe. In der Einzeltherapie finden Nachbesprechungen statt, oder es werden Arbeitsmaterialien als Hausaufgabe gegeben und besprochen. Zudem machten die kürzeren Therapiezeiten ein Gesamtkonzept in Form eines inhaltlich gezielten und strukturierten Vorgehens erforderlich.

Die zugrunde gelegten theoretischen Ansätze sind vorwiegend im ersten Kapitel zusammengefasst. Die anschließenden Kapitel enthalten möglichst kurze, für jeden verständliche »Einführungen«, die häufig direkt an den Patienten weitergegeben und besprochen werden. Patienten lesen gerne mal Satz für Satz vor – dann wird diskutiert –, und nicht selten »streiten« sie darum, wer weiterlesen darf. Je nach Bedarf sind der Theorieteil bzw. einzelne Abschnitte und/oder Abbildungen daraus in die Einzelgespräche und Arbeitsgruppen einzubeziehen.

Vor diesem Hintergrund entwickelten wir in stetiger Zusammenarbeit mit Patienten die in diesem Buch zusammengestellten Materialien. Wir wählten folgende Vorgehensweise: Anhand der jeweiligen suchtspezifischen Themen wurden zentrale Fragestellungen im Rahmen von Projekten und offenen Beantwortungen erarbeitet. Item Sammlungen erfolgten mit der Hilfe der Patienten und im ständigen Austausch mit therapeutischen Mitarbeitern sowie Fachpflegeschülern für Suchterkrankungen und Studierenden der Fachhochschule für Sozialarbeit. Ihnen allen gilt unser Dank.

Die so entstandenen ersten Entwürfe/Fassungen wurden mehrfach erweitert und modifiziert. In den Arbeitsmaterialien wird noch immer nach weiteren Anregungen und bisher nicht genannten Sachverhalten gefragt, was eine ständige Weiterentwicklung und Verbesserung des Materials gewährleistet. Es wurde eine E-Mail-Adresse angegeben, damit auch Sie – die Leser – uns über Ihre Arbeitsresultate informieren können.

Ein Leben ohne Suchtmittel ist ja für jeden erfahrbar. Der Titel »Lust auf Abstinenz« weckte bei uns das Interesse, ein »Selbstexperiment« durchzuführen, um die »Funktionalität« dieser Aussage zu erproben. Wir machten dabei vielfältige positive Erfahrungen mit der Abstinenz und erkannten, wo für uns selbst »Ruckfallgefahren« lauerten.

Den Mitarbeitern des Springer-Verlages Renate Scheddin (Programmplanung) und Renate Schulz (Projektmanagement) danken wir besonders herzlich für die vielfältigen Anregungen und Ideen zur Fertigstellung des Buches.

M. Bachmann
A. El-Akhras
Zürich, Konstanz im Herbst des Jahres 2014

Inhaltsverzeichnis

Einleitung und Theorieteil

Meinolf Bachmann, Andrada El-Akhras

M. Bachmann, A. El-Akhras, *Lust auf Abstinenz – Ein Therapiemanual bei Alkohol-, Medikamenten- und Drogenabhängigkeit,*
DOI 10.1007/978-3-642-54575-7_1,

In diesem **Arbeitsheft** sind Informationen und **Aufgabenmaterialien zur Psychotherapie** von substanzgebundenen Abhängigkeitserkrankungen zusammengestellt. Dieses Kapitel bietet einen kurzen Überblick bezüglich der (theoretischen) Annahmen zur **Entstehung und Therapie substanzgebundener Abhängigkeiten**. Es stellt eine Grundlage dafür dar, die Arbeitsmaterialien sinnvoll in einen größeren Zusammenhang einzuordnen. In der 2. Auflage haben die Bereiche **Gefühle zeigen** (Gefühlsregulation/Stressverarbeitung), **Beziehungen und soziale Kompetenzen** (Konfliktmanagement) und **Alternativen zum Suchtverhalten** (gute Vorsätze verwirklichen) eine beträchtliche Erweiterung erfahren. Einbezogen sind darin sowohl der Theorieteil als auch die Umsetzung in konkrete Arbeitsmaterialien. Neuere Literatur zu den Themen und nicht zuletzt zahlreiche Rückmeldungen von Patienten bildeten die Grundlage dafür.

Substanzgebundene Abhängigkeiten

Therapieunterstützendes Gesamtkonzept: Einzel- und Gruppenbehandlung

Die Unterlagen dienen zur Vorbereitung auf Therapien, als Aufgabenstellungen und Gesprächsgrundlage in Selbsthilfegruppen, Beratungsstellen und stationären oder teilstationären Einrichtungen. Sie strukturieren von Beginn bis zum Ende den Behandlungsablauf, stellen ein Gesamtkonzept dar und finden in Einzel- und Gruppenverfahren Anwendung. Teilweise überschneiden sich Fragestellungen, die eher im ambulanten oder stationären Bereich anzusiedeln sind. Wenn eine Trennung möglich ist, sind die Unterschiede gekennzeichnet. Es ist jedoch zu berücksichtigen, dass in der Suchttherapie Übergänge fließend sind: Zum einen werden Patienten aus ambulanter Behandlung und Selbsthilfegruppen auf stationäre Therapien vorbereitet, zum anderen kehren Patienten nach einer abgeschlossenen stationären Therapie in die Nachsorge dorthin zurück. Vom Erstkontakt bis zur Nachsorge bilden die unterschiedlichen Institutionen ein Netz bzw. eine Behandlungskette. Gesundheitsämter, Ärzte oder soziale Dienste von Betrieben vermitteln Suchtkranke in Beratungsstellen, Kliniken und Selbsthilfegruppen. Die während der Therapie aufrechterhaltenen Kontakte zwischen Entsendestellen und Behandlungsstätten garantieren eine optimale Wiedereingliederung und Nachbetreuung, sodass Behandlungserfolge längerfristig stabilisiert werden.

Die Arbeitsmaterialien umfassen die Zeit des Entzugs und der Entwöhnung, beziehen die Gefahr des Therapieabbruchs ein und betonen die Bedeutung einer konsequenten Therapieplanung. Das Suchtmodell, das Motivation, Krankheitseinsicht und Therapie der Ursachen berücksichtigt, ist dabei zentral. Darauf folgen Aufgabenstellungen zum Thema Beziehungen, insbesondere Partnerschaft, sowie zum Erkennen und Äußern von Gefühlen, Konfliktmanagement, Stressbewältigung und deren Zusammenhänge mit dem Suchtverhalten. Eine häufige Ursache von Konflikten ist der Umgang mit Geld, und eine frühzeitige Auseinandersetzung mit finanziellen Problemen ist angezeigt. In den letzten Jahren hat sich die Suchtforschung intensiv mit der Rückfallverhütung und den suchtspezifischen neurobiologischen Veränderungen des sogenannten Belohnungssystems im Gehirn auseinandergesetzt. Wie ist die Abstinenz dauerhaft zu sichern, und wie sind Risiken frühzeitig zu erkennen? Abhängigkeit bedeutet, viele andere Dinge nicht zu tun. Um ein suchtfreies Leben zu verwirklichen, sind in vielfältiger Weise Alternativen zum Suchtverhalten aufzubauen. So wird der »Stellenwert« des Suchtverhaltens im Belohnungssystem drastisch reduziert. Nicht der Verzicht steht im Vordergrund der Betrachtung, sondern es sind die Vorteile der Abstinenz oder sogar die »Lust auf Abstinenz«. Ziel ist es, an vielen anderen Lebensaspekten wieder Interesse und Freude zu gewinnen. Ein großer Schritt ist getan, wenn schon bei der Bearbeitung der Themen und Projekte dieses Arbeitsheftes Interesse und Freude aufkommen und »Lust auf Abstinenz« die Folge ist.

Suchtspezifische neurobiologische Veränderungen

Interessenspektrum erweitern und Alternativen ausbauen

Abstinenz als Vorteil sehen

Gute Vorsätze nützen wenig, wenn sie nicht umgesetzt werden. Ein besonderer Abschnitt ist deshalb dem Problem des Aufschiebens (Prokrastination) gewidmet. Zudem ist eine gewisse Wachsamkeit aufrechtzuerhalten, da Rückfallrisiken dauerhaft fortbestehen.

Es hat sich als sinnvoll erwiesen, Arbeitsdurchgänge in verschiedenen Therapiephasen zu wiederholen, um Einsichten zu vertiefen und sich intensiv um die Umsetzung geplanter Vorhaben zu bemühen. Die Arbeitsmaterialien bieten die Grundlage für eine gründliche Auseinandersetzung mit den Suchterlebnissen und geplanten Veränderungen.

Gute Vorsätze umsetzen

Das Heft ist so gestaltet, dass nach einer Einführung in das jeweilige Thema Aufgaben zu bearbeiten und dann die Ergebnisse häufig mit vorgegebenen Lösungen oder Arbeitsergebnisse anderer Patienten zu vergleichen sind. Falls Ihnen eine Aufgabenstellung unklar bleibt, ist »Blinzeln« nach den Lösungen erlaubt. Scheuen Sie nicht davor zurück, Fragen zu Aufgaben zu stellen, Kritik zu üben und Ergänzungsvorschläge zu machen. Die Therapeuten und Autoren sind für jede Anregung dankbar. Nutzen Sie die E-Mail-Adresse, um mit uns zu kommunizieren. Weitere wichtige Grundsätze für den Umgang mit diesem Arbeitsheft sind:

Viele Menschen einbeziehen

- Möglichst viele Menschen mit einbeziehen: Alleine schafft es keiner!
- Lösen der Aufgaben, z. B. in kleinen Gruppen (ca. 3–5 Personen), und dabei laut denken. Das »Durchsprechen« ist schon ein wichtiges Ziel an sich. Größere Gruppen (ca. 10–12 Personen) eignen sich dazu, in die jeweilige Thematik einzuführen und das gemeinsame Arbeitsergebnis (z. B. auf einer »Wandzeitung«) darzustellen und zu diskutieren.
- Langsames und gründliches Durcharbeiten.
- Wiederholen der Aufgaben in verschiedenen Therapiephasen.
- Korrekturen und Ergänzungen an vorherigen Ausarbeitungen vornehmen.

Keine Angst vor schriftlichen Aufgaben! Es sind jeweils nur Stichworte nötig. Dabei kommt es nicht auf die Rechtschreibung oder eine schöne Schrift an. Falls es Probleme beim Lesen bzw. Schreiben gibt, sind andere bestimmt behilflich.

Dieses Therapiebegleitheft ist stark praxisorientiert gestaltet. Dies hat nicht zur Folge, dass andere Fachliteratur überflüssig ist. Es ist empfehlenswert, sich einen größeren Überblick über die vorhandene Literatur zu den Theorien zum Krankheitsbild und therapeutischen Vorgehen zu verschaffen. Vorschläge und Hinweise dazu sind im Literaturverzeichnis vorhanden.

An dieser Stelle müssen wir betonen, dass Psychotherapie keine notwendigen medizinischen Maßnahmen ersetzen kann. Entzugs- bzw. Entgiftungsmaßnahmen sollten immer unter medizinischer Kontrolle geschehen. Generell hat eine Abklärung gesundheitlicher Begleiterscheinungen und Folgen der Suchtkrankheit stattzufinden.

Der nachfolgende Aufsatz gibt einen kurzen fragmentarischen (nicht auf Vollständigkeit abzielenden) Überblick bezüglich der (theoretischen) Annahmen zur Entstehung und Therapie stoffgebundener Abhängigkeiten. Er stellt eine Grundlage dar, die Arbeitsmaterialien sinnvoll in einen größeren Zusammenhang einzuordnen.

1.1 Theoretischer Überblick

Theorieteil
Den Theorieteil händigen wir **interessierten Patienten** als Ganzes aus, um sie in einem Gesamtüberblick über die Therapieziele und die dazu ausgearbeiteten Projekte und Themen zu informieren. Dabei weisen wir daraufhin, bei Verständnisschwierigkeiten behilflich zu sein. Teile davon, insbesondere die Abbildungen, aber ebenso einzelne Abschnitte, besprechen wir im Rahmen der jeweiligen Projekte, aber auch unabhängig davon, wenn es in der Gruppendynamik oder dem Einzelgespräch förderlich erscheint.
In der kleinen Gruppe oder für eine stille Einzelarbeit:
Unterstreichen Sie, was Ihnen wichtig erscheint, und machen Sie Fragezeichen, wo Sie etwas nicht verstanden haben. Haben Sie keine Scheu, falls Sie etwas nicht verstehen (etwa Fremdwörter), nachzufragen, andere um Hilfe zu bitten! Die weitere Vorgehensweise in diesem Therapiebegleitheft gestaltet sich dann wesentlich »praktischer«. Es sind überwiegend konkrete Projekte und Aufgabenstellungen zu bearbeiten.

1.1.1 Alkoholabhängigkeit

In den westlichen Industrienationen stellt die Alkoholproblematik bei Männern die häufigste und bei Frauen nach Angststörungen die zweithäufigste psychische Erkrankung dar (Wittchen et al. 1992). Einer repräsentativen Studie im Auftrag des Bundesministeriums für Gesundheit zufolge (Kraus u. Bauernfeind 1998; Bühringer u. Kraus 1999) sind etwa 3% der erwachsenen Bevölkerung in Deutschland (1,5 Mio.) als alkoholabhängig einzustufen und weitere 5% (2,4 Mio.) als Alkoholmissbraucher.

Hochkonsumländer

Deutschland gehört beim Alkohol zu den Hochkonsumländern und belegt mit 12 Litern Reinalkohol pro Person der Bevölkerung ab 15 Jahren im weltweiten Vergleich insgesamt Rang 28. Bereits 2,0% der 12-bis 15-Jährigen und 13,4% der 16- bis 17-Jährigen weisen einen riskanten Pro-Tag-Konsum auf (Bundeszentrale für gesundheitliche Aufklärung 2012). Die geltenden Rahmenbedingungen in Deutschland begünstigen den Alkoholabsatz – insbesondere dadurch, dass die deutschen **Steuersätze** für alkoholhaltige Getränke **deutlich unter dem EU-Durchschnitt** liegen.

> **Je höher die Preise alkoholischer Getränke waren, desto seltener ergaben sich negative körperliche und soziale Folgen von Alkoholkonsum.**

Eine überzeugende Befundlage zeigt, dass **Steuerhöhungen ein besonders wirksames Mittel der Prävention** alkoholbezogener Krankheiten und Todesfälle bilden (Gaertner et al. 2013).

Risiko für andere Erkrankungen steigt

In den letzten Jahren ist dabei zunehmend dem **Trinkmuster** Beachtung geschenkt worden. Ein erhöhtes **Risiko** besteht für viele Erkrankungen schon **bei geringen Konsummengen** (z. B. Brustkrebs; Seitz et al. 2012). So spielen bei Unfällen **Trinkmuster mit Rauschkonsum** eine entscheidende Rolle (z. B. Cherpitel et al. 2012, statistisches Bundesamt 2012). Von den **Risiken sind auch Dritte betroffen**, z.B. durch Früh- und Fehlgeburten, Gewalt in Familien, Kindesmissbrauch, Vergewaltigung und andere Gewaltdelikte, die mit Alkoholkonsum in Zusammenhang stehen, sowie Arbeits- und Verkehrsunfälle (Navarro, Doran,

Soziale Folgen

Shakeshaft 2011). Im Jahr 2011 geschahen in Deutschland 10% der Verkehrsunfälle mit Todesfolge unter Alkoholeinfluss (Statistisches Bundesamt 2012), und von allen aufgeklärten Gewaltdelikten standen 32% der Tatverdächtigen unter Alkoholeinfluss (Gaertner et al. 2013; Bundesministerium des Inneren 2012).

Als zweithäufigste Einzeldiagnose in Krankenhäusern wurde 2011 eine psychische oder verhaltensbezogene Störung durch Alkohol festgestellt. 26.349 Kinder, Jugendliche und junge Erwachsene zwischen 10 und 20 Jahren wurden 2011 aufgrund eines akuten Alkoholmissbrauchs stationär behandelt. Im Jahr **2000** waren es noch rund 9.500 Behandlungsfälle in diesen Altersgruppen. Das ergibt eine **Steigerung von 177%.** Volkswirtschaftliche Kosten: Eine gesundheitsökonomische Schätzung für das Jahr 2007 ergab, dass durch den Alkoholkonsum verursachte direkte und indirekte Kosten sich auf 26,7 Mrd. Euro belaufen (Gaertner et al. 2013).

1.1.2 Medikamentenabhängigkeit

Erhöhtes Suchtpotenzial

Ein erhöhtes Suchtpotenzial besteht etwa bei 4–5% der häufig verordneten Arzneimittel. Psychotrope (psychisch wirksame) Arzneimittel wie z. B. Schlafmittel und Tranquilizer vom Benzodiazepin- und Barbitursäure-Typ, zentral wirkende Schmerzmittel, kodeinhaltige Medikamente oder auch Psychostimulanzien sind rezeptpflichtig. Ein recht hoher Anteil dieser Mittel – Schätzungen gehen von einem Drittel bis zur Hälfte – wird nicht wegen der diagnostizierten Probleme, sondern aufgrund einer hohen Gewöhnung und zur Vermeidung von Entzugserscheinungen eingenommen (Glaeske u. Janhsen 2002; Hoffmann u. Glaeske 2006; Glaeske 2013). Anzunehmen ist, dass in Deutschland ca. 1,4–1,5 Mio. Menschen von Medikamenten mit Suchtpotenzial abhängig sind, und zwar 1,0–1,1 Mio. Menschen von Benzodiazepin-Derivaten und etwa weitere 300.000 von anderen Arzneimitteln. Andere Schätzungen gehen von insgesamt bis zu 1,9 Mio. **Medikamentenabhängigen** aus (Soyka et al. 2005).

Konsum zur Vermeidung von Entzugserscheinungen

Das Risiko einer Abhängigkeit von Benzodiazepinen und anderen Hypnotika/Sedativa steigt ab dem 40. Lebensjahr stark an. Es sind doppelt so viele Frauen von einer Medikamentenabhängigkeit betroffen wie Männer. Stimulanzien werden hingegen vermehrt von jüngeren Patienten eingenommen, wobei ein mittleres Alter von 26,6 Jahre festzustellen war (Elsesser u. Sartory 2001).

1.1.3 Drogenabhängigkeit

Die Zahl der **Abhängigen illegaler Drogen** (im Alter von 18–59 Jahren) in Deutschland beläuft sich auf ca. 300.000. Weitere Ergebnisse des Epidemiologischen Suchtsurveys (Kraus et al. 2005) ergaben, dass der Konsum von Cannabis, Amphetaminen, Ecstasy und Kokain/Crack der 18- bis 39-Jährigen von 1986 bis 2003 signifikant gestiegen ist. In der Stichprobe wurden 1,1% als cannabisabhängig und 0,1% als kokainabhängig eingestuft. Der zunehmende Gebrauch illegaler Drogen ist vor allem auf einen zwischenzeitlichen Anstieg des Cannabiskonsums zurückzuführen. Neuere Trendbeobachtungen sprechen eher für eine Stabilisierung des Konsums illegaler Drogen auf hohem Niveau (Kraus et al. 2008).

Anstieg des Cannabiskonsums

Auf der Basis des Epidemiologischen Suchtsurveys muss in Deutschland von 2,4 Mio. **Cannabiskonsumenten** und 645.000 Konsumenten **anderer illegaler Drogen** ausgegangen werden (12-Monats-Prävalenz). 380.000 Menschen praktizieren einen missbräuchlichen Cannabiskonsum, d.h., periodischer

Konsum und Intoxikation haben Auswirkungen auf die Schul- und Arbeitsleistungen, auf Gefährdungen im Verkehr und können soziale und rechtliche Probleme hervorrufen (Stempel 2013).

Auswirkungen auf Schul- und Arbeitsleistung

Im Bereich der synthetischen Drogen stellen neue, missbräuchlich verwendete, psychotrop wirksame Substanzen, die nicht in den Anlagen des BtMG gelistet sind, eine Herausforderung für die Strafverfolgungsbehörden dar. Die ständig wachsende Zahl sowie die weltweite Verfügbarkeit dieser Stoffe über das Internet zeigen deutlich, dass sich die bis vor wenigen Jahren eher überschaubare Szene der Konsumenten von Designerdrogen in Europa zu einem stetig wachsenden Absatzmarkt entwickelt hat. Im Jahr 2011 wurden in der EU insgesamt 49 neue psychoaktive Substanzen im Rahmen des »Early Warning Systems« gemeldet, darunter 23 synthetische Cannabinoide und 8 synthetische Cathinone. Die Produktion von entsprechenden Produkten dürfte auch weiterhin in starkem Maße betrieben werden (Stempel 2013; Reimer et al. 2011).

Synthetische Cannabinoide

»Crystal Meth«, kristallines Methamphetamin, ist ein hochpotentes synthetisches Stimulans auf Amphetaminbasis. Obwohl es aus Fertigarzneiprodukten in kleineren, häufig privaten Labors synthetisiert wird, spielt es im Vergleich zu Kokain oder anderen Amphetaminen in Europa derzeit nur in der Tschechischen Republik eine nennenswerte Rolle. Es zeigt sich jedoch ein Trend zur Verbreitung in umliegende Länder, der auch in Deutschland sichtbar wird. Die gesundheitlichen Folgen regelmäßigen Konsums umfassen Herz- und Gefäßerkrankungen, Zahn- und Hautschädigungen, Psychosen und teils irreversible kognitive Beeinträchtigungen (Stempel 2013).

Stimulanz auf Amphetaminbasis

Die Frage, wie häufig in Deutschland lebende Migranten (über 7 Mio. Ausländer, 5 Mio. Aussiedler) von einer Suchterkrankung betroffen sind, kann aufgrund unzureichender Informationen bisher nur anhand von Schätzungen beantwortet werden. Diesen zufolge entspricht der Anteil abhängiger Migranten (ca. 3–5%) etwa dem der deutschen Bevölkerung (Baetz 2002). Aus diesem Grund müssen Sprachprobleme im Therapieangebot berücksichtigt werden.

1.2 Diagnosekriterien

Für die Diagnose einer Substanzabhängigkeit sind, angelehnt an die ICD-10 (Diagnosekriterien) der Weltgesundheitsorganisation (Dilling et al. 1991), die in der Übersicht aufgeführten Kriterien anzuwenden, wobei mindestens drei der Kriterien innerhalb des jeweils vergangenen Jahres gleichzeitig vorhanden gewesen sein müssen.

Diagnosekriterien für eine Abhängigkeit nach ICD-10

- Starker Wunsch oder eine Art innerer Zwang, psychotrope (psychisch wirksame) Substanzen zu konsumieren.
- Verminderte Kontrollfähigkeit bezüglich des Beginns, der Beendigung und der Menge des Konsums.
- Körperliches Entzugssyndrom bei Beendigung oder Reduktion des Konsums, nachgewiesen durch die substanzspezifischen Entzugssymptome oder durch die Einnahme derselben oder einer nahe verwandten Substanz, um Entzugssymptome zu mildern oder zu vermeiden.
- Nachweis einer Toleranz: Um die ursprünglich durch geringere Dosen erreichten Wirkungen hervorzurufen, sind größere Mengen des Suchtmittels erforderlich.

- Fortschreitende Vernachlässigung anderer Vergnügen oder Interessen zugunsten des Substanzkonsums; erhöhter Zeitaufwand, die Substanz zu beschaffen, zu konsumieren oder sich von den Folgen zu erholen.
- Anhaltender Substanzkonsum trotz Nachweis eindeutiger schädlicher Folgen, wie z. B. Leberschädigung in Folge starken Substanzkonsums oder Verschlechterung kognitiver Funktionen (z. B. Konzentrations- und Gedächtnisstörungen).

Trotz schwerer Schäden Konsum nicht einstellen können

Eine Faustregel lautet (Lindenmeyer 2005a): Abhängig ist, wer den Konsum einer psychisch wirksamen Substanz nicht beenden kann, ohne dass unangenehme Zustände körperlicher oder psychischer Art eintreten, oder wer den Konsum des Suchtmittels nicht einstellen kann, obwohl er sich oder anderen immer wieder schweren Schaden zufügt.

1.3 Entzugssyndrom (F1X3)

Entzugssyndrom abklären

Das Entzugssyndrom (Syndrom = Ansammlung bestimmter Symptome) ist, wie beschrieben, ein Kriterium des Abhängigkeitssyndroms. Liegt diagnostisch eine Abhängigkeit vor, ist grundsätzlich auch ein Entzugssyndrom als Diagnose in Betracht zu ziehen. Das psychische und körperliche Erscheinungsbild ist abhängig von der konsumierten Substanz. Die ICD-10 definiert daher neben allgemeinen Diagnosekriterien für das Entzugssyndrom substanzbezogene Kriterien, z. B. für Alkohol, Sedativa/Hypnotika und Opiode. Die Symptome sind in der Regel zu beobachten, wenn eine psychotrope Substanz wiederholt, über einen längeren Zeitraum oder in hoher Dosierung konsumiert wurde. Sie zeigen sich nicht nur nach völligem Absetzen der Substanz, sondern bereits nach relativem Entzug, also einer Reduktion der Einnahme. Das Entzugssyndrom ist immer eine zeitlich begrenzte Störung. Neben körperlichen Symptomen (z. B. Zittern, Schweißausbrüche, Übelkeit und Wahrnehmungsstörungen) sind oft psychische Störungen (z. B. Angst, Depression oder Schlafstörungen) vorhanden. Eine Besserung der Symptome ergibt sich bei erneutem Substanzkonsum.

Diagnosekriterien für das Entzugssyndrom F1X3 nach ICD-10

- Nachweis des Absetzens oder Reduzierens einer Substanz nach wiederholtem und meist lang anhaltendem Konsum in hoher Dosierung oder auch nur nach Konsum großer Mengen.
- Symptome und Anzeichen, die den bekannten Merkmalen eines Entzugssyndroms der betreffenden Substanz(en) entsprechen.
- Nicht durch eine vom Substanzgebrauch unabhängige körperliche Krankheit zu erklären und nicht besser auf eine andere psychische oder Verhaltensstörung zurückzuführen.

Unterschiedliche Entzugserscheinungen möglich

Als Komplikation des Entzugssyndroms können z. B. Krampfanfälle oder delirante Zustände (Entzugssyndrom mit Delir F1X4) auftreten. Die Diagnose sollte in diesem Fall durch den Schweregrad der Störung gerechtfertigt sein. Je nach konsumierter Substanzklasse können unterschiedliche Entzugserscheinungen auftreten.

1.4 Suchtkranke in Behandlung

Um dem komplexen Bedingungsgefüge des Suchtverhaltens gerecht zu werden, ist ein integrativer Psychotherapieansatz angebracht (vgl. Sachse 1990; Ferstl u. Bühringer 1991; Grawe et al. 1994).

Der Schwerpunkt liegt darauf,
- Lösungen für Probleme zu finden,
- Verantwortung für sich selbst zu übernehmen,
- an Ressourcen anzuknüpfen statt in einem Defizitdenken zu verharren,
- Steigerung emotionaler und sozialer Kompetenzen.

Die Entwöhnungsbehandlung ist in Einzel- und Gruppentherapien durchzuführen. Die Gruppenform gewährleistet zusätzlich den Erfahrungsaustausch:
- wie Abstinenz zu erreichen ist,
- welche Empfindungen dabei zu verarbeiten sind,
- welche Alternativen sie zum Suchtverhalten entwickelt haben,
- wie die Krankheitseinsicht und Akzeptanz gefördert werden kann,
- wie der Abstinenzwunsch gefestigt werden kann.

Fortgeschrittene Patienten haben für neue Gruppenmitglieder wichtige Vorbildfunktionen, sich zu öffnen, sich ohne Vorbehalte mit der Suchtproblematik auseinanderzusetzen und Scham- und Schuldgefühle (suchtspezifische Abwehrhaltungen) zu bewältigen. Sowohl die Gruppen- als auch zusätzliche Einzel- und Familientherapie bieten vielfältige Möglichkeiten, die (multifaktoriellen) Ursachen der Krankheitsentwicklung einzusehen, notwendige Änderungen in Einstellungen und im Verhalten einzuleiten, um damit eine **dauerhafte Stabilisierung** des Patienten und eine **zufriedene Abstinenz** zu erreichen.

Hausärzte
Psychiatrische Akutbehandlung
Gesundheitsämter
Suchtberatungsstellen

Es ist keine Frage, dass eine Krankheit immer mit einem möglichst geringen persönlichen und ökonomischen Aufwand zu behandeln ist. Dieser allgemeine Grundsatz macht jedoch die Entscheidung für Betroffene und Behandelnde aus ambulanten (z. B. Hausarzt, Gesundheitsämter, ärztliche Ambulanzen, Sucht- und Sozialberatungsstellen, Selbsthilfegruppen) und stationären Einrichtungen (z. B. psychiatrische Akutbehandlung, Fachkliniken für Suchtkranke, teilstationäre Angebote) nicht einfacher, die individuell richtige Therapieform zu wählen.

Behandlungskette

Die unterschiedlichen Institutionen bilden eine Behandlungskette, durch die Entgiftungen, umfassende Entwöhnungstherapien, die notwendige Vorbereitung und Beantragung eines stationären Aufenthalts sowie längerfristige Nachbetreuungen gewährleistet sind. Was für eine frühzeitige Kontaktaufnahme mit einer stationären Einrichtung spricht, ist in der Übersicht angeführt.

Bedingungen einer frühen Kontaktaufnahme mit einer stationären Einrichtung
- Es ist eine stationäre Entgiftung angezeigt.
- Örtlich sind keine weitergehenden ambulanten Behandlungsmöglichkeiten zur Entwöhnung gegeben.
- Ambulante Therapieversuche sind gescheitert.
- Es ist ein »Schutzraum« notwendig, weil das soziale Umfeld zu schwierig ist.
- Es liegen starke psychische oder soziale Notlagen vor.

Entgiftungen
Entwöhungstherapien/
medizinische Rehabilitation

Nur schwerpunktmäßig unterscheiden sich die Therapieziele und Behandlungsschritte ambulanter und stationärer Einrichtungen. In der ambulanten Behandlung ergibt sich die Schwierigkeit, einen Suchtkranken überhaupt erst an die **Annahme von Hilfe heranzuführen**, dann den Kontakt aufrechtzuerhalten und das Abstinenzziel in der **realen Lebenssituation** zu bewerkstelligen, mit den dort zahlreich vorhandenen Suchtauslösern. Möglichst früh sind die Angehörigen in die Therapie einzubeziehen, was in erheblichem Maße zum Erfolg und Durchhalten der Therapie beiträgt. Durch die therapeutischen Rahmenbedingungen (freiwillige Ausgangsbeschränkungen, Suchtmittelkotrollen etc.) gestaltet sich die Anfangsphase der Abstinenz in stationären Einrichtungen zunächst meist einfacher, wobei die Umsetzung in der realen Lebenssituation dann allerdings noch bevorsteht und durch eine ambulante Nachsorge sowie einen regelmäßigen Besuch der Selbsthilfegruppe abzusichern ist.

1.5 Erklärungsmodelle

Erklärungsansatz, der die psycho-sozial und biologischen Aspekte einbezieht

Es existieren keine einheitlichen Störungsmodelle für die Entstehung und Aufrechterhaltung substanzgebundener Abhängigkeiten. Ein bio-psycho-sozialer Erklärungsansatz scheint am ehesten geeignet zu sein, die Entstehung und Aufrechterhaltung von Alkoholabhängigkeit und anderen substanzgebundenen Abhängigkeiten zu beschreiben.

1.5.1 Das Teufelskreismodell

Entstehung und Aufrechterhaltung der Abhängigkeit

In einem Teufelskreismodell (■ Abb. 1.1) geht Küfner (1981) davon aus, dass die positive Wirkung einer spannungslösenden und/oder euphorisierenden Substanz jeweils von unterschiedlichen negativen Folgen (psychisch, körperlich, sozial) begleitet ist, die wiederum, um diese zu lindern, ein erhöhtes Verlangen nach der Substanz begünstigen. **Positive Wirkungen** sind z. B. Entspannung, Beruhigung bzw. Anregung (aufputschend). **Negative Folgen** des Konsums können beispielsweise sein:
- negatives Selbstbild/Selbstwertgefühl (psychisch),
- Entzugserscheinungen, gesundheitliche Beschwerden (körperlich),
- Partnerschaftsprobleme, soziale Konflikte, Beschaffungsprobleme (sozial).

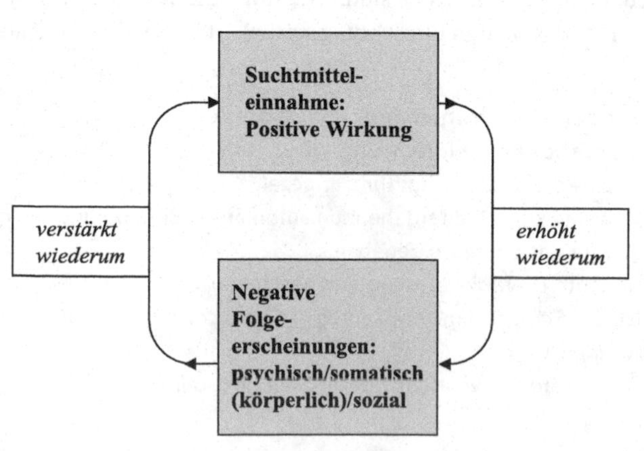

■ **Abb. 1.1** Teufelskreismodell. (Mod. nach Küfner 1981)

Der Suchtmittelkonsum mit der erleichternden sowie entspannenden Wirkung auf der einen Seite und die Bekämpfung der negativen Konsequenzen des Konsums auf der anderen halten sich so gegenseitig aufrecht und verstärken sich gegenseitig. Ein Anstieg der negativen körperlichen, psychischen und sozialen Folgeschäden wird wiederum mit einer erhöhten Dosis des Suchtmittelkonsums beantwortet.

Positive Wirkung eines spannungslösenden und/oder euphorisierenden Suchtverhaltens

1.5.2 Intrapsychische Erklärung

Psychisch wirksame Substanzen können in **Abhängigkeit von Situationen** und **persönlichem Befinden** in unterschiedlicher Weise den psychischen Zustand beeinflussen, also **enthemmend/stimulierend** oder **dämpfend/beruhigend** wirken. So kann sich in einer Gemeinschaft die Kontaktfähigkeit des Einzelnen verbessern, sich die Geselligkeit erhöhen und dadurch schließlich das Gefühl zunehmen, dazuzugehören. Unter Einfluss von Alkohol und anderen Substanzen kann das Wohlbefinden bei Festen und sonstigen Zusammenkünften steigen, und es fällt leichter, aus sich herauszugehen, selbstbewusster aufzutreten, eine gute Stimmung zu entwickeln, gleichzeitig Sorgen und Nöte zu vergessen (Beck et al. 1997). Es entwickeln sich alltägliche Rituale, zu bestimmten Tageszeiten eine beruhigende/dämpfende Wirkung (z. B. zum Feierabend) zu suchen und zu anderen Tageszeiten einen aufputschenden/stimulierenden Effekt zu erzielen, etwa wenn die höchste Leistungsanforderung zu erwarten ist. Je nach Substanz droht eine recht schnelle Gewöhnung, eine Toleranzveränderung kommt hinzu, die eine Dosissteigerung zur Folge hat, um die gleiche erwartete Wirkung hervorzurufen. In ähnlicher Weise lassen sich psychisch verändernde Substanzen einsetzen, von Konflikten und Problemsituationen abzulenken und sich z. B. vor unbewältigten Erfahrungen aus der Vergangenheit zu schützen – mit der Gefahr, in eine Abhängigkeit zu geraten.

Kontaktfähigkeit ausbauen

»Dosissteigerung«, um den gleichen Effekt zu erzielen

1.5.3 Suchtthese: Ungünstiger (dysfunktionaler) Umgang mit Gefühlen

Als ein wichtiger Faktor bei der Entstehung von Suchtverhalten wird die **Störung des Selbstregulationssystems** angesehen. Einen zentralen Stellenwert nimmt dabei **ein unzureichender Umgang mit Emotionen** ein (Gross u. Thompson 2006; Gross 2002; Schröder u. Petry 2003; Gross u. Munoz 1995). Potenzielle Suchtmittel (Alkohol, Drogen, Medikamente) sind sehr **kurzfristig** und anfangs in **gravierender Weise** dazu in der Lage, von **emotionalen Belastungen** zu erleichtern. Die **Wirkung ist jedoch von kurzer Dauer**, »stressauslösende Situationen« (umwelt-/personenbedingt) sind dadurch nicht beseitigt, nehmen längerfristig sogar erheblich zu, und schließlich steigt das Bedürfnis, mehr davon einzusetzen. Suchtverhalten wird deshalb häufig als eine **»gescheiterte Problemlösung«** bezeichnet.

Umgang mit Emotionen

Diese Überlegungen sind in ◘ Abb. 1.2 graphisch dargestellt: Die unmittelbare und kurzfristige Strategie, emotionale Belastungen durch den Konsum psychotroper Substanzen zu reduzieren (»direkt lindern«), ist durch den »inneren Kreis« charakterisiert (vgl. Abb. 1.3), der eine umfangreichere Betrachtung der Ursachen (person- oder umweltbezogen) des Unwohlseins außer Acht lässt. Geschieht dies über längere Zeit und/oder bestimmten Intensität, kommt es zu einem gewissen Entwicklungsstillstand, eigene Kompetenzen werden nicht weiter ausgebaut und auf ungünstige Umweltbedingungen wird nicht adäquat eingewirkt (s. Abb. 1.3, äußerer Kreis).

Problemlösefähigkeit verbessern

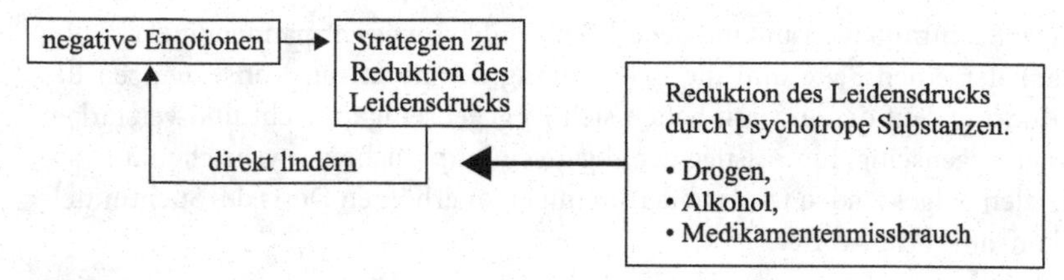

Abb. 1.2 Suchthypothese: Kurzfristige, direkte Reduktion des Leidensdrucks durch psychisch wirksame (psychotrope) Substanzen (Alkohol-, Drogen-, Medikamentenmissbrauch)

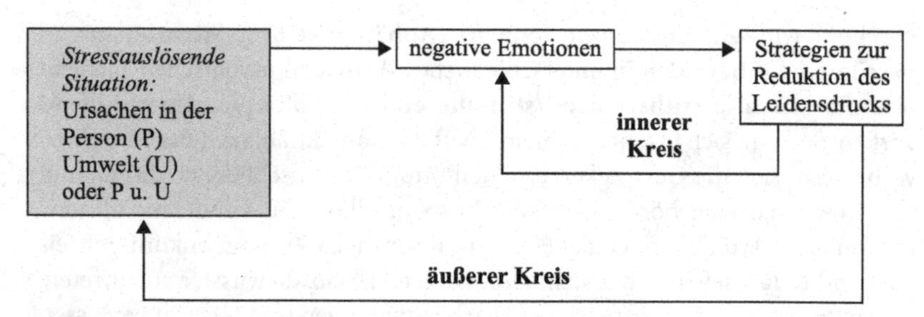

Abb. 1.3 Regulationsprozess negative Gefühle zu reduzieren

Der **»innere Kreis«**, die emotionale Belastung **direkt** mit psychotropen Substanzen zu **lindern**, löst sich aus dem Gesamtzusammenhang und eine konstruktive Gestaltung und Weiterentwicklung (**äußerer Kreis**) stressinduzierender (also stresshervorrufender) Person- und Umweltfaktoren unterbleibt (Abb. 1.3).

»Darauf angewiesen sein«

Schreitet dieser Prozess fort, ist ein immer stärker werdendes »Darauf-angewiesen-Sein« zu erwarten, da andere Ressourcen zur »Problemlösung« weiter zurückgehen, negative (Sucht-)Folgeerscheinungen stark zunehmen und auch die soziale Umgebung in die Beeinträchtigung einbezogen (Freunde und Bekannte ziehen sich zurück) ist.

Grundsätzlich lassen sich **negative Emotionen** in eher konstruktiver **entwicklungsfördernder** oder längerfristig **beeinträchtigender Weise** herabregulieren.

Gescheiterte Problemlösung

- Einsatz **potenzieller Suchtmittel** (innerer Kreis) zur kurzfristigen Reduktion der negativen Gefühle
- **Vermeidung der ursächlichen** zur Lebensbewältigung aber erheblich relevanten **Situation** (äußerer Kreis: z. B. Aufnahme von Kontakten, Prüfungen), wodurch **längerfristig erhebliche negative Folgen zu erwarten sind** (z. B. Zunahme von Ängsten, Aufgabe von beruflichen Entwicklungschancen, soziale Isolierung etc.)

Konstruktive Herangehensweise

Kurzfristiges »Dampfablassen«

Nutzbringende Bearbeitung der person- und/oder umweltbedingten Ursachen

1. Einsatz **kurzfristiger positiv wirkender Entlastungsstrategien** (innerer Kreis): kurzfristiges »Dampf ablassen«, z. B. durch: vor sich hin schimpfen, sich etwas von der Seele reden, Sport und andere Entspannungsmöglichkeiten. – **Plus** eine nutzbringende **Bearbeitung** (äußerer Kreis) der **person- und/oder umweltbedingten Ursachen,** z. B. durch Steigerung der eigenen sozialen Kompetenzen und Konfliktfähigkeit

(P), Verbesserung der Umweltbedingungen (U), etwa ein intensives Gespräch über eine Verbesserung der Arbeitsbedingungen mit dem Chef, ein Arbeitsplatzwechsel oder Paargespräche etc. – Die Kombination der beiden Strategien führt dazu, dass ein **kurzfristiges Dampfablassen** (1. Strategie) eine durch **Stress bedingte Einengung des Wahrnehmungsfeldes verhindert**, um dann, unter dem schon spannungsreduzierten Zustand, eine optimale Lösung (2. Strategie: Person- und Umweltfaktoren beeinflussen) zu erarbeiten.

2. Eine **verzichtbare, ursächlich schädigende Situation** (äußerer Kreis) **verlassen** (z. B. Drogenszene konsequent meiden).

»Kneipen-«/Drogen-/Suchtszene konsequent meiden

Verhaltensmodell und neurobiologische Veränderungen

Dieser Ansatz betont vor allem die »belohnende« Wirkung des Suchtmittels und die damit in Verbindung stehenden Lernerfahrungen, z. B. mehr Selbstvertrauen zu haben und gut gelaunt zu sein (= positive Verstärkung). Aber auch der Wegfall bzw. die Linderung von unangenehmen Gefühlszuständen (depressive Verstimmungen, Ängste) und Schmerzen (= negative Verstärkung) spielt eine große Rolle. Aufgrund der positiven Erfahrungen (»Wenn ich Alkohol trinke, fühle ich mich besser«) kommt es zur erneuten Einnahme (Lernen durch positive Konsequenzen; Elsesser u. Sartory 2001).

Wodurch entstehen aber diese belohnenden Wirkungen? Die Substanzen beeinflussen den Botenstoffhaushalt des Gehirns. Körpereigene »Glücks- oder Wohlfühlhormone« (z. B. Endorphine, Dopamin) sind u. a. in einem kleinen, aber sehr bedeutsamen Teil des Gehirns aktiv: dem **Belohnungszentrum**. Es steuert die emotionale Befindlichkeit des Menschen, belohnt mit guter Laune und Schwung bei der Bewältigung täglicher Aufgaben. Das Belohnungszentrum ist sozusagen der Sitz aller Lust- bzw. Unlustgefühle des Menschen. Bei Ausfall dieses Systems hätten wir zu nichts mehr Lust, nicht einmal zur Nahrungsaufnahme oder Sexualität. Wird ein Suchtmittel eingenommen, entsteht ein »Chaos im Kopf« durch den Überschuss an »Glückshormonen«, man fühlt sich z. B. euphorisiert, aktiv, enthemmt. Beim Abbau der Substanz entsteht schließlich ein Mangel, und unangenehme Nebenwirkungen treten auf. Bei häufiger Suchtmitteleinnahme produziert der Körper immer weniger eigene »Wohlfühlhormone«, und dies hat zur Folge, dass die Nebenwirkungen zunehmen. Um sich schnell wieder besser zu fühlen, greift man wieder zum Suchtmittel. Durch den anhaltenden und **regelmäßigen Konsum** entstehen **grundlegende strukturelle Veränderungen im Gehirn**, man spricht in diesem Zusammenhang auch von dem so genannten **Suchtgedächtnis**. Es merkt sich, in welcher Situation, in welcher Umgebung, bei welchen Gefühlszuständen etc. (Dinge, die mit der Suchtmitteleinnahme verknüpft/konditioniert sind) Alkohol bzw. Drogen oder abhängig machende Medikamente eine bestimmte angenehme Wirkung hatten. Bei Aktivierung des Suchtgedächtnisses werden die unerwünschten Nebenwirkungen ausgeblendet, und stattdessen treten die positiven Erfahrungen hervor (Lindenmeyer 2005b). Es wird angenommen, dass das Suchtgedächtnis (auch nach langer Zeit der Abstinenz) nicht erlischt, »blitzschnell« ein starkes Verlangen (»Craving«) nach dem Suchtmittel auftreten und einen Rückfall initiieren (hervorrufen) kann.

Psychisch wirksame Substanzen beeinflussen den Botenstoffhaushalt des Gehirns

»Glücks- oder Wohlfühlhormone«

Grundlegende strukturelle Veränderungen im Gehirn

Der Weg aus der Abhängigkeit bedeutet, an vielen (höhere Differenziertheit) und anderen (Inkompatibilität zum Suchtverhalten) Lebensaspekten wieder Interesse und Freude zu haben. Gute Vorsätze und Absichten sind in die Tat

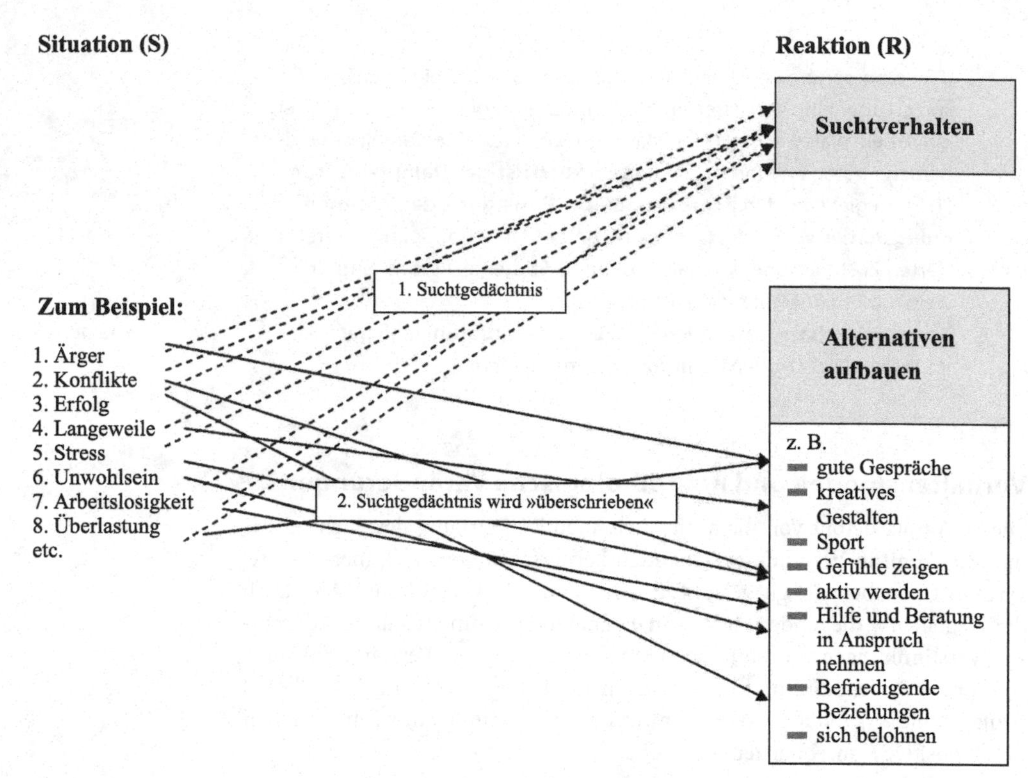

Abb. 1.4 Strahlenmodell – Entstehung und »Überschreibung« des Suchtgedächtnisses

umzusetzen, um alternative Verhaltensweisen aufzubauen, die die belohnende Wirkung der Substanz durch den Effekt von positiv wirksamen Verhaltensweisen ersetzen und das Suchtgedächtnis sozusagen »überschreiben« (Abb. 1.4).

Suchtgedächtnis besteht auch nach längerer Zeit der Abstinenz fort

Exkurs

Die belohnende Wirkung von Substanzen wurde z. B. in Tierversuchen ermittelt: Tiere lernten für die Verabreichung bestimmter Substanzen zu »arbeiten«. So lernten sie, einen Hebel zu betätigen, wenn sie direkt danach Opiate injiziert bekamen (= positive Verstärkung). Aber auch eine dopaminerge (Dopamin = Botenstoff, u. a. im Belohnungszentrum) Aktivierung scheint eine belohnende Wirkung zu haben. Die belohnende Wirkung führt dazu, dass die Substanz häufiger oder in der Folge auch mit höherer Dosis eingenommen wird. Dementsprechend sollten psychische Probleme zur erhöhten Einnahme von Substanzen führen, die eine vorübergehende Linderung unangenehmener Zustände bewirken. Depressive weisen während klinisch depressiver Episoden (Phasen) einen erhöhten Substanzmissbrauch auf (Hasin et al. 1985).
Auch situative Reize spielen eine Rolle. O'Brien et al. (1975) stellten fest, dass der Tod bei Drogeneinnahme nicht so sehr durch eine Überdosis entsteht, sondern häufiger dadurch, dass die Droge in einer ungewohnten Umgebung eingenommen wurde. Untersuchungen an Tieren (Siegel 1976) deuten ebenfalls darauf hin, dass eine Umgebung, die mit der Suchtmitteleinnahme assoziiert ist (Klassische Konditionierung), auch zu höherer Toleranz führt (die Wirkung ist abgeschwächt). Solche Prozesse spielen vermutlich schon auf dem Rezeptorniveau bei Substanzabhängigkeit und Konsumgewohnheiten eine wichtige Rolle.

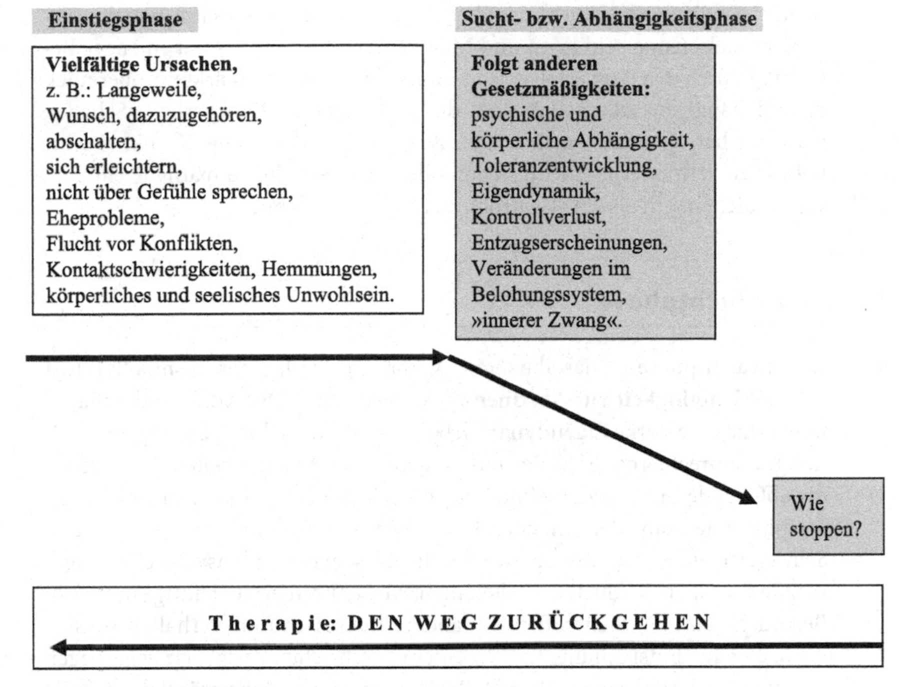

Abb. 1.5 Suchtmodell

Während eine **genetische Disposition** beim Alkoholismus (höhere Alkoholverträglichkeit) weitgehend nachgewiesen ist, besteht keine einheitliche Meinung zwischen klinischen Forschern hinsichtlich der Erblichkeit von Faktoren, die zur Abhängigkeit von anderen Substanzen beitragen. Ein bestimmtes Persönlichkeitsbild, das ein Suchtverhalten wahrscheinlich macht, wurde bisher nicht gefunden.

1.6 Das Suchtmodell

In dem **nachfolgend** dargestellten **Suchtmodell** lassen sich die **bisherigen Erklärungsansätze integrieren.** Es unterscheidet zwischen Einstiegs- und Suchtphase. Dabei werden Bedingungen der **Entstehung** (Einstiegsphase) und der **Aufrechterhaltung** (Suchtphase) sowie therapeutische Schlussfolgerungen einander gegenübergestellt (Abb. 1.5).

Einstiegs- und Suchtphase

1.6.1 Einstiegsphase

Beobachtungen zeigen, dass es vielfältige, d. h. **multifaktorielle Ursachen** gibt, die zum Einstieg in den problematischen Konsum suchtgefährdender Substanzen führen. Schon in der **Einstiegsphase** können erhebliche Auffälligkeiten im Verhalten sowie psychische und körperliche Schäden auftreten, obwohl noch keine Abhängigkeit zu diagnostizieren ist. Frühzeitig sollte medizinischer und psychotherapeutischer Rat in Anspruch genommen werden. Therapeutische Bemühungen in dieser Phase zielen darauf ab, **Ursachen** für den erhöhten Gebrauch einzusehen und zu bearbeiten sowie **alternative Verhaltensweisen** zu entwickeln – wobei der Konsum von so genannten harten Drogen schon in kleinen Dosen und in kürzester Zeit zur Abhängigkeit führt.

Vielfältige (multifaktorielle) Verursachung

Ursachen einsehen, bearbeiten und alternative Verhaltensweisen zum Suchtverhalten entwickeln

Es ist selbstverständlich, dass bei Drogenkonsum insgesamt nur die Abstinenz Zielsetzung sein kann und Medikamenteneinnahme nur in enger Betreuung durch den Arzt erfolgen soll. Außerdem ist bei verstärktem, aber noch nicht abhängigem Alkoholkonsum, der psychische und körperliche Schäden zur Folge hat, ebenfalls Abstinenz ins Auge zu fassen, um eine Krankheitsvertiefung zu verhindern. Die Einstellung des Konsums dürfte häufig leichter zu verwirklichen sein als ein »kontrollierter« Umgang damit.

1.6.2 Suchtphase

Kontrollverlust: Der Substanzkonsum hat eine Eigendynamik entwickelt

In der **Suchtphase** ist das abhängige Verhalten durch einen **Kontrollverlust** bzw. die **Unfähigkeit zur Abstinenz** gekennzeichnet. Der Konsum des Suchtmittels hat eine starke **Eigendynamik** bekommen, wird durch **Entzugserscheinungen** aufrechterhalten (folgt nun anderen Gesetzmäßigkeiten), was durch die abfallende Linie in der Abbildung 1.5 gekennzeichnet ist. Der Abhängige verspürt einen unwiderstehlichen Drang oder Zwang zum weiteren Konsum. Selbst erhebliche negative gesundheitliche, soziale und psychische Folgeschäden stoppen das Suchtverhalten nicht, verschlimmern es häufig eher noch. Berufliche und häusliche Pflichten, andere Interessen und Verhaltensweisen, die bisher zur Entspannung und zu einem psychischen Ausgleich beigetragen haben, werden stark vernachlässigt. Bei längerem Gebrauch **verändern sich die Gehirnprozesse im Belohnungssystem**, und das Suchtverhalten übernimmt in starkem Maße die Funktion, für das notwendige positive Befinden zu sorgen.

Unwiderstehlicher »Drang« zum weiteren Konsum

Affektregulation

Unter der Toleranzveränderung wird die Dosis gesteigert. Es entsteht eine **psychische und körperliche Abhängigkeit**, die dadurch gekennzeichnet ist, dass sich der Suchtmittelkonsum zum zentralen Lebensinhalt entwickelt. **Suchtspezifische Abwehrhaltungen** führen – aus Scham- und Schuldgefühlen heraus – zur Leugnung und Bagatellisierung der Probleme. Häufig ist es nur durch eine massive Intervention von anderen möglich, diesen Teufelskreis zu durchbrechen und die Bereitschaft (Motivation) aufzubringen, sich in Behandlung zu begeben.

Verleugnung, Scham- und Schuldgefühle

1.7 Therapeutische Schlussfolgerungen

In der Suchttherapie sind die zuletzt gezeigten Symptome als Erstes in die Behandlung einzubeziehen, d. h., die Krankheitsentwicklung wird zurückverfolgt. Diese Überlegungen sind in der Abbildung 1.5 mit dem Ausdruck »Den Weg zurückgehen« beschrieben. Um das Suchtverhalten zu stoppen, benötigt der Suchtkranke Unterstützung und Hilfe von anderen. Ein naher Angehöriger kann z. B. auf das Problem aufmerksam machen und Einsichten des Suchtkranken wie »Ich brauche Hilfe« fördern und bestärken. Außerdem kann er selbst erste Schritte einleiten, indem er z. B. Kontakte zu einem Arzt und Gespräche bei einer Suchtberatungsstelle oder Selbsthilfegruppe aufnimmt. Der Suchtkranke muss die Illusion aufgeben, allein mit der Situation fertigzuwerden. Durch Unterstützung und Förderung der »Hilfe zur Selbsthilfe« verändert der Angehörige das intrafamiliäre System und kann somit auf das Verhalten des Abhängigen Einfluss nehmen. Der Entzug vom Suchtmittel wäre der nächste Schritt (◘ Abb. 1.6). Häufig ist es erst durch die Entgiftung für den Suchtkranken überhaupt möglich, Probleme ausreichend zu erkennen, die daraus resultierenden weiteren Schritte zu akzeptieren und realistisch wahrzunehmen (»nüchterne Erkenntnis«).

Angehörige machen oft den ersten Schritt

Hilfeannahme

Hausärzte/Suchtberatungsstelle

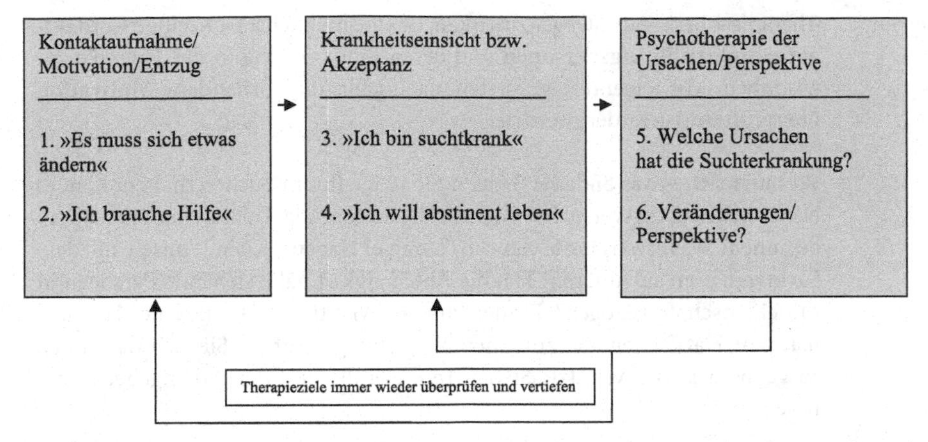

Abb. 1.6 Therapieprozess, in dem die Therapieziele immer wieder zu überprüfen und zu vertiefen sind

Die Motivation zu einer umfassenden Veränderung ist zu fördern. Eine wachsende **Krankheitseinsicht** bzw. Akzeptanz festigt zunächst die Abstinenz, während dann die nachfolgende Aufarbeitung der ursprünglichen Ursachen der Krankheitsentwicklung und die Entwicklung von alternativen Verhaltensweisen, Änderungen in Einstellungen sowie Lebensumständen eine dauerhafte Stabilisierung zur Zielsetzung haben. Bei der Erreichung der Therapieziele ist eine gewisse Reihenfolge einzuhalten. Es ist wenig sinnvoll, mit dem Patienten an den Ursachen seiner Erkrankung zu arbeiten, wenn dieser eigentlich die Behandlung noch ablehnt, weder Krankheitseinsicht noch Abstinenzwunsch vorhanden sind und keine Entgiftung erfolgt ist. Die unteren Pfeile in der Abbildung 1.6 deuten an, dass es sich bei der Therapie um einen **längerfristigen Prozess** handelt, dessen einzelne Zielsetzungen immer wieder zu überprüfen und zu vertiefen sind. Neben der Erläuterung der einzelnen Behandlungsschritte sind hierzu in den anschließenden Kapiteln beispielhafte Fragestellungen dargestellt, die durch nachfolgende Arbeitsmaterialien vertieft werden.

Gewisse Reihenfolge bei den Behandlungszielen einhalten

1.7.1 Motivation

Häufig war es die angedrohte oder schon ausgesprochene Scheidung, der befürchtete Verlust des Arbeitsplatzes, die Ankündigung der Angehörigen, dass anderenfalls die elterliche Wohnung zu verlassen sei, schwere körperliche Folgeschäden oder eine angedrohte Anzeige wegen illegaler Geldbeschaffung, bis endlich der Anstoß zur Einwilligung in eine Therapie gegeben war. Prochaska et al. (1992) teilen den Veränderungsprozess in fünf Phasen ein:

- Präkontemplation: geringste Einsichts- und Veränderungsbereitschaft
- Kontemplation: bereit, über Probleme zu reden, nachzudenken, ohne jedoch praktische Handlungen vorzunehmen
- Vorbereitung: Veränderungen wollen, Hilfe suchen
- Aktiv werden: für Veränderungen entschieden und begonnen, Verhältnisse zu ändern
- Aufrechterhaltung: Veränderungsprozesse weiterführen

Auf gleicher Kommunikationsebene

Es ist wichtig, darauf zu achten, dass sich Therapeut und Patient im Gespräch auf der gleichen Ebene befinden. Die Motivation des Suchtkranken ist nicht als ein statischer Zustand anzusehen. Der Wunsch, das Suchtverhalten einzustellen, ist zunächst ausreichend, um eine Behandlung zu beginnen. Um

Therapieabbrüchen entgegenwirken

Therapieabbrüchen entgegenzuwirken, ist eine möglichst frühzeitige **Kontaktaufnahme zu Bezugspersonen** und deren Einbeziehung in die Therapie anzustreben. Mit folgenden Fragestellungen kann die vorhandene **Motivation** überprüft und gefördert werden:

»Es muss sich etwas ändern« Leiden Sie unter Ihrem Suchtverhalten? Gab es bisher Behandlungsversuche? Was war der auslösende Anlass, eine Therapie zu beginnen? Was erwarten Sie von der Therapie? Haben Sie den Wunsch, mit dem Suchtverhalten aufzuhören? Hat die Abhängigkeit nahe stehende Personen in Mitleidenschaft gezogen? Finden andere wichtig, dass Sie eine Therapie machen? Hat Sie jemand zur Therapie gedrängt? Fühlen Sie sich durch den ausgeübten Druck verletzt? Stehen Ihre Familie und der Arbeitgeber hinter Ihnen?

»Ich brauche Hilfe« Schaffen Sie es allein, Ihr Suchtverhalten zu stoppen? Woran merken Sie, dass Sie Hilfe brauchen? Woran sind Ihre eigenen Versuche gescheitert, den Konsum einzustellen? Besteht die Möglichkeit, Ihre Angehörigen bzw. Bezugspersonen in die Behandlung einzubeziehen?

1.7.2 Krankheitseinsicht und Abstinenz

Krankheitseinsicht ist wie Motivation kein statischer Zustand

Gerade wenn ein Genesungsprozess erfolgreich eingeleitet ist, gewährleistet die weiterhin vorhandene Krankheitseinsicht die notwendige Bereitschaft und Wachsamkeit, die Abstinenz aufrechtzuerhalten. Die Krankheitseinsicht ist aber – wie die Motivation – kein statischer Zustand. Erste Ahnungen, dass mit seinem Verhalten etwas nicht stimmt, liegen bei dem Betroffenen oft bereits Jahre zurück. Aufkommende Zweifel und Vergleiche (»Andere konsumieren viel schlimmer«) haben gute Vorsätze, mit dem Suchtverhalten aufzuhören, leicht wieder zunichte gemacht. In der Behandlung erlebt es der Patient dann zunächst häufig als Erleichterung, wenn er diesen inneren Kampf aufgibt und sich zur Abhängigkeit bekennt. Er erkennt, dass Verhaltensweisen, die ihm selbst als fremd erschienen, etwa im Zusammenhang mit Lüge, Verheimlichung, Täuschung anderer oder Geldbeschaffung unter Umgehung eigener Wert- und Moralvorstellungen, als Symptome einer Krankheit und Folge des Kontrollverlustes zu sehen sind. Es scheint jedoch das Verhängnis der Suchtkrankheit zu sein, dass schon nach recht kurzer Zeit der Abstinenz keine unmittelbaren Krankheitssymptome mehr zu spüren sind, »nichts mehr wehtut«, kein Leidensdruck mehr vorhanden ist, dadurch die **Krankheitseinsicht** wieder verloren geht, und es somit auch keinen Grund mehr gibt, ganz auf das Suchtmittel zu verzichten. Der dauerhafte Besuch von Selbsthilfegruppen steuert dieser Entwicklung am ehesten entgegen.

Trotz Besserung die Krankheitseinsicht aufrecht erhalten

»Ich bin suchtkrank« Haben Sie die Kontrolle über den Alkohol-, Medikamenten-, Drogenkonsum verloren? Welches Ausmaß hat Ihr Suchtverhalten angenommen? Wann und in welchen Situationen konsumieren Sie (morgens, abends, den Tag über verteilt)? Wie hoch war Ihr Konsum (pro Tag/Woche/Monat)? Konsumieren Sie heimlich? Fühlen Sie sich von anderen ertappt? Sind Sie schon einmal von anderen auf Ihr Suchtverhalten angesprochen worden (Ehefrau, Kinder, Arbeitgeber, Umfeld)? Hatten Sie Entzugserscheinungen? Müssen Sie oft an die Einnahme denken? Wenn ja, in welchen Situationen? Haben Sie körperliche Beschwerden? Hat sich Ihr persönliches Umfeld verändert? Welche Auswirkungen hatte das Suchtverhalten auf die Familie, den

Beruf? Haben Sie sich auf illegale Weise Geld beschafft? Gibt es Straftaten wegen der Geldbeschaffung? Sind Schulden vorhanden? Können Sie sich als abhängig akzeptieren?

»Ich will abstinent leben« Was ist für Sie Abstinenz? Können Sie sich vorstellen, auf Dauer abstinent zu leben? Wollen Sie bestimmte Gewohnheiten verändern, um keinen Rückfall zu provozieren? Wie verliefen bisherige Rückfälle, und wie können Sie diese Risiken zukünftig vermeiden? Wollen Sie eine Selbsthilfegruppe besuchen, damit Ihnen bewusst bleibt, dass die Suchterkrankung trotz Abstinenz weiterhin fortbesteht?

Aber nicht das Verzichten (»Ich darf oder will ein bestimmtes Verhalten nicht mehr ausüben«) ist der entscheidende Gesichtspunkt in der Therapie, sondern nur wenn der Suchtkranke in der Abstinenz einen Vorteil sieht, behält er sie bei.

1.7.3 Psychotherapie der Ursachen und die Perspektive

Damit der Abhängige nicht an den Ausgangspunkt der Problematik zurückkehrt und sich somit eine neue Krankheitsdynamik entwickelt, besteht der nächste Schritt darin, die **weiterhin vorhandenen Ursachen der Krankheitsentwicklung**, wie z. B. Kontaktprobleme, mangelndes Selbstwertgefühl, geringes Selbstvertrauen, intrapsychische Konflikte aus der Kindheit, **aufzuarbeiten**. Es lassen sich bisher nur sehr vage Hypothesen darüber bilden, welche Gründe dafür verantwortlich sind, dass jemand in eine Abhängigkeit geriet, die dann eigenen Gesetzmäßigkeiten folgte. Bisher lassen sich keine Kausalzusammenhänge (Ursache Wirkung Beziehung) zwischen Persönlichkeitsauffälligkeiten, biographischen Besonderheiten und der Entstehung von Suchterkrankungen feststellen. Vielmehr ist davon auszugehen, dass die Ursachen der Erkrankung multifaktoriell sind, sowohl Bedingungen (Determinanten) des sozialen Umfeldes (Vorhandensein des Suchtmittels, Peergroup (Bezugsgruppe), Familienbiographie etc.) als auch des Individuums in eine Behandlungsstrategie einzubeziehen sind. Eine sorgfältige sozialanamnestische (sozialen Hintergrund erfassen) und klinisch-psychologische Exploration (gezielte Befragung) und Diagnostik sind deshalb notwendig, um den Patienten bei seiner Ursachenforschung zu unterstützen. Die Frage bleibt z. B. unbeantwortet, ob das Selbstbewusstsein oder Selbstwertgefühl schon vor der Suchtentwicklung oder erst als dessen Folge beeinträchtigt wurde. Unterstützende Fragen beim Herausfinden der **Ursachen** und der entsprechenden Änderungen, lauten:

Nicht an den Ausgangspunkt der Suchterkrankung zurückkehren

»Welche Ursachen hat die Suchterkrankung?« Was müssen Sie künftig konkret anders machen, um auf das Suchtverhalten zu verzichten? Haben Sie das Suchtmittel verstärkt eingesetzt, um Spannungs- und Belastungssituationen (Familie, Beruf) besser zu bewältigen, sich zu betäuben und zu erleichtern? Wie würden Sie Ihr Befinden beschreiben, wenn Sie konsumiert haben? Möchten Sie Ihre Fähigkeiten ausbauen, über belastende Gefühle zu sprechen und mit Konflikten umzugehen? Möchten Sie kontaktfähiger werden? Wie lässt sich dies konkret verwirklichen? Hatten Sie ein besonderes Erlebnis, wodurch Sie (verstärkt) zum Suchtmittel gegriffen haben? Gibt es Dinge in Ihrem Leben, worüber Sie bisher nicht reden konnten und die Sie nicht verarbeitet haben? Gibt es Verhaltensänderungen, neue Interessen, Hobbys und Alternativen, die hilfreich dabei sind, den Stellenwert des Suchtverhaltens insgesamt stark zu reduzieren?

Im **Verlauf der Suchtentwicklung** verengt sich das Interessenspektrum und die Alternativen nehmen ab.

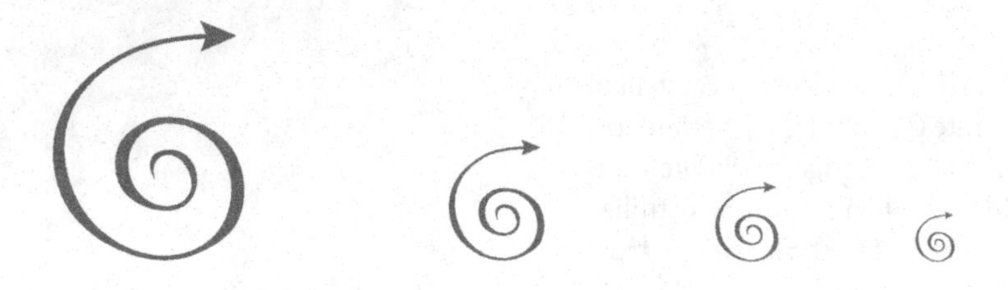

Im Verlauf des **Therapieprozesses erweitert** sich das Interessenspektrum und wird möglicherweise **differenzierter und größer** als vor der Krankheitsentwicklung. Die **Alternativen nehmen zu.**

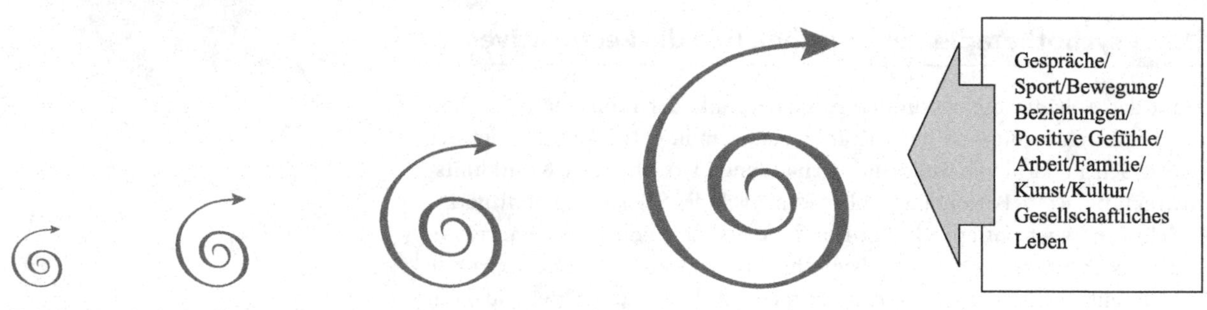

Abb. 1.7 Spirale des Interessenspektrums und der Alternativen

1.8 Alternativen zum Suchtverhalten

Zufriedene Abstinenz

Wie oft bestand bereits der Vorsatz, das Suchtverhalten einzustellen? **Abhängigkeit bedeutet, viele andere Dinge nicht zu tun.** Erst die Ausbildung von Alternativen eröffnet dauerhaft die Chance, auf das Suchtverhalten zu verzichten und **zufrieden abstinent** zu sein.

Wie am Beispiel einer **Spirale** zu demonstrieren ist, verengt sich das Interessenspektrum immer weiter, bis das Suchtverhalten quasi zum zentralen Lebensinhalt wird. Der Therapieprozess verfolgt das umgekehrte Ziel (Abb. 1.7).

Tiefere Hirnregionen steuern das Suchtverhalten Dieser Bereich ist nur wenig durch die Vernunft und Logik beeinflussbar. Aber wie ist diese steuernde Hirnregion zu beeinflussen? Die nachfolgende Darstellung (Abb. 1.8) soll diesen Vorgang verdeutlichen: Der Gehirnbereich Vernunft und Logik hat wenig direkten Einfluss (gepunktete Pfeile) auf die tieferen Hirnregionen, notwendig ist ein intensives Einüben neuer, belohnender/entspannender Verhaltensweisen (dicke schwarze Pfeile).

Belohnungszentrum auf anderem Weg aktivieren

Wie ist es möglich, auf anderem Weg das Belohnungszentrum zu aktivieren bzw. den Stellenwert des Suchtverhaltens wieder zu reduzieren? Auch andere als angenehm empfundene Verhaltensweisen regen den Belohnungsschaltkreis an. Dies geschieht abwechslungsreich und ausgewogen, z. B. über Erfolgserlebnisse in Schule/Beruf, »gute« Gespräche, befriedigende Beziehungen, Bewegung, Sport treiben, funktionale Problem- und Stressbewältigungsstrategien, eigene Gefühle benennen und ausdrücken, Musik hören, Musizieren, Tanzen, Singen, Schauspielen usw. Hierbei sind selbstverständlich indivi-

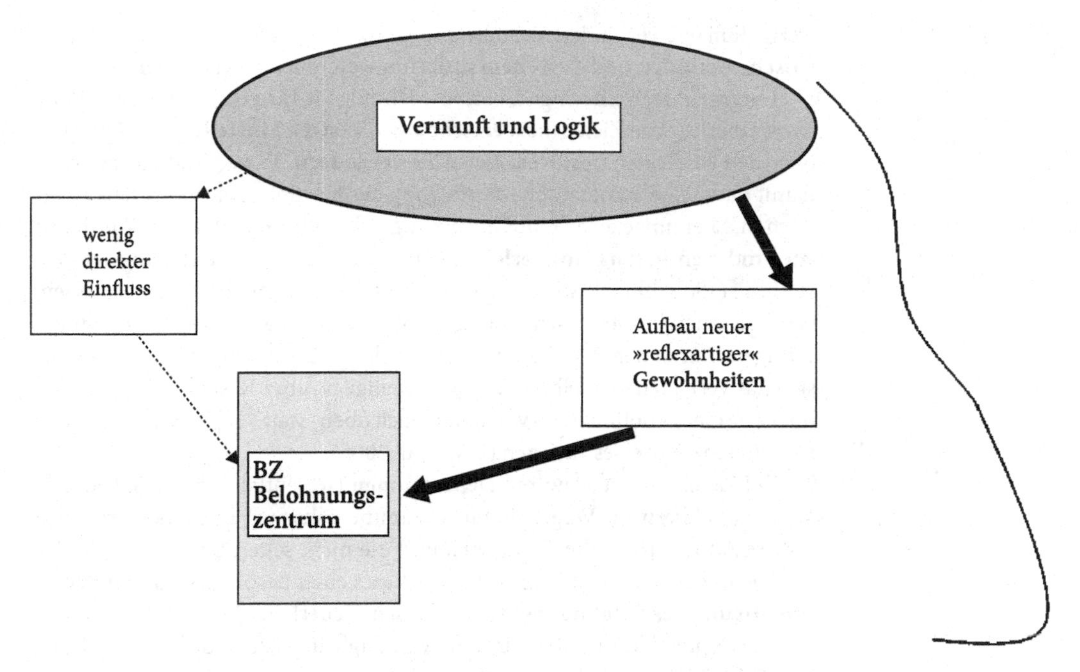

Abb. 1.8 Tiefere Gehirnbereiche (Belohnungszentrum, BZ): Reflexe/Autonomes Nervensystem steuern das Suchtverhalten

duelle Neigungen und Bedürfnisse zu berücksichtigen. Gute Vorsätze und Absichten sind in die Tat umzusetzen, um alternative Verhaltensweisen aufzubauen, die belohnende Wirkung des Suchtverhaltens durch den Effekt von anderen positiv wirksamen Verhaltensweisen zu ersetzen und das Belohnungssystem umzustrukturieren.

Individuelle Neigungen und Bedürfnisse berücksichtigen

Nur so ist es möglich, die Prozesse im Gehirn langfristig zu verändern und die Abstinenz **nicht** dauerhaft als **unangenehmen Verzicht** zu erleben. Eine allgemeine Regel lautet, dass es sich am besten abschalten und entspannen lässt, wenn man sich auf etwas anderes stark konzentriert.

Therapeutische Bemühungen zielen deshalb darauf ab, konkrete Pläne zu entwickeln, den Tagesablauf sinnvoll zu strukturieren, Wochenpläne zu erstellen, alltäglich für **Ausgleich und Entspannung** zu sorgen, **Höhepunkte** (»Highlights«) nicht zu vergessen, sodass **nicht der »graue Alltag«** Einzug hält und die Frage aufkommt: »Was darf ich überhaupt noch?« Nicht da, »wo es wehtut«, geht es lang, sondern dort, wo durch eigene Initiative und eine **gute Vorausschau** einerseits Pflichten und andererseits eine interessante abwechslungsreiche Tages- und Wochengestaltung **in einem ausgewogenen Verhältnis** zueinander stehen.

Abwechslungsreiche Tages-/Wochengestaltung

1.8.1 Gute Vorsätze verwirklichen – Absichtsbildung (Volition), Aufschiebeverhalten (Prokrastination)

Wichtige Aufgaben oder **Zielsetzungen aufzuschieben** tritt nicht selten in **Folge** oder als **Bestandteil** psychischer Krankheiten auf. »Aufschiebeverhalten« ist bei Suchterkrankungen häufig zu beobachten und dürfte sich beim Vorhandensein von Zusatzerkrankungen (Komorbiditäten) wie Depressionen und Ängsten noch verstärken. Chronisches Aufschieben beeinträchtigt das Selbstwertgefühl und verhindert, die notwendigen Schritte zu unternehmen, das **psychische Befinden** und die **Lebenssituation** wesentlich zu **verbessern**.

Entgegen der vielfach geäußerten Meinung ist für eine Verbesserung der Umsetzbarkeit von Zielen nicht entscheidend, erst die **Einstellung** zu sich selbst oder den gesteckten positiven Zielen **zu verändern**. Es ist nicht zu erwarten, damit quasi eine automatische Umsetzung des gewünschten Verhaltens zu erreichen. Eher umgekehrt: Eine **Umsetzung in kleinen Schritten** und **die damit verbundenen ersten Erfolgserlebnisse führen zu einer Veränderung der Einstellung** (»So schlimm ist das ja gar nicht, macht ja sogar Spaß«) und zu einem gesteigerten Selbstvertrauen, ähnliche Zielsetzungen zukünftig besser zu bewältigen. Der andere Weg (»Wenn ich nur lange genug nachdenke, verändert sich das Verhalten von selbst«) zeigt nur wenige positive Resultate. Dies ist eher im Sinne eines »Bottom up« (von unten nach oben) statt »Top down« (von oben nach unten) Prozesses zu sehen (Rist et al. 2006).

Methode »Kleiner Schritte«

Bei Patienten mit schweren **Depressionen** (wesentlich höhere Suizidalität bei Alkoholikern im Vergleich zur Gesamtbevölkerung und noch erheblich höhere Auftretensrate bei Toxikomanen), die nicht selten Ursache oder Folge des Suchtverhaltens sind, zeigt sich, dass sie an einer besonders **starken Beeinträchtigung des Belohnungssystems leiden** (Feuerlein 1982).

Die Depressivität resultiert in einer Unfähigkeit, positive Gefühle zu erleben (Anhedonie). Persönlichkeitsbezogene Befunde bestätigen dies und weisen darauf hin, dass schwere Depressionen meist weniger durch das Erleben negativer Emotionen, sondern mehr durch das **Nichterleben positiver Emotionen gekennzeichnet** sind (Kuhl 2001; Watson u. Tellegen 1985). Untersuchungen mittels bildgebender Verfahren haben bei dieser Klientel eine deutlich **verminderte Aktivität in dem Teil des Gehirns** (Nucleus caudatus) ergeben, **der eine entscheidende Rolle bei der Bewegungssteuerung spielt** (Drevets et al. 1992). Im Gegensatz dazu ist **in den Hirnregionen eine übermäßige Aktivität festzustellen, die Denk- und Willensfunktionen ausführen.** Diese Kombination entspricht dem **paradoxen Zusammentreffen** des (intensiven) **Denkens an eigene Ziele und** der **Unfähigkeit,** die **entsprechenden Handlungsoperationen durchzuführen** (Kuhl u. Beckmann 1994). Therapieerfahrungen bei Abhängigkeitskranken werfen die Frage auf, ob suchtbedingte Veränderungen des Belohnungssystems (Suchtgedächtnis, Interessenabsorption) ähnlich hinderliche Effekte hervorrufen wie bei schwerer Depressivität, von der Denk- und Erkenntnisebene in die gewünschte Handlungsoperation (Bewegung) zu gelangen.

Verminderte neuronale Aktivität im Bereich der Bewegungssteuerung

In Behandlungsangeboten ist dementsprechend der Zielumsetzung, in die **Handlungsebene** zu kommen, eine ebenso große Aufmerksamkeit zu widmen, wie der (realistischen) Zielsetzung. Ohne therapeutische Anleitung, Einbeziehung von Gruppen, intensive soziale Unterstützung, ist das von Kuhl (2001) beschriebene Paradoxon bei schweren psychischen Erkrankungen nur schwer aufzulösen.

In Bewegung kommen mit sozialer Unterstützung

1.9 Rückfallverhütung

Ein großer Teil der Forschung in der Suchttherapie konzentriert sich auf die Prävention von Rückfällen. Da das Suchtgedächtnis nicht vollständig erlischt, besteht die Gefahr des Rückfalls nach einer Therapie fort. Besonders kurze Zeit danach ist die größte Unsicherheit vorhanden, neu Gelerntes auf die reale Lebenssituation zu übertragen. Es gibt verschiedene Modelle und wissenschaftliche Erkenntnisse dazu, wie Rückfälligkeit entsteht und zu verhindern ist

Suchtgedächtnis löscht nicht – Gefahr des Rückfalls bleibt

(Marlatt 1985; Bachmann 1999; Körkel u. Schindler 2003; Meyer u. Bachmann 2005; Lindenmeyer 2005a). In dieser Hinsicht bestehen kaum Unterschiede zwischen den Suchtformen. Die Ursachen sind vielfältig und reichen vom »Leichtsinn« bis zu schwierigen »Problemsituationen«. Den größten Teil der Rückfallauslöser bilden Faktoren, die in der Person (intrapersonell) begründet sind. Die bei weitem größte Gruppe in dieser Kategorie stellen »unangenehme Gefühlszustände« (z. B. Ängste, Depressivität, Ärger, Kränkungen etc.) dar. In der zweiten Hauptkategorie – »im zwischenmenschlichen Bereich liegend« (interpersonell) – sind die beiden Faktoren »Zwischenmenschliche Konflikte« (z. B. Streit, Spannungen) sowie »Zusammensein mit Menschen, die Alkohol trinken und zum Mittrinken auffordern« Hauptauslöser für Rückfallgefahren (s. Tab 7.2; Körkel u. Lauer 1992).

Es geht bei der Rückfallprävention überdies darum, **persönliche Gefahrensituationen** zu erkennen und dafür **Bewältigungsstrategien** zu erarbeiten. Eine intensive Auseinandersetzung mit diesen Themen ist obligatorisch. Dem Modell von Marlatt (1979) zufolge entsteht eine Rückfallrisiko-Situation vor allem durch einen »unausgewogenen Lebensstil« (z. B. schlechte **Balance zwischen Anspannung/Entspannung**) und »**scheinbar irrelevante Entscheidungen**« (z. B. sich an Konsum- oder Beschaffungsorten aufhalten), durch die es zu einer »**unbewussten« Annäherung an das Suchtverhalten** kommt. Negative Empfindungen, die aus einem unausgewogenen Lebensstil resultieren, rufen Bedürfnisse nach zusätzlichem Ausgleich und innerem Gleichgewicht hervor. Die Gefahr ist groß, dabei auf im »Suchtgedächtnis« gespeicherte Möglichkeiten zurückzugreifen und erneut das Suchtverhalten auszuüben. Oft sind es erste Annäherungen in Richtung Suchtverhalten (zielloses Umhergehen, ins »Blaue« hinein leben), z. B. nur zum Kaffeetrinken oder zum Darten in die Gastwirtschaft zu gehen, die die Hemmschwelle senken. Eine Selbsttäuschung über die Möglichkeit (fehlende Krankheitseinsicht), es bei einem eingeschränkten Konsum (»ein Gläschen kann nichts schaden«) zu belassen (Kontrollillusion), erleichtert oft den ersten Schritt.

Aufbau eines ausgewogenen Lebensstils

De Jong-Meyer et al. (1989) stellten fest, dass etwa die Hälfte der rückfälligen Alkoholiker ihr erneutes Trinken als einen Versuch ansah, kontrolliert trinken zu wollen. Noch erheblich höher sind die Werte in einer weiteren deutschen katamnestischen Untersuchung von Letner-Jedlicka und Feselmeyer (1981), bei denen 83,3% diese Hoffnung hegten. Zur Rückfallverhütung werden in der Therapie persönliche Risikosituationen analysiert sowie Bewältigungsstrategien erarbeitet und erprobt. Auf einem »Notfallkärtchen«, das der Patient z. B. in der Geldbörse bei sich führt, ist festzuhalten, wie er bei einer unmittelbaren Rückfallgefahr reagiert. Erst wenn die kritische Situation gestoppt ist, sind Maßnahmen zu treffen, wie ähnliche Risikosituationen zukünftig zu vermeiden sind.

Kontrollillusion entgegenwirken

1.10 Umgang mit Gefühlen

Substanzkonsum als dysfunktionale Affekt-(Gefühls-)Regulation

Das Suchtverhalten hat die **Funktion einer Affekt- (Gefühls-)Regulation** übernommen, wie dies in den vorangegangenen **Erklärungsmodellen** zum **Einstieg und zur Aufrechterhaltung** der Sucht ausführlich dargestellt wurde. Generell hat die Fähigkeit, positive Gefühle zu entwickeln, aufrechtzuerhalten, zum Ausdruck zu bringen und negative Gefühle abzuwenden oder adäquat zu handhaben, eine große Bedeutung für die psychische Gesundheit, Bewältigung alltäglicher Begebenheiten und das berufliche und familiäre Wohlbefinden. Eine Person ist generell eher bestrebt, das **Wohlbefinden zu steigern** und **Un-**

Herabsetzung des Erregungsniveaus

wohlsein zu vermeiden. Sie fragt sich deshalb, in welchen Situationen unangenehme Gefühle drohen, und neigt eventuell dazu, diese zu stark zu vermeiden, notwendige Aufgaben nicht zu erledigen. Die Folgen sind, dass sich die Gefühlslage längerfristig weiter verschlechtert und das Selbstvertrauen abnimmt, sich unangenehmen, aber wichtigen Situationen zu stellen.

Ein weiterer Gesichtspunkt ist, dass sich in **Stresssituationen** die rationale Wahrnehmung leicht einengt, ein »Tunnelblick« entsteht und es unter diesen Umständen schwierig ist, wichtige Entscheidungen zu treffen. Erst die Herabsetzung des Erregungsniveaus führt dazu, die Situation optimal einzuschätzen und zu bewältigen.

Ein Therapeut verhält sich z. B. betont empathisch (einfühlsam) und freundlich gegenüber einem Patienten, der den Sinn der Behandlung in Frage stellt, sich äußerst gereizt und ärgerlich zeigt. Er hört sich dessen Beschwerden zugewandt an, zeigt Verständnis den belastenden Gefühlen gegenüber und setzt sich mitempfindend und aufgeschlossen mit dessen Belangen auseinander. Auf diese Weise trägt er dazu bei, dass sich der Patient beruhigt, die Situation möglicherweise neu bewertet und sich nicht zu unüberlegten Handlungen hinreißen lässt.

Fragestellungen in Programmen zur Verbesserung des Umgangs mit Gefühlen

- Wie nehme ich meine Gefühle und die meiner Gesprächspartner wahr und bewerte sie richtig?
- Wie sind die Gefühle richtig zu beschreiben?
- Wie kann ich Gefühle sozial akzeptabel **äußern** und auszudrücken?
- Wie kann ich bei einer negativen Gefühlslage zunächst generell das vorhandene Stressniveau und eine möglicherweise chronisch überhöhte Grundanspannung senken?
- Wie kann ich nach Problemlösungen suchen und die Ursachen beheben?

Gefühlsäußerung abhängig von der Bewertung

Wie man eine Situation gedanklich bewertet, so fühlt man sich: Gefühlsäußerungen sind zudem davon beeinflusst, wie eine Person eine Situation oder ein geplantes Verhalten bewertet, d. h., wie sie die **Wichtigkeit**, den möglichen **Nutzen** oder **Schaden** einschätzt. Dabei wird sie auf bereits bestehende **Erfahrungen** mit ähnlichen Vorgängen zurückgreifen.

Die Bedeutung und Bewertung, die man einer Situation bzw. einem Ziel (z. B. einer ersten Verabredung, einem Vorstellungsgespräch) beimisst, gibt den **Anstoß, welche Gefühle**, z. B. Ängste oder positive Erwartungen/Herausforderungen, und **in welcher Ausprägung** sie entstehen (»Dabei kann ich nur etwas lernen und gewinnen« oder »Wenn das wieder schiefgeht, gebe ich auf«).

Gefühle zur falschen oder ungünstigen Intensität

Insgesamt haben Gefühle eine komplexe Bedeutung. Sie beeinflussen Entscheidungen, welchen Aufgaben oder Situationen man sich stellt. In einer entspannten, guten Stimmung behält man Dinge leichter (Gedächtnis). Gefühle wirken behindernd, wenn sie zur falschen Zeit oder in ungünstiger Intensität auftreten. Sie sind Symptome von psychischen Störungen. Die Emotion ist ein Ganzkörper- Phänomen. Der Ausdruck von Gefühlen kann in vielfältiger

Weise beeinflusst und verändert werden. Gefühle konkurrieren mit anderen Reaktionen bzw. Absichten, die in einer sozialen Situation auftreten (z. B. hindern Ängste daran, sich zu Wort zu melden).

Es lassen sich zahlreiche Fähigkeiten unterscheiden, mit denen sich Gefühle regulieren lassen (Gross u. Thompson 2006; Schröder u. Hackhausen 2001).

Es ist Aufgabe der Suchttherapie, die Fertigkeiten weiter auszubilden, zu fördern und das Suchtverhalten als Regulator außer Kraft zu setzen.

Abreaktion von negativen Emotionen

Strategien zur »Abreaktion« von negativen Gefühlzuständen lassen sich zwischen körperlichen Strategien (z. B. Sport, ein Entspannungsbad nehmen, gegen einen Boxsack schlagen, Liegestützen, Aufräumen) und seelischen Strategien (z. B. »sich Druck von der Seele reden«, vor sich hin schimpfen, Traurigkeit zulassen) unterscheiden (Legenbauer u. Vocks 2006).

Nach Hüther (2012) leiden viele Menschen an psychischen Belastungen, weil sie über zu geringe Kompetenzen zur Stressbewältigung verfügen. Hierzu zählt die Fähigkeit zur Selbstregulation, Frustrationstoleranz und Flexibilität. Bei vielen sei die **Konfliktlösungskompetenz**, die **Planungs- und Handlungskompetenz** und die Fähigkeit zur **konstruktiven Beziehungsgestaltung** nur unzureichend entwickelt. Neuere Ergebnisse der Hirnforschung zeigten, dass Erfahrungen immer gleichzeitig auf der kognitiven, der emotionalen und der körperlichen Ebene in Form entsprechender Denk-, Gefühls- und körperlicher Reaktionsmuster verankert und aneinander gekoppelt sind (»Embodiment«). Nur auf Kognitionen zielende Fortbildungsprogramme sind deshalb zwangsläufig zum Scheitern verurteilt. Gleichzeitig sind Gefühle, Einstellungen, Haltungen und die körperlichen Ebenen (Bewegung, Körperbeherrschung, Körperhaltung) mit einzubeziehen. Nur so lässt sich die Stressbewältigungsfähigkeit, auch noch im Erwachsenenalter stärken. Hüther zeigt eindrucksvoll, dass die Einbeziehung neurobiologischer Faktoren in die Erklärungsansätze keinesfalls einen neuen Biologismus bedeutet.

1.11 Konfliktbewältigung

Je stärker und häufiger es im sozialen Bereich zu Konflikten kommt, desto geringer ist die Lebenszufriedenheit. Durch Konflikte ausgelöste anhaltende negative Gefühlszustände sind eine Hauptursache für Rückfallgefahren. Besonders konfliktbehaftet sind Situationen, die **existenzielle Ressourcen** (finanzielle Belange, Grundversorgung, Erhalt der Arbeit etc.) betreffen. Dies gilt ebenso für **Verletzungen des Selbstwertgefühls** und den Verlust **sozialer und psychologischer Ressourcen** (z. B. Beziehungsabbrüche, Gefühl der Minderwertigkeit). Beeinträchtigungen des Selbstwertgefühls erfolgen häufig durch:

Konflikte sind Hauptursache für Rückfallgefahren

- mangelnden Respekt (sich im Ton vergreifen, Aufmerksamkeit fehlen lassen),
- unfaires Verhalten (sich übervorteilt fühlen),
- mangelnde Anerkennung der Leistung.

Das Konfliktpotenzial ist dann besonders hoch, wenn sich jemand vor anderen, für ihn wichtige Personen (Mitschülern, Arbeitskollegen, vor den Kindern etc.), herabgesetzt fühlt (Smith u. Mackie 2007). Smith und Mackie führen Untersuchungen an, denen zufolge wir davon ausgehen können, dass ein erhöhter Konsum von Gewaltdarstellungen in den Medien (Computerspiele etc.) die Aggressionsbereitschaft in Konfliktsituationen erhöht. Ergänzen lassen sich diese Ergebnisse durch Befunde, die auf starke Zusammenhänge zwischen so-

Auswirkungen von Konflikten auf Psyche und Körper

zialen Konflikten am Arbeitsplatz und psychosomatischen Beschwerden hindeuten (De Dreu u. Weingart 2003). Die im Zusammenhang mit Beziehungskonflikten erlebten Beeinträchtigungen sind besonders hervorzuheben, da sie eine stärkere Relevanz für die Identität und das Selbstbewusstsein der beteiligten Personen haben (Blickle u. Solga 2006).

Folgende **soziale** (interpersonale) **Konflikttypen** lassen sich unterscheiden (Fischer u. Wiswede 1997; Blickle u. Solga 2006):

Verteilungs- oder Interessenkonflikte Um die Verteilung knapper Ressourcen streiten: »Der hat wieder das Geld für sich verbraucht, jetzt reicht es nicht mehr für die notwendigen Ausgaben« oder »Der will immer im Mittelpunkt stehen«.

Bewertungskonflikte Unterschiedliche Zielvorstellungen und Prioritäten: »Der Therapeut müsste härter durchgreifen, hier geht alles drunter und drüber« oder »Hier wird man ständig reglementiert und bevormundet«.

Beurteilungskonflikt Dieser entsteht, wenn zwei oder mehr Parteien zwar dasselbe Ziel verfolgen, sich aber uneinig darin sind, wie es am besten zu erreichen ist (z. B. jedes Fehlverhalten sanktionieren oder kleinere Verstöße übersehen).

Beeinträchtigungskonflikte Eine Person beeinträchtigt oder stört andere, z. B. durch Ruhestörung oder aggressives, provozierendes Auftreten sowie rücksichtsloses Verhalten.

Kommunikationskonflikte Missverständnisse im Gespräch: Sprachprobleme, sich in der Wortwahl »vergreifen«.

Beziehungskonflikte Diese entstehen, wenn sich ein Interaktionspartner durch die Aktivitäten des anderen persönlich herabgesetzt und zurückgewiesen fühlt.

Rollenkonflikte Das sind unterschiedliche Erwartungen, wie ein Patient oder Therapeut sich verhalten soll.

Aufgabenkonflikt Aufgabenkonflikte sind weit verbreitet (»Das gehört nicht zu meinen Aufgaben, warum soll ich das machen!?«).

Schwer zu entflechtende Vermischung von Konfliktthemen

Es ist davon auszugehen, dass die beschriebenen Konflikttypen in der Praxis oft nur schwer voneinander zu trennen sind. Konflikte haben nicht selten die Tendenz, sich eskalierend auszuweiten. Schon nach kurzer Zeit ist möglicherweise eine schwer zu entflechtende Vermischung von Konfliktthemen vorhanden (Glasl 1999).

Coser (1972) und Deutsch (1976) weisen darauf hin, dass Konflikte nicht nur negative bzw. destruktive Aspekte haben. Hier sind notwendige Grenzsetzungen und die Behauptung eigener berechtigter Interessen zu nennen, die zur alltäglichen Praxis sozialen Lebens gehören.

Eskalierende Konflikte gehen nach Deutsch einher mit:

- übermäßiger **Personalisierung** (eine Person verantwortlich zu machen),
- **Generalisierung** (Ausweitung des Konflikts auf andere Bereiche),
- Polarisierung (Verhärtung der Fronten),
- Etikettierung (Gegner abstempeln).

Deeskalation geschieht durch:

Entemotionalisierung

- **Entemotionalisierung** des Konflikts und Rückkehr zum eigentlichen (objektiven) Konfliktgrund,

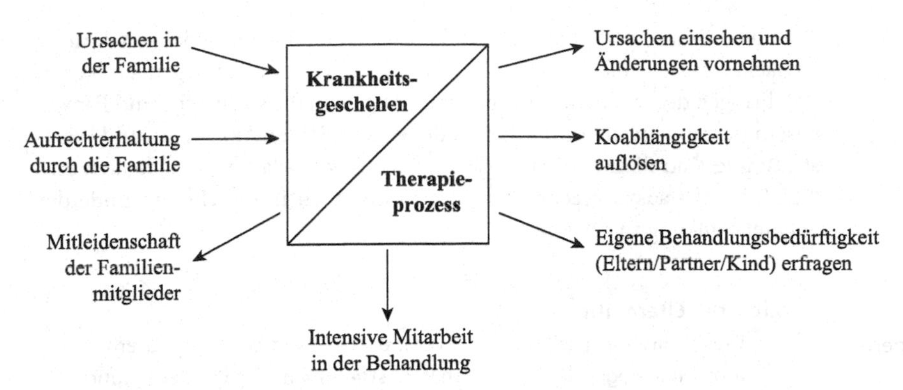

Abb. 1.9 Familiäre Einflüsse auf das Krankheitsgeschehen und den Therapieprozess

- Ins-Auge-Fassen **kooperativer Möglichkeiten** (gemeinsame Interessen hervorheben; Kosten/Nutzen Überlegungen einbringen),
- Wieder-in-Gang-Bringen von **Kommunikation** (aufeinander zugehen),
- Benennung einer übergreifenden **gemeinsamen Gruppenzugehörigkeit** (sitzen alle in einem Boot),
- Suche nach **gemeinsamen Denkansätzen** (z. B. Therapieziele), um aus dem Teufelskreis herauszukommen,
- Bemühung einer Schiedsstelle bzw. Vermittlung.

Aufschaukelungsprozesse offen legen und rechtzeitig stoppen

1.12 Sucht und Familie

Die Familie des Suchtkranken ist in unterschiedlicher Weise in das Krankheitsgeschehen und den Therapieprozess involviert (Abb. 1.9).

Seminare oder Familiengespräche beginnen häufiger mit einem **separaten Kontakt- oder Informationsgespräch** zwischen den Angehörigen und dem oder den Therapeuten. Dabei stehen die **Probleme und Schwierigkeiten des Angehörigen** im Mittelpunkt, die sich als Folge des Zusammenlebens mit einem Suchtkranken ergeben haben. Es ist für die Beteiligten äußerst befreiend, wenn sie über Ängste und psychische Belastungen offen reden – vielleicht erstmalig – und dabei feststellen, dass andere Betroffene ganz ähnliche Erfahrungen gemacht haben. Eine zusätzliche erhebliche Erleichterung findet dadurch statt, dass die Angehörigen verletzendes und moralisch fragwürdiges Verhalten des Abhängigen als **Symptom der Erkrankung** erkennen, Informationen über den Kontrollverlust des Abhängigen austauschen und feststellen, dass viele Verhaltensweisen im Zusammenhang mit der Ausübung des Suchtverhaltens im Gegensatz zur eigentlichen Persönlichkeit und dem Charakter des Patienten stehen.

Auswirkungen des Suchtverhaltens auf die Familie

Es ist immer wieder festzustellen, dass Angehörige erheblich besser mit ihrer Situation fertigwerden, wenn sie eine örtliche Selbsthilfegruppe besuchen, in der sie kontinuierlich ihre psychischen Belastungen aus der Vergangenheit aufarbeiten und gegenwärtige Ängste bewältigen lernen.

Eine weitgehende Übernahme von Verantwortung und Bevormundung durch Angehörige nach der Therapie sind die schlechtesten Voraussetzungen für eine weitere Genesung.

In dem darauffolgenden **gemeinsamen Gespräch mit den Angehörigen und Patienten** sollten Vorwürfe und Schuldzuweisungen vermieden werden.

Krankheitsverlauf besser verstehen

Die Eltern und auch Partner haben sich schon oft intensive Gedanken darüber gemacht, ob sie Fehler im Umgang mit dem Suchtkranken begangen haben, und bringen deshalb teilweise erhebliche Ängste in die Gespräche und Familienseminare mit. In einer Atmosphäre der **gegenseitigen Akzeptanz und Wertschätzung** sind die Betroffenen dazu in der Lage, belastende Gedanken und Gefühle offen auszusprechen und neue Einsichten in die Hintergründe der Suchterkrankung zu gewinnen.

Ablösung und Selbständigkeit fördern

Ziele der Elternarbeit

- Die Qualität der Beziehung soll verändert werden, wobei die Elternarbeit die Möglichkeit bietet, an Verlustgefühlen, also der Bedeutung des Kindes für die Eltern, zu arbeiten (Abhängigkeit der Eltern vom abhängigen Kind).
- Es ist nach einer angemessenen Form der Beziehung zu suchen, die dem Kind Raum zur Ablösung und zum Selbstständigwerden bietet. Auch hier sind die persönlichen Anteile der Eltern an der Beziehung zur Sprache zu bringen (z. B. das »Sich-sorgen-Wollen«) und Verhaltensalternativen thematisiert (z. B. Aktivitäten außerhalb der Mutter-/Hausfrauenrolle zu suchen).
- Es ist aufzuarbeiten, welche Funktion das Kind im Familiensystem hatte.
- Die Familie muss auf Veränderungen des Kindes durch die Therapie vorbereitet sein.

Mit den Veränderungen sind bedeutsame Entscheidungen verbunden, z. B. nach der Therapie nicht ins Elternhaus zurückzukehren, bestimmte Aufgaben der Lebensgestaltung selbstständig zu übernehmen und die **Form des Zusammenlebens konkret zu verändern**. Die Emanzipation der Eltern erleichtert die Emanzipation des Kindes.

Familie in Veränderungen einbeziehen

Die Angehörigen sollten grundsätzlich in den gesamten Therapieprozess einbezogen werden. Wichtig sind dabei folgende Aspekte:

- Motivation (Vorteile der Abstinenz, Bereitschaft durchzuhalten),
- Krankheitseinsicht (rückhaltlose Offenheit, Abbau von Schuldgefühlen – »dazu stehen«),
- Ursachen (Einstiegsphase, Konflikte in der Familie?),
- Alternativen (gemeinsame Unternehmungen, gute Tagesstruktur, Entspannung),
- Rückfallverhütung (Was sind Risikosituationen/Bewältigungsstrategien?).

1.13 Suchtformel

In der Suchtformel (◘ Abb. 1.10) sind, unter Einbeziehung des Einstiegs und der Aufrechterhaltung der Abhängigkeit, die grundlegenden therapeutischen Implikationen (Motivation, Krankheitseinsicht, Therapie der Ursachen, Alternativen, Rückfallprävention) zusammengefasst. Die multiplikative Verknüpfung besagt, dass keiner der Faktoren verzichtbar ist. Die Bedeutung der »Alternativen« und »Rückfallprävention« ist im Therapieansatz der Suchtformel stärker hervorgehoben, als dies bisher im »Suchtmodell« zum Ausdruck kam.

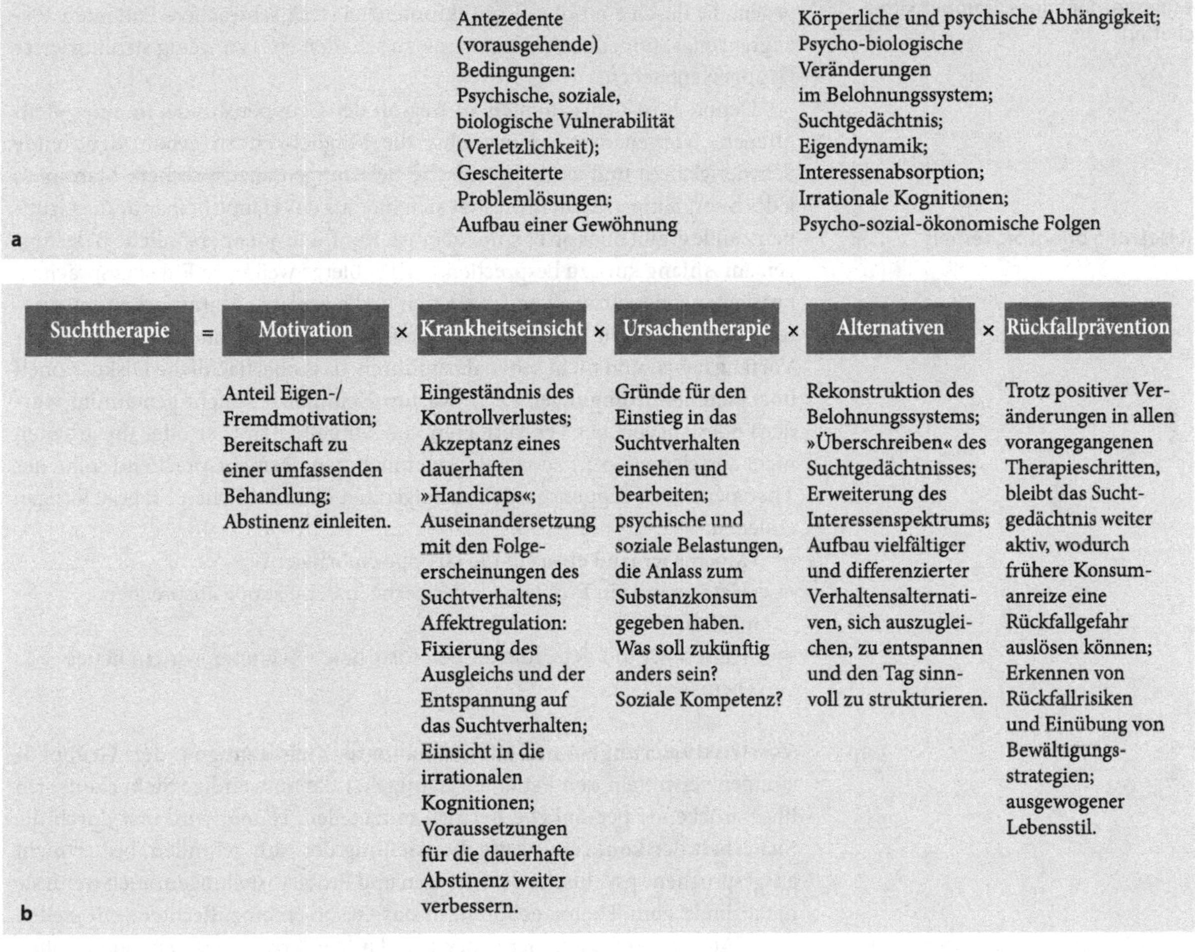

Abb. 1.10a,b Suchtformel

1.14 Gruppentherapie

Die nach wie vor beträchtlichen (Therapie-)Abbruch- und Rückfallquoten und nicht zuletzt das **hohe psychische Belastungsniveau** für Patienten und Therapeuten fordern dazu heraus, sich kritisch mit gruppentherapeutischen Fragestellungen auseinanderzusetzen. Nicht selten werden folgende Fragen gestellt: Was mache ich denn zwölf Wochen und mehr mit den Patienten? Wie geht man mit den auftretenden Konflikten um? Lassen sich Gruppenprozesse ausreichend steuern? Nur die Anzahl und Dauer der Therapiestunden sind häufig verbindlich vorgegeben – alles andere bleibt offen.

Aus kognitiv-verhaltenstherapeutischer Sicht ist eine gut strukturierte und manualbezogene oder manualunterstützte Gruppentherapie zu bevorzugen, wobei die vorliegenden Arbeitsmaterialien bei Bedarf ebenso in Einzelgesprächen zu bearbeiten oder vertiefen sind. In **gut strukturierten, zielorientierten und interessant gestalteten Gruppenstunden** ist eine engagierte und effektive Mitarbeit oft schon von Beginn an, ohne eine belastende thema- und zielsuchende Anfangsphase, zu erreichen. Die Auswahl der Manualthemen bzw. -projekte ist flexibel auf die Gruppensituation und Bedürfnisse auszurich-

Flexibel auf Gruppensituationen reagieren, günstiges Gruppenklima schaffen

ten. Zusätzlich sind notwendige therapeutische Interventionen in den Gesamtprozess zu integrieren. Eine zielgerichtete Arbeit erleichtert die Herstellung eines günstigen Gruppenklimas und wirkt destruktiven Entwicklungen entgegen, die durch ein hohes Konfliktpotenzial (z. B. schwächere Patienten auszugrenzen, »Sündenbockfunktionen« zu schaffen etc.) zu wenig strukturierter Gruppen entstehen.

Zielsetzung bringt Sicherheit

Dennoch ist den Patienten zu Beginn der Gruppenstunde, in einer »teiloffenen« Vorgehensweise, zunächst die Möglichkeit zu geben, drückende Schwierigkeiten und akute psychische Belastungen anzusprechen. Man muss jedoch sorgfältig prüfen, inwieweit sich hieraus das Hauptthema für die Gruppenstunde ergibt oder ob es sinnvoller ist, Konflikte oder persönliche Belastungen am Anfang kurz zu besprechen, die Probleme weiter im Einzelgespräch zu bearbeiten, oder abzuwägen, ob sie sich in die geplante Manualarbeit integrieren lassen. Dies gilt ebenso für sogenannte Störungen, die angeblich immer Vorrang haben und nicht selten dazu führen, dass oberflächliche Diskussionen über Rahmenbedingungen (z. B. warum Heimfahrten nicht genehmigt wurden) oder angebliches Fehlverhalten von Mitpatienten (der oder die arbeiten nicht ausreichend mit) zu viel Raum einnehmen. Dementsprechend sollte der Therapeut die Gruppenstunde mit folgenden oder ähnlichen Fragestellungen einleiten:

- »Möchte jemand etwas in die Gruppe einbringen?«
- »Hat jemand ein Problem, das er gerne in der Gruppe ansprechen möchte?«
- »Fahren wir mit der Projektarbeit fort« bzw. »Beginnen wir ein neues Thema?«

Vorstrukturierungen und **überschaubare Zielsetzungen** der Gruppenstunden vermitteln den Patienten häufig erst die notwendige **Sicherheit**, sich über drückende persönliche Belange mitzuteilen. Häufig wird erst durch die **Sicherheit der konkreten Aufgabenstellung** der Mut gefunden, bisher nicht ausgesprochene psychische Belastungen und Problemstellungen, auch wenn sie nicht direkt zum Thema gehören, in das Gespräch einzuflechten. Oft stellen diese Äußerungen eine Bereicherung dar, fördern einen vertrauensvollen Gruppenprozess und geben anderen den Anstoß sich ebenfalls zu öffnen.

Geschieht es aber mehrfach, dass spontane Äußerungen sprichwörtlich »breitgetreten« und dazu genutzt werden, um mit ihnen eine gesamte Gruppenstunde zu bestreiten, gehen diese spontanen Rückmeldungen immer weiter zurück. Gesprächsthemen sollen generell nicht zu oberflächlichen Diskussionen anregen. Gefragt sind die ganz persönliche Einstellung und konkrete Erfahrung (»Bei mir …«), die einzelne Patienten mit den Gesprächsinhalten verbinden. Es ist zu beachten, dass Suchtkranke zum Teil erheblich ängstlicher reagieren als z. B. gesunde Teilnehmer an Selbsterfahrungs- oder Encountergruppen, in denen der Gruppenleiter Verunsicherung und anfängliches Schweigen zum Teil bewusst einsetzt, um Gruppenprozesse in Gang zu bringen (Meyer u. Bachmann 2011).

1.14.1 Effektives, kooperatives Lernen unter Einbeziehung von Kleingruppen

Erkenntnisse aus der **Pädagogik**, Erwachsenenbildung und **Gehirnforschung** unterstützen die Forderung nach einer möglichst **entspannten, guten Lernatmosphäre**, um Therapieziele optimal zu erreichen (Heckt 2010; Konrad u.

Bernhart 2010; Schachl 2005; Huber 2004; Grawe 2004). Die Einbeziehung von Arbeit in **Kleingruppen** (ca. 3–4 Personen), die aus den Therapiegruppen von 10–12 Personen zu bilden sind, ermöglicht ein besonders effizientes Lernen, Themen und Problemstellungen intensiv durchzuarbeiten und zu bewältigen (Heckt 2010, Huber 2004).

Arbeit in Kleingruppen: effizientes Lernen

Insbesondere Patienten, die in größeren Gruppen gehemmt und angespannt reagieren (was anfangs bei fast allen der Fall ist), sozial unsicher sind und über eine geringere sprachliche Ausdrucksweise verfügen, profitieren davon und verbessern ihre sprachliche Beteiligung beträchtlich.

Die Atmosphäre ist häufig erheblich entspannter und bei einer interessanten und gut vermittelten Aufgabenstellung ist ein erstaunlich **engagiertes, kooperatives** und **eifriges Arbeiten** festzustellen. Neueren Patienten wird so die Aufnahme in die Therapiegruppe (10–12 Personen) erleichtert, sie finden **schneller intensivere Kontakte**. Dieses Setting dürfte außerdem **stärker den gewohnten alltäglichen kommunikativen Gegebenheiten** entsprechen und gewährleistet dadurch eine **höhere Transferleistung** des Erlernten in das reale Leben.

Aufzeichnungen von Ergebnissen in der Kleingruppe haben in erster Linie den Zweck, den **individuellen Standpunkt** des einzelnen Kleingruppenmitgliedes festzuhalten, und sollten nur bei besonders dafür geeigneten Themen die Kleingruppenauffassung wiedergeben. Patienten äußern häufig stolz, dass man sich intensiv mit dem Thema auseinandergesetzt habe und sie sich dann ganz persönlich für einen Standpunkt entschieden hätten. Anschließende Diskussionen in der 10er-/12er- Gruppe haben bei dieser Vorarbeit oft ein hohes Niveau und ermöglichen allen – nun gut vorbereitet –, sich mit ihren Beiträgen zu beteiligen. Zu betonen ist auch hier, dass immer das persönliche Leistungsniveau zu berücksichtigen ist und bisher kein Patient wegen geringer intellektueller oder sprachlicher Fähigkeiten auszuschließen war, sondern die Klientel mit Beeinträchtigungen eher besonders von den Kleingruppen profitierten.

Verbesserung der sprachlichen Beteiligung

Phasen der Kleingruppenarbeit

Einführung und Vorbereitung des Themas in der Therapiegruppe Austeilen der Arbeitsmaterialien und Festlegung der Bearbeitungszeit. Die Aufgabe und die Lösungsmöglichkeiten sind in der Kleingruppe intensiv zu besprechen, wobei sich jedoch jeder Einzelne (überwiegend) eine individuelle Bewertung und Lösung erarbeitet. Der Therapeut betont, dass die sprachliche »Durcharbeitung« schon ein wesentliches Ziel ist. In einzelnen Fällen kann ein Gesamtvotum der Kleingruppe gefragt sein.

Gruppenbildungsmodus Hier benötigen die Patienten häufiger Unterstützung – niemanden ausgrenzen! Es schadet keineswegs, wenn sich relativ konstante Kleingruppen bilden, in denen sich eine gute Arbeitsatmosphäre entwickelt hat. Oft haben sich die Patienten in der größeren Therapiegruppe schon in etwa so zusammengesetzt, wie es für die Kleingruppe günstig wäre.

Rückfragen Es sollte während der Kleingruppenarbeit möglich sein, bei Unstimmigkeiten über die Aufgabenstellung Rückfrage zu halten. Der Therapeut schaut zwischendurch vorbei und informiert sich über den Fortgang.

Arbeitsergebnisse Zurück in der Therapiegruppe berichten die einzelnen Patienten von ihren Arbeitsergebnissen. Der Therapeut oder ein Patient hält sie möglichst an einem Flipchart fest, und es findet dann eine gemeinsame Diskussion und Einschätzung der Ergebnisse statt.

Resümee aus verhaltenstherapeutischer Sicht: Konfliktträchtige, konfrontative Gruppenprozesse sind aus verhaltenstherapeutischer Sicht kontraproduktiv und störend. In der Verhaltenstherapie stehen **methoden-** und eine **zielorientierte Gruppenarbeit** im Vordergrund. Das Finden und Formulieren **persönlicher Ziele** ist wichtig. **Vorgehensweisen** und **Ziele** der Therapie sollte der Therapeut inhaltlich **klar strukturieren** und wiederholt **erklären und verdeutlichen** (hohe Transparenz).

Therapeut nimmt eine wiederholt veranschaulichende Haltung ein

Wichtig ist auch die Schaffung eines **konstruktiven Arbeits-** und **kooperativen** Lernklimas, z. B. durch Integration von Kleingruppen. Manualisierte, projektfähige gut strukturierte Gruppenarbeit vermittelt Vertrauen, **Sicherheit** und Klarheit in Bezug auf Ablauf und Zielsetzung. Auch wird so die **Eigenverantwortung** des Patienten gestärkt. Der Therapeut nimmt eine »wiederholt« veranschaulichende Haltung ein und vermeidet Druck, dass seine Auffassungen zu teilen sind. Gruppenkonflikte sollten nach einer gewissen **Zeit des Abwartens** und **der Nichteinmischung** aufgelöst bzw. in parallel stattfindenden Einzelgesprächen behandelt werden.

Der Schwerpunkt der Behandlung liegt darauf,

- Lösungen für Probleme zu finden,
- Verantwortung für sich selbst zu übernehmen,
- an Ressourcen anzuknüpfen und nicht in einem Defizitdenken zu verharren,
- Steigerung emotionaler und sozialer Kompetenzen,
- möglichst täglich für Ausgleich und Entspannung zu sorgen,
- Alternativen zum Suchtverhalten auszubauen,
- konkrete Vorhaben dazu zu entwickeln,
- den Tagesablauf sinnvoll zu strukturieren,
- Wochenpläne zu erstellen und umzusetzen.

1.15 Übergeordnete therapeutische Grundhaltung

Einfühlungsvermögen statt aggressive Stimulation

Studien auf der Basis von Diskriminanzanalysen zeigten, dass das **Einfühlungsvermögen** der beste Prädikator (Vorhersagewert) für ein **effektives therapeutisches Vorgehen** darstellt (Brakemeier et al. 2012). Weiterhin berichten die Autoren, dass Befunde einer Studie zur Gruppentherapie (Yalom u. Lieberman 1971) zeigten, dass ein Leitungsstil, den sie »aggressiver Stimulator« nannten, Hauptursache für Verletzungen auf Seiten des Patienten war. Dieser Stil, der als ungeduldig und autoritär charakterisiert wurde, war weiterhin dadurch gekennzeichnet, dass er auf sofortige Selbstöffnung, emotionalen Ausdruck und Veränderung der Haltung bestand. Ineffektive Ergebnisse seien außerdem (Roback 2000) durch eine übermäßig charismatische und konfrontative Art, häufig negative Äußerungen, Unklarheit über Ziele und Prozeduren zu erwarten. Dies sei ebenso bei einer therapeutischen Haltung, die als verbal-aggressiv, intrusiv, narzisstisch, übermäßig selbstsicher, distanziert und als technisch rigide beschrieben wird.

Wertschätzung und Anerkennung

Hermer (2012) sowie Strupp und Anderson (1997) zufolge zeigten Studien, dass auch erfahrene Therapeuten viel häufiger als vermutet nicht dazu in der Lage waren, feindseliges Auftreten von Patienten konstruktiv aufzulösen. Feindseligkeit von Patienten habe nahezu gesetzmäßig Feindseligkeit bei den Therapeuten hervorgerufen. Außerdem war festzustellen, dass sich die interpersonellen Probleme bei Therapeuten verschiedener (Schul-)Ausrichtungen ähnelten und dass es klare Zusammenhänge solcher negativer interpersoneller Gegenseitigkeit (Wie du mir, so ich dir) mit schlechten Therapieergebnissen gab. Aus Patientensicht sei eine persönliche, von Wertschätzung und Anerkennung geprägte therapeutische Beziehung als essenziell für den Behandlungserfolg anzusehen. Therapeuten mit über- und unterdurchschnittlichen Resultaten unterscheiden sich nicht eindeutig im Hinblick auf die Exaktheit der Umsetzung der manualisierten oder manualunterstützten Therapie. Flexibilität schlägt möglicherweise (zu große) Linientreue (Strupp u. Anderson 1997). Es ist außerdem von einer Interaktion mit der Güte der therapeutischen Beziehung auszugehen.

Flexibilität schlägt Linientreue

Nach Grawe et al. (1994) ist die Bedeutung der therapeutischen Beziehung ein für das Behandlungsergebnis über alle Zweifel erhabener Wirkfaktor. Sie sei die empirisch am besten abgesicherte Determinante überhaupt.

1.15.1 Wirkfaktor – als ob das Potenzial schon existent sei

»Behandle die Menschen so, als wären sie, was sie sein sollten, und du hilfst ihnen zu werden, was sie sein können.« Dieses Zitat stammt aus Goethes ursprünglich 1795 erschienenem Roman »Wilhelm Meisters Lehrjahre«. Dort heißt es im Zusammenhang:

> Ja, er hat von dir das edle Suchen und Streben nach dem Bessern, wodurch wir das Gute, das wir zu finden glauben, selbst hervorbringen. Wie oft habe ich dich nicht im stillen getadelt, dass du diesen oder jenen Menschen anders behandeltest, dass du in diesem oder jenem Fall dich anders betrugst, als ich würde getan haben, und doch zeigte der Ausgang meist, dass du recht hattest. »Wenn wir«, sagtest du, »die Menschen nur nehmen, wie sie sind, so machen wir sie schlechter; wenn wir sie behandeln, als wären sie, was sie sein sollten, so bringen wir sie dahin, wohin sie zu bringen sind.« Ich kann weder so sehen noch handeln, das weiß ich recht gut. Einsicht, Ordnung, Zucht, Befehl, das ist meine Sache. Ich erinnere mich noch wohl, was Jarno sagte: »Therese dressiert ihre Zöglinge, Natalie bildet sie.«
> (Goethe 2008, S. 438)

Durch die häufig früh beginnende Suchtproblematik haben die Patienten potenzielle schulische, berufliche, familiäre und soziale **Entwicklungschancen nicht verwirklicht**. Hinzu kommt, dass frühzeitig vorhandene schwierige Sozialisationsbedingungen bei vielen Patienten schon den Boden für die Krankheitsentwicklung bereitet haben. Die desaströsen sozialen und körperlichen Folgen des Suchtverhaltens, mit den damit verbundenen massiven Scham- und Schuldgefühlen, führen zu einer starken **Beeinträchtigung des Selbstwertgefühls und des Selbstvertrauens**, das möglicherweise beides nie besonders hoch war. Wiederholte Intoxikation und die ständige **existenzielle Bedrohung** haben zu massiven Konflikten in der Familie und dem engeren sozialen Umfeld geführt. Verständliche Ärger- und Angstreaktionen nahe stehender Personen waren alltäglich und haben das Selbstwertgefühl weiter reduziert, da die Suchtkranken das problematische Verhalten trotz intensiver Versuche nicht einzustellen in der Lage waren.

Potentielle Entwicklungschancen verwirklichen

Kaum eine andere Patientengruppe war in so starker Weise psychischem Druck und latenten Konfliktsituationen ausgesetzt. Eine auf Reglementierung und direktive Haltungen ausgerichtete therapeutische Ausrichtung ist nicht indiziert. Stattdessen ist ein auf vorhandene Ressourcen und Potenziale abzielendes Vorgehen angezeigt, das durch eine positive Verstärkung weiter auszubauen und zu entwickeln ist.

Kenntnisse aus Pädagogik und Didaktik nutzen

Geringfügiges Fehlverhalten reduziert sich häufig ohne besondere Beachtung, und Absprachen über notwendige Grenzziehungen sind in einer vorwurfsfreien, guten Atmosphäre wesentlich erfolgreicher zu treffen und umzusetzen.

Die alltägliche Praxis zeigt, wie kooperativ, konstruktiv, mit Freude und Begeisterung, sich die therapeutische Arbeit gestalten lässt. **Konflikte** im weitesten Sinne waren häufig eine Ursache der Krankheitsentwicklung, haben die Erkrankung stark begleitet und mit aufrechterhalten, sind aber ein **höchst untaugliches Mittel, den Krankheitsprozess zu stoppen und neues Verhalten aufzubauen.** Ein Problem ist nicht mit der gleichen Methode zu lösen, wie es entstanden ist (angelehnt an Albert Einstein: »Probleme kann man niemals mit derselben Denkweise lösen, durch die sie entstanden sind«).

Eine unbedingte Wertschätzung, hoher Respekt und empathisches Einfühlungsvermögen prägen die therapeutische Beziehung. Der Patient macht möglicherweise erstmalig oder seit langer Zeit wieder die Erfahrung, ein geschätzter und willkommener Gesprächspartner zu sein, dem das Vertrauen entgegengebracht wird, (Therapie-)Ziele durch gemeinsame Anstrengung zu verwirklichen. Nur so entstehen ausreichend Selbstwertgefühl und Selbstvertrauen, die angestrebten Verhaltensänderungen zu realisieren.

Der therapeutische Wirkfaktor

Die Vorwegnahme (Antizipation) eines noch nicht existierenden (potenziellen) Entwicklungsstandes (gefolgt von einer positiven Verstärkung der Verhaltensweisen, die der Zielsetzung schon nahe kommen) ist ein bisher wenig berücksichtigter und stark unterschätzter Wirkfaktor.

Hüther (2012) betrachtet den Stellenwert des Potenzials aus neurobiologischer Sicht und leitet daraus wertvolle Hypothesen zur Kreativität, Pädagogik und gesellschaftlicher Relevanz ab. Er betont, dass sich das Engagement, sich einzubringen und interessiert mitzuarbeiten, nicht anordnen, sondern nur wecken lässt. Man müsse dazu einladen, inspirieren. Leichter lasse sich die Unterdrückung des kreativen Potenzials zur Mit- und Umgestaltung herbeiführen. Dies geschehe immer dann, wenn mangelnde Wertschätzung, Verunsicherung, Druck und das Schüren von Angst vorhanden seien.

Einladen, inspirieren statt anordnen

1.16 Perspektive nach der Behandlung

Frühzeitig sind Perspektiven für die Zeit nach der Behandlung zu entwickeln. Folgende Fragen können dabei helfen:

- »Welche konkreten Persönlichkeitseigenschaften, Verhaltensweisen, Wertvorstellungen und Lebensumstände müssen verändert werden, um dauerhaft auf das Problemverhalten zu verzichten?«
- »Was erwartet Sie nach der Therapie hinsichtlich Partnerschaft, Wohnung, Arbeitsplatz, Freunde und Bekannte?«
- »Sind weitere Partnergespräche, familientherapeutische Maßnahmen notwendig?«
- »Wollen Sie eine therapeutische Übergangseinrichtung besuchen?«

Literatur

Bachmann M (1999) Therapie der Spielsucht. In: Poppelreuter S, Gross W (Hrsg) Stoffungebundene Suchtformen. Beltz PVU, Weinheim, S 17–41

Baetz B (2002) Sucht und Migration. In: Deutsche Hauptstelle gegen Suchtgefahren (Hrsg) Jahrbuch Sucht 2002. Neuland, Geesthacht, S 182–192

Beck AT, Wright FD, Newman CF, Liese BS (1997) Kognitive Therapie der Sucht. Beltz PVU, Weinheim

Bühringer G, Kraus L (1999) Epidemiologie des Gebrauchs psychoaktiver Substanzen und substanzbezogener Störungen in Deutschland. In Höfling S (Hrsg) Kampf gegen Sucht und Drogen (Berichte und Studien). Hanns-Seidel-Stiftung e.V., München, S 15–48

Blickle G, Solga M (2006) Konflikte in Organisationen. In: Schuler H (Hrsg) Lehrbuch der Personalpsychologie. Hogrefe, Göttingen

Brakemeier EL, Breger V, Spitzer C (2012) Nebenwirkungen von ambulanter und stationärer Psychotherapie. Verhaltenstherapie & psychosoziale Praxis, 44. Jg. (3), 489–510

Bundesministerium des Inneren (2012) Polizeiliche Kriminalstatistik 2011. Berlin

Bundeszentrale für gesundheitliche Aufklärung (2012): Die Drogenaffinität Jugendlicher in der Bundesrepublik Deutschland 2011. Teilband Alkohol. Köln

Cherpitel C J et al. (2012) Multi-level analysis of alcohol-related injury and drinking pattern: emergency department data from 19 countries. Addiction 107 (7), 1263–1272

Coser LA (1972) Theorie sozialer Konflikte. Luchterhand, Neuwied

De Dreu CK, Weingart LR (2003) A contingcncy theory of task conflict and Performance in groups and organizational teams. In: West MA, Tjosvold D, Smith KG (Eds) International handbook of organizational team – I: work and cooperative working. Chichester: Wiley, pp 151–166

De Jong-Meyer R, Brodd W, Schiereck H, Schlimm A, Skaletz R (1989) Analyse von Ruckfallen bei Alkoholabhängigen. Münsteraner Schriften zur Psychologischen Diagnostik und Klinischen Psychologie, Nr. 4

Deutsch M (1973) The resolution of conflict: Constructive and destructive processes. New Haven: Yale University Press.

Dilling H, Mombour W, Schmidt MH (1991) Internationale Klassifikation psychischer Störungen: ICD-10, Kapitel V (F). Klinisch-diagnostische Leitlinien. Huber, Bern

Drevets WC, Videen TO, Price JL, Preskorn SH, Carmichael ST, Raichle ME (1992) A functional anatomical study of unipolar depression. J Neurosci 12: 3628–3641

Elsesser K, Sartory G (2001) Medikamentenabhängigkeit. Reihe: Fortschritte der Psychotherapie, Bd. 12. Hogrefe, Göttingen

Ferstl R, Bühringer G (1991). Störungen durch psychotrope Substanzen: Intervention. In: Perez M, Baumann U (Hrsg) Klinische Psychologie. Huber, Bern, S 322–334

Feuerlein W (1982) Sucht und Suizid. In: Reimer C (Hrsg) Suizid, Ergebnisse und Therapie. Springer, Heidelberg

Fischer L, Wiswede G (2001) Grundlagen der Sozialpsychologie, 2. Aufl. Oldenbourg, München

Gaertner B, Meyer Ch, John U und Freyer-Adam J (2013) Suchtstoffe, Suchtformen und ihre Auswirkungen. Jahrbuch Sucht, Deutsche Hauptstelle für Suchtfragen, Hamm

Glaeske G (2013) Medikamente 2011 – Psychotrope und andere Arzneimittel mit Missbrauchs- und Abhängigkeitspotenzial. Jahrbuch Sucht, Deutsche Hauptstelle für Suchtfragen, Hamm

Glaeske G, Jahnsen K (2002) GEK-Arzneimittel-Report. Asgard-Verlag, St. Augustin

Glasl F (1999) Konfliktmanagement. Ein Handbuch für Führungskräfte, Beraterinnen und Berater (6., erw. Aufl.). Bern: Haupt.

Goethe JW v (2008) Wilhelm Meisters Lehrjahre, Hamburger Lesehefte Verlag, Achtes Buch, Viertes Kapitel (Erstveröffentlichung: 1795)

Grawe K (2004) Neuropsychotherapie. Hogrefe, Göttingen

Grawe K, Donati R, Bernauer F (1994) Psychotherapie im Wandel. Von der Konfession zur Profession. Hogrefe, Göttingen

Gross JJ (2002) Emotion regulation: Affective, cognitive, and social consequences. Psychophysiology 39: 281–291

Gross JJ, Munoz RF (1995) Emotion Regulation and Mental Health. American Psychological Association D12: 151–164

Gross JJ, Thompson RA (2006) Emotion regulation: Conceptual foundations. In Gross J J (Ed.) Handbook of emotion regulation. New York: Guilford Press

Hasin D, Endicott J, Lewis C (1985) Alcohol and drug abuse in patients with affective syndromes. Comprehensive Psychiatry 26: 283–295

Heckt H (2010) Das Konzept des Kooperativen Lernens. Wie man sich auch von der Bildungskrise verabschieden kann. Lehren & Lernen 1: 4–7

Hermer M (2012) Therapeutinnen, die nicht mehr ganz unbekannten Wesen, Teil 1: Therapieeffekte. Verhaltenstherapie & psychosoziale Praxis, 44. Jg. (3), 555–572

Hoffmann F, Glaeske G (2006) Neugebrauch von Benzodiazepinen und das Risiko einer proximalen Femurfraktur. Eine Case-crossover-Studie. Z Gerontol Geriatr 39(2): 143–148

Huber A (2004) Kooperatives Lernen – kein Problem. Effektive Methoden der Partner-Gruppenarbeit (für Schule und Erwachsenenbildung). Klett-Verlag, Leipzig

Hüther G (2012). Was wir sind und was wir sein könnten. Ein neurobiologischer Mutmacher. Fischer, Frankfurt a. M.

Konrad K, Bernhart D (2010) Kooperatives Lernen als Unterrichtsform. Lehren und Lernen 1: 7–15

Körkel J, Lauer G (1992) Der Rückfall des Alkoholabhängigen: Einführung in die Thematik. In: Körkel J (Hrsg) Der Rückfall des Suchtkranken. Springer, Berlin Heidelberg New York Tokio, S 6–122

Körkel J, Schindler C (2003) Rückfallprävention mit Alkoholabhängigen. Ein strukturiertes Trainingsprogramm. Springer, Berlin Heidelberg New York Tokio

Kraus L, Bauernfeind R (1998) Repräsentativerhebung zum Konsum psychoaktiver Substanzen bei Erwachsenen in Deutschland 1997. Sucht 44 (Sonderheft 1): 3–82

Kraus L, Augustin R, Orth B (2005) Illegale Drogen, Einstiegsalter und Trends. Ergebnisse des Epidemiologischen Suchtsurveys 2003. Sucht 51 (Sonderheft 1): 19–28

Kraus L, Pfeiffer-Gerschel T, Pabst A (2008) Cannabis und andere illegale Drogen: Prävalenz, Konsummuster und Trends. Ergebnisse des Epidemiologischen Suchtsurveys 2006. Sucht 54 (Sonderheft 1): 16–25

Küfner H (1981) Zur Persönlichkeit von Alkoholabhängigen. In: Knischewski E (Hrsg) Alkoholismustherapie. Nicol, Kassel, S 23–40

Kuhl J (2001) Motivation und Persönlichkeit. Interaktionen psychischer Systeme. Hogrefe, Göttingen

Kuhl J, Beckmann J (1994) Volition and personality: Action and state orientation. Göttingen: Hogrefe

Legenbauer T, Vocks S (2006) Manual der kognitiven Verhaltenstherapie bei Anorexie und Bulimie. Springer, Berlin Heidelberg

Letner-Jedlicka S, Feselmeyer S (1981) Katamnestische Untersuchung über die ambulante Nachbehandlung und den Rückfall des Alkoholikers. In: Keup W (Hrsg) Behandlung der Sucht und des Missbrauchs chemischer Stoffe. Thieme, Stuttgart, S 211–220

Lindenmeyer J (2005a) Lieber schlau als blau. Beltz PVU, Weinheim

Lindenmeyer J (2005b) Alkoholabhängigkeit Reihe: Fortschritte der Psychotherapie, Bd. 6, 2., überarb. Aufl. Hogrefe, Göttingen

Marlatt GA (1979) A cognitive-behavioral model of the relapse process. In: Krasnegor N (ed) Behavioral analysis and treatment of substant abuse. National Institute on Drug Abuse Research Monograph Series 25. Government Printing Office, Washington/DC, pp 191–200

Marlatt GA (1985) Relapse prevention: theoretical rationale and overview of the model. In: Marlatt GA, Gordon JR (eds) Relapse prevention: Maintance strategies in the treatment of addictive behaviours. Guilford, New York, pp 3–70

Meyer G, Bachmann M (2005) Spielsucht. Ursachen und Therapie. Springer, Berlin Heidelberg New York Tokio

Meyer G, Bachmann M (2011) Spielsucht. Ursachen und Therapie, 3. Aufl. Springer, Berlin Heidelberg New York Tokio

Navarro H J; Doran C M, Shakeshaft AP (2011) Measuring costs of alcohol harm to others. A review of the literature. Drug and Alcohol Dependence, 114 (2-3) 87–99

O'Brien CP, O'Brien TJ, Mintz J, Brady JP (1975) Conditioning of narcotic abstinence symptoms in human subjects. Drug and Alcohol Dependence 1: 115–123

Prochaska JO, Diclemente CC, Norcross JC (1992) In search of how people change: Application to addictive behaviors. American Psychologist, 47: 1102–1114

Reimer J, Meier J, Schmidt C (2013) Illegale Drogen: Crystal Meth. Jahrbuch Sucht, Deutsche Hauptstelle für Suchtfragen, Hamm

Rist F, Engberding M, Patzelt J, Beißner J (2006) Prokrastination als verbreitete Arbeitsstörung. »Aber morgen fange ich richtig an«. Personalführung 6: 64–79

Roback HB (2000) Adverse outcomes in group psychotherapy: risk factors, prevention, and research directions. The Journal of Psychotherapy Practice and Research 9(3): 113–122

Sachse R (1990) Dialog zwischen ExpertInnen oder das Ergänzungsverhältnis von Verhaltenstherapie, kognitiver Therapie und Gesprächspsychotherapie. Verhaltenstherapie und psychosoziale Praxis 22: 167–198

Schachl H (2005) Was haben wir im Kopf? Die Grundlage für Gehirngerechtes Lernen. Veritas, Linz

Schröder H, Hackhausen W (2001) Persönlichkeit und Individualität in der Rehabilitation. Verlag Akademischer Schriften, Frankfurt a. M.

Schröder H, Petry J (2003) Störung des Selbstregulationssystems und Emotionstraining bei stofflichen und stoffungebundenen Süchten. Wiener Zeitschrift für Suchtforschung 26(1): 19–22
Seitz HK et al. (2012) Epidemiology and pathophysiology of alcohol and breast Cancer: Update 2012. Alcohol and Alcoholism 47: 204–212
Siegel S (1976) Morphine analgestic tolerance: its situation specificity supports Pavlovian conditioning model. Science 193: 323–325
Smith ER, Mackie DM (2007) Social Psychology. Taylor & Francis, London
Soyka M, Queri S, Küfner H, Rösner S (2005) Wo verstecken sich 1,9 Millionen Medikamentenabhängige? Nervenarzt 76(1): 72–77
Statistisches Bundesamt (2012) Verkehrsunfälle: Unfälle unter dem Einfluss von Alkohol oder anderen berauschenden Mitteln im Straßenverkehr (2011). Wiesbaden
Stempel K (2013) Rauschgiftlage 2011. Jahrbuch Sucht. Deutsche Hauptstelle für Suchtfragen, Hamm
Strupp HH, Anderson T (1997) On the limitations of therapy manuals. Clinical Psychology: Science and Practice 4: 76–82
Watson D, Tellegen A (1985) Toward a consensual structure of mood. Psychological Bulletin 98: 219–235
Wittchen H-D, Essau CA, Zerssen D v, Krieg C, Zaudig M (1992) Lifetime and sixmonth prevalence of mental disorders in the Munich follow-up study. European Archives of Psychiatry and Clinical Neuroscience 241: 247–258
Yalom ID, Lieberman MH (1971) A study of counter group casualities. Archives of Psychiatry 24(6): 485–494

Therapiebeginn

Meinolf Bachmann, Andrada El-Akhras

M. Bachmann, A. El-Akhras, *Lust auf Abstinenz – Ein Therapiemanual bei Alkohol-, Medikamenten- und Drogenabhängigkeit*,
DOI 10.1007/978-3-642-54575-7_2,

Einführung

Rückfälligkeit und Therapieabbrüche sind in der ersten Zeit des Entzugs und der Entwöhnung besonders hoch. Eine offene Auseinandersetzung mit den anfänglich belastenden Gedanken und Empfindungen zum Verlangen und der Einstellung zum Suchtmittel wirkt stabilisierend und erleichternd. Was hilft und hat schon bei früheren Entzügen dazu beigetragen, die Anfangszeit zu bewältigen?

Erste Zeit des Entzugs/der Entwöhnung bewältigen

Sucht beeinflusst das Belohnungssystem im Gehirn. Das Suchtverhalten übernimmt die Funktion, für Ausgleich und Entspannung zu sorgen und verdrängt immer stärker andere Verhaltensweisen, die zuvor dazu gedient hatten. Bei Wegfall oder Entzug des Suchtverhaltens kommt es deshalb zu Unwohlsein, Nervosität, Unruhe, Langeweile, Suchtdruck (»Es passiert ja nichts«), weil andere Verhaltensweisen noch nicht ausreichend zur Verfügung stehen, um das Suchtverhalten zu ersetzen und für Ausgleich zu sorgen. Auch nach einer längeren Abstinenzzeit bleiben Suchtstrukturen, das so genannte Suchtgedächtnis, im Gehirn erhalten, wodurch eine Rückfallgefahr fortbesteht. Wir gehen der Frage nach, welche Schlussfolgerungen daraus für die Therapie zu ziehen sind.

Drückende Probleme lösen

Von vornherein ist mit der Gefahr zu rechnen, dass Zweifel an dem Entschluss (Abbruchgefahr) aufkommen, den Schritt zur Behandlung getan zu haben. Schon früher sind Abstinenzversuche daran gescheitert, dass wider der eigenen Erfahrung Gedanken auftraten, es sei noch nicht so schlimm, man schaffe es möglicherweise alleine, der begonnene Schritt sei nicht der richtige, das schaffe man nun anders. Die Wahrscheinlichkeit eines Rückfalls nach dem Abbruch einer Maßnahme ist jedoch sehr hoch.

Es ist daher ratsam, sich frühzeitig Gedanken über die Ziele in der Therapie zu machen, nicht planlos zu handeln, Risiken (z. B. ungeordnete Papiere oder finanzielle Probleme) zu reduzieren und konkrete Vorstellungen von der Zukunft zu entwickeln. Die Therapieziele sollten häufig überprüft, vervollständigt und hinsichtlich ihrer Umsetzung kontrolliert werden. Durch intensive Gespräche und Diskussionen darüber ordnen und vertiefen sich gewonnene Einsichten und Erkenntnisse.

2.1 Infoblatt: Die erste Zeit des Entzugs und der Entwöhnung

▪ **1. Arbeitsanweisung**

Lesen und diskutieren Sie den Text. Unterstreichen Sie für Sie wichtige Stellen und schreiben Bemerkungen an den Rand.

Die erste Zeit des Entzugs und der Entwöhnung ist oft von belastenden Gedanken und Gefühlen begleitet. Häufig wird die Beendigung des Suchtverhaltens zunächst nicht nur als Erleichterung empfunden, sondern gleichzeitig treten eine innere Leere, Langeweile, Ärger, Ängste und depressive Verstimmungen auf, ohne dass manchmal der direkte Zusammenhang zur Entwöhnung gesehen wird. Bedrückende Gedanken entstehen, es bliebe immer so. Nichts kommt zunächst der Wirkung des Suchtmittels, dem Darin-Eingebundensein und den damit verbundenen psychischen Entlastungen und Belastungen gleich. Das Suchtverhalten wurde letztlich zum zentralen Lebensinhalt, der nun abrupt wegfällt.

Je nach Dauer und Intensität der Krankheitsentwicklung kann dieser Zustand mehrere Tage oder einige Wochen dauern. Es gibt kein Patentrezept dafür, die anfänglich schwierige Zeit zu überwinden. Der Unmut äußert sich nicht selten an die Adresse der nächsten Bezugspersonen und Therapeuten. **Unge-**

duld kommt auf (»Hier passiert ja nichts, ich trete auf der Stelle, habe mehr erwartet, komme nicht weiter«). Schließlich wird der Entschluss in Frage gestellt, mithilfe dieser Maßnahme etwas zu erreichen.

Belastende Empfindungen mitteilen

Die Zusammenhänge zu verstehen, woher die unangenehmen Gefühlszustände kommen, kann schon in gewisser Weise beruhigen, und so entsteht die Gewissheit, dass diese anfänglichen Probleme ein Ende haben. Die **fortschreitende Zeit** der Entwöhnung und der damit verbundene zunehmende Abstand vom Suchtverhalten sind schon wichtige Faktoren, um den unangenehmen Zustand zu überwinden.

Eigenes Aktivsein hilft

Es sollte jedoch nicht passiv abgewartet werden. Vielmehr kann durch eigenes Aktivsein die Entwöhnung beträchtlich erleichtert und beschleunigt werden. Dabei ist es entscheidend, erleichternd und entspannend wirkende Verhaltensweisen wiederzubeleben oder neu aufzubauen. Diese sollten zugleich möglichst wenig Gemeinsamkeiten mit dem alten Suchtverhalten aufweisen. Eine sehr günstige Alternative zum Suchtverhalten ist, intensive Gespräche über die belastenden Gefühlszustände zu suchen. Am besten kann man abschalten und entspannen, wenn man sich stark auf andere Tätigkeiten konzentriert.

Erfahrungen zeigen, dass es keinen Vorteil bringt, krampfhaft den Gedanken an das Suchtverhalten zu unterdrücken, da sich dieser dadurch eher noch verstärkt. Vielmehr werden durch die **offene Auseinandersetzung** Ängste und Unwohlsein abgebaut und der innere Druck verringert. Der Abhängige lernt zusehends, diese Zustände zu überwinden.

Zum Abbau psychischer Belastungen bieten sich neben der offeneren und verstärkten sprachlichen Kommunikation sportliche und auch geistige Aktivitäten an – wenn möglich, sollte beides intensiviert werden. In der Vergangenheit haben entsprechende Interessen möglicherweise schon existiert und müssen nur wiederbelebt und zusätzlich durch neue Ideen ergänzt werden.

In der Anfangszeit der Therapie neigen viele jedoch dazu, Beschäftigungen und Ablenkungen zu suchen, die dem alten Verhalten ähneln, also eher eine passive Form der Unterhaltung bieten (Fernsehen, DVD/Video, PC-Spiele etc.) und nur ein geringes Maß an eigener Anstrengung und Konzentration erfordern.

Je unähnlicher die neuen Aktivitäten und Interessen dem alten Problemverhalten sind und je stärker man sich darauf konzentrieren muss, umso nachhaltiger wird der Entwöhnungsprozess erleichtert und gefördert sowie der Abstand zum Suchtverhalten vergrößert.

2. Arbeitsanweisung

Bitte tragen Sie unter der nachfolgenden Skala Ihre augenblicklichen Aktivitäten und neuen Vorhaben nach dem **Zusammenhang und Ähnlichkeitsgrad** zum Suchtverhalten ein und nehmen Sie zu verschiedenen Therapiezeitpunkten »Selbsteinschätzungen« über das Verlangen und Ihre Einstellung zum Suchtmittel vor.

Arbeitsblatt 2.1: Hilfreiche Aktivitäten im Entzug – Nähe zum Suchtmittel vermeiden

hoch (z. B. in die Kneipe gehen)	**mittel** (z. B. Sportschau sehen)	**niedrig** (z. B. Sport treiben)

Arbeitsblatt 2.2: Veränderte Einstellung zum Verlangen

(angelehnt an Wright Craving Beliefs Questionnaire; nach Beck et al. 1997)
Bitte lesen Sie jeden Satz sorgfältig durch und schätzen Sie anhand der folgenden Skala ein, wie sehr Sie dieser Aussage zustimmen. Tragen Sie bitte die gewählte Ziffer in die erste Spalte ein.

0	1	2	3	4
überhaupt nicht	eher nicht	mittel	eher ja	sehr stark

	1. Gegen das Verlangen kann ich etwas tun.
	2. Ich kann das Verlangen aushalten, auch wenn mir nicht sofort eine Lösung einfällt.
	3. Das Verlangen kann mich nicht verrückt machen.
	4. Das Verlangen ist nicht so stark, dass ich deswegen mein Suchtmittel einsetzen muss.
	5. Das Verlangen nach dem Suchtmittel wird mich nicht immer begleiten.
	6. Ich habe Kontrolle über mein Verhalten.
	7. Wenn sich das Verlangen aufbaut, behalte ich die Kontrolle.
	8. Ich werde nicht ständig, für den Rest meines Lebens Verlangen nach dem Suchtmittel haben.
	9. Ich kann die Symptome aushalten, die mit dem Verlangen einhergehen.
	10. Verlangen ist für mich keine Strafe.
	11. Andere Menschen können nachvollziehen, wie schlimm das Verlangen für einen Süchtigen sein kann.
	12. Die Vorstellungen und Gedanken, die mit dem Verlangen einhergehen, unterliegen meiner Kontrolle.
	13. Das Verlangen macht mich nicht so nervös, dass ich es nicht aushalten kann.
	14. Ich kann Fähigkeiten entwickeln, dem Verlangen zu widerstehen.
	15. Wenn ich längerfristig auf das Suchtmittel verzichte, wird das Verlangen weniger werden.
	16. Das Verlangen macht mich nicht handlungsunfähig.
	17. Verlangen kann mal stärker und schwächer sein.
	18. Das Suchtverhalten ist nie die einzige Lösung, wenn das Verlangen mal stark ist.
	19. Auch bei sehr starkem Verlangen kann ich auf das Suchtmittel verzichten.
	20. Mein Wille ist stärker als das Verlangen.

Arbeitsblatt 2.3: Veränderte Einstellung zu Suchtmitteln

(angelehnt an: Wright, Beliefs About Substance Use; nach Beck et al. 1997)

Bitte geben Sie bei jeder der nachfolgenden Aussagen an, in wieweit Sie davon betroffen sind, und tragen die gewählte Ziffer in die erste Spalte ein.

0	1	2	3	4
überhaupt nicht	eher nicht	mittel	eher ja	sehr stark

	1. Ein Leben ohne Substanzkonsum ist interessant.
	2. Ich kann ohne Suchtmittel leistungsfähig und kreativ sein.
	3. Die mir aufgetragenen Aufgaben kann ich ohne Suchtmittel besser erfüllen.
	4. Meine Lebensumstände sind ohne Suchtmittel zu ertragen.
	5. Ich bin bereit, auf das Suchtmittel zu verzichten.
	6. Starkes Verlangen kann ich beherrschen lernen, ohne rückfällig zu werden.
	7. Mein Leben wird durch die Abstinenz besser.
	8. Ärger und Probleme kann ich ohne Suchtmittel bewältigen.
	9. Ohne das Suchtverhalten kann ich Spaß und gute Laune haben.
	10. Wenn ich mich genügend anstrenge, kann ich von meiner Sucht loskommen.
	11. Ich bin stark genug, einer Versuchung widerstehen zu können.
	12. Ich kann ohne Suchtmittel auf Menschen zugehen und Kontakte aufbauen.
	13. Der Substanzkonsum soll generell kein Problem mehr für mich sein.
	14. Mit aufkommendem Verlangen kann ich fertigwerden.
	15. Andere können mich nicht verleiten.
	16. Ich fühle mich der Sucht nicht mehr ausgeliefert
	17. Ich kann mich ohne Suchtmittelkonsum entspannen.
	18. Ich bin kein schlechter Mensch, weil ich süchtig bin.
	19. Meine Ängste kann ich ohne Suchtmittel bewältigen.
	20. Ich brauche keine Suchtmittel, um mal »einen oben drauf« zu machen.

Arbeitsblatt 2.4: Das Suchtverhalten verändert Prozesse im Gehirn

(symbolisch, veranschaulichende Darstellung)

Das Suchtverhalten ändert die Strukturen im Gehirn. Besonders betroffen ist der Teil des Gehirns, den man **Belohnungssystem** nennt. Hier sind jene Verhaltensweisen gespeichert, die für Entspannung, Ausgleich und Wohlbefinden sorgen.

Bei Alkohol-, Medikamenten- und Drogenmissbrauch verändern sich diese Gehirnprozesse, und das Suchtverhalten übernimmt die Aufgabe, für das notwendige positive Befinden zu sorgen (■ Abb. 2.1). Es bekommt das Übergewicht (großer schwarzer Kasten) im Belohnungssystem, und andere Verhaltensweisen (rechts unten) bilden sich stark zurück.

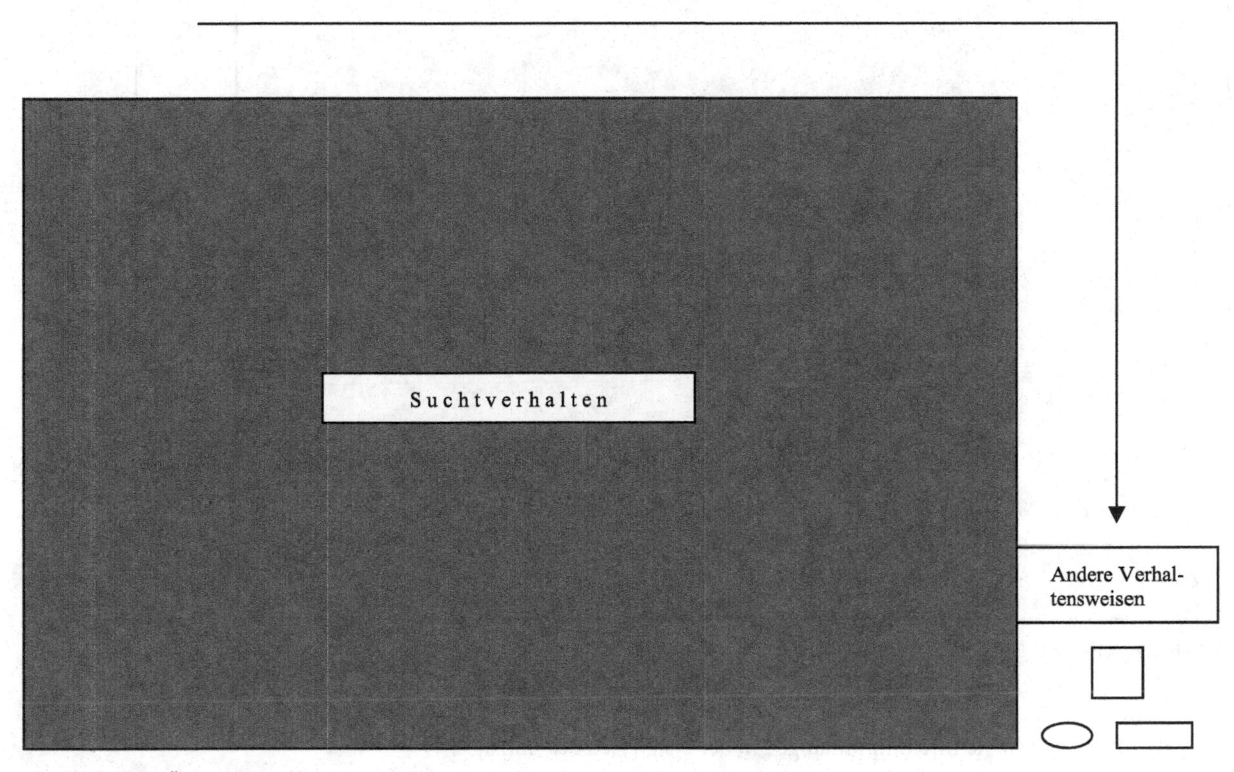

■ **Abb. 2.1** Das Übergewicht des Suchtverhaltens

Aufgabe: Beschreiben Sie die Wirkung des Suchtmittels, und welche ausgleichenden und entspannenden Verhaltensweisen Sie vernachlässigt oder aufgegeben haben.

Wirkung des Suchtmittels: ______________________________

____

____

Aufgegebene entspannende und ausgleichende Verhaltensweisen: ______________________________

____

____

Entzug: Was geschieht, wenn das Suchtverhalten nun wegfällt, *entzogen* wird?
Es entsteht eine innere Leere, Unruhe, Nervosität, weil das Belohnungssystem nicht ausreichend dazu in der Lage ist, für Ausgleich und Wohlbefinden zu sorgen. Die »anderen Verhaltensweisen« können diese Funktion noch nicht befriedigend übernehmen (◘ Abb. 2.2).

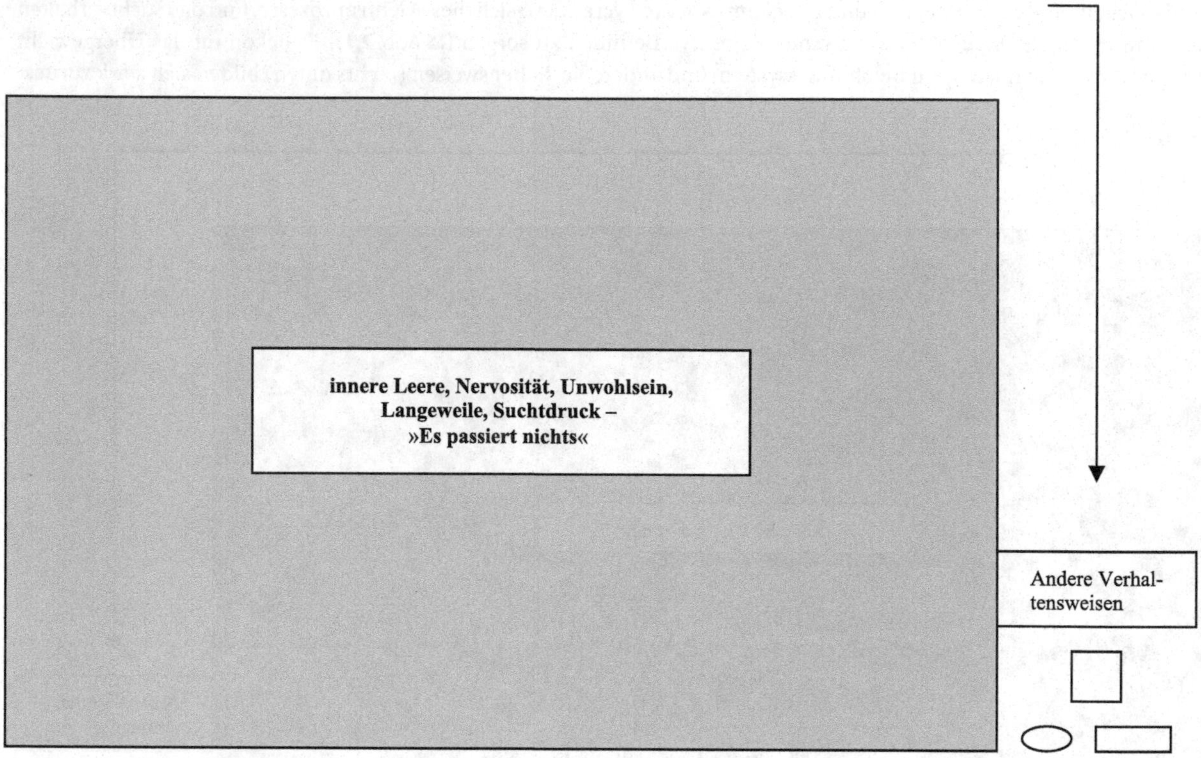

◘ **Abb. 2.2** Folgen des Entzugs

Aufgabe: Beschreiben Sie Ihre Empfindungen in der ersten Zeit des Entzugs:

___

___

___

___

___

___

___

___

___

Was muss in der **Therapie** geschehen, damit dauerhaft eine zufriedene **Abstinenz** entsteht?
Andere Verhaltensweisen müssen das Belohnungssystem wieder »übernehmen«. Das Verhalten in der Abstinenz wird **vielfältiger** und **differenzierter**. Die Gehirnstrukturen des Suchtverhaltens (»Suchtgedächtnis«) bleiben jedoch und gewinnen bei Rückfälligkeit schnell wieder die Oberhand (◘ Abb. 2.3).

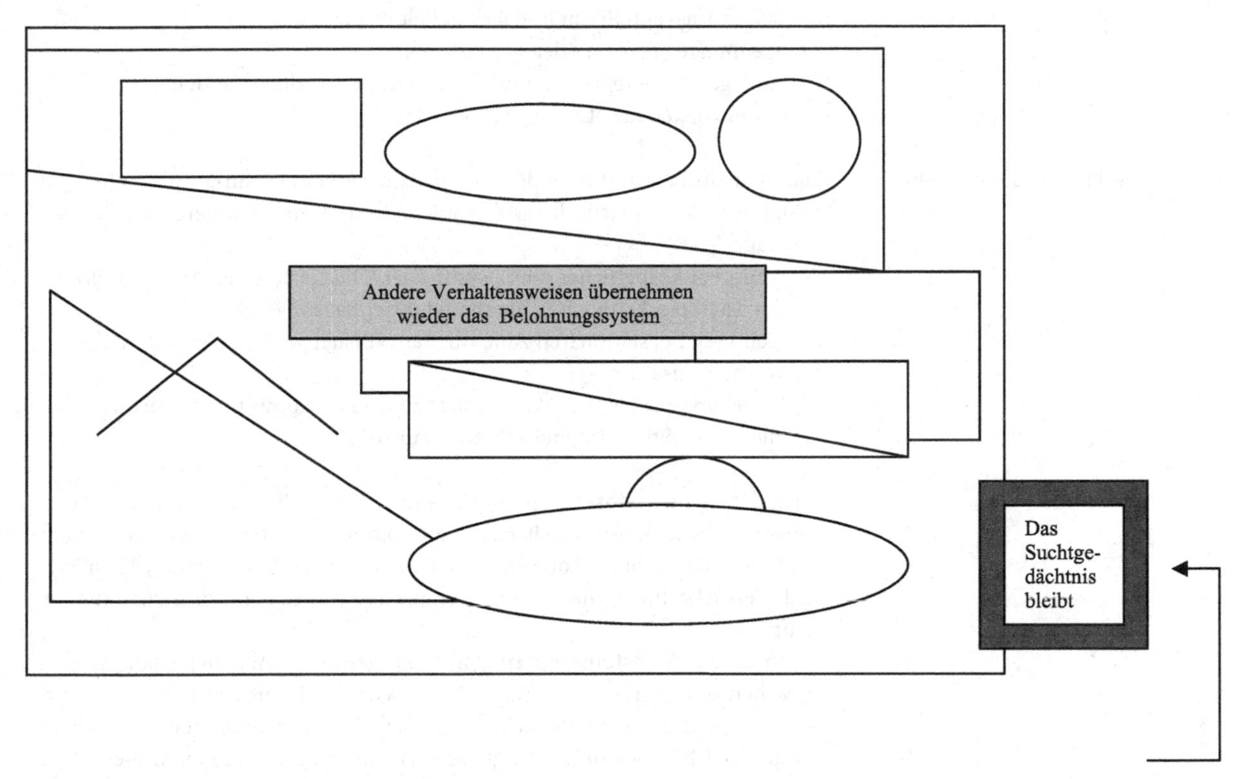

◘ **Abb. 2.3** Andere Verhaltensweisen übernehmen wieder das Belohnungssystem

Aufgabe: Beschreiben Sie Ihre Strategie zur Veränderung des Belohnungssystems:

2.2 Therapieabbruchgefahr

Keine unüberlegte Entscheidung

Therapieabbrüche sind überwiegend **unüberlegte Entscheidungen** ohne Rücksicht auf die Konsequenzen. Folgen davon sind, dass
- starke Versagensängste entstehen,
- Angehörige enttäuscht und verzweifelt reagieren,
- Trennungen drohen oder sich vollziehen,
- Auflagen des Arbeitgebers oder Gesetzgebers verletzt werden,
- Rückfälligkeit droht.

Nicht aus der Krise heraus handeln

Die Standardbegründung oder »Alibiaussage« lautet häufig: »Die Therapie bringt mir nichts.« Gründliche Gespräche fördern meist andere Ursachen an den Tag:
- Angst vor körperlicher oder psychischer Überforderung: »Was passiert in der Therapie, kann ich es überhaupt durchhalten?«
- Heimweh bei stationären Aufenthalten: »Bisher war ich nie längere Zeit von zu Hause weg!«
- Beziehungsprobleme: »Was passiert zu Hause? Kommt mein Partner allein zurecht? Bleibt mein Partner mir treu?«

Wird der Partner selbst nur schwer mit der Abwesenheit fertig und bittet den Patienten sogar darum, nach Hause zu kommen, ist die Abbruchgefahr am größten. Eine wichtige Konsequenz daraus ist, vohandene Ängste, Heimweh und häusliche Probleme in der Therapie möglichst frühzeitig zur Sprache bringen!

In einem **Selbsteinschätzungsfragebogen** sind Abbruchgefahren und Ursachen zu bewerten. Die Fragen 37–51 setzen sich mit den Besonderheiten eines stationären Aufenthalts auseinander. Zu jeder Fragestellung können persönliche Notizen hinzugefügt werden. Bei Fragen mit einem Sternchen bedeuten hohe Einschätzungswerte (»trifft eher zu«, »trifft genau zu«) die Verringerung der Abbruchgefahr.

Arbeitsblatt 2.5: Therapieabbruchgefahr (TAG)/Selbsteinschätzung

(M. Bachmann, J. Wiemann-Johnson, D. Marten, K.-H. Simon, S. Schippmann, St. Vogler, J. Wiebens, P. Berndt, M. Schlüter, B. Geseke, L. Rummelsberger, G. Koring, S. Jakubowski, U. Dalibor, J. Moldhäufel, M. Riehl, A. Krümpel, St. Meyer, F. Kleinschmidt, C. Obens, H. Rossow, D. Ociepa, St. Kolkhorst, R. Niemann, J. Gläscher, S. Eisenkrätzer, F. Wehebrink)

Sie lesen jetzt eine Reihe von Aussagen, die sich mit Gedanken und Gefühlen hinsichtlich der Gefahr des Therapieabbruchs befassen. Bitte beurteilen Sie, inwieweit die einzelnen Aussagen auf Sie zutreffen. Je weiter Sie Ihr Kreuz nach rechts setzen, umso stärker stimmen Sie zu. In einer »persönlichen Notiz« haben Sie die Möglichkeit, eigene Erfahrungen, mögliche Alternativen und Lösungen zu dem jeweiligen Punkt festzuhalten.

	trifft gar nicht zu	trifft eher nicht zu	trifft eher zu	trifft genau zu
01 Ich fühle mich hier ernst genommen.* persönliche Notiz (Erfahrungen, Alternativen, Lösungen):				
02 Vor Therapiegesprächen habe ich keine Angst.* persönliche Notiz (Erfahrungen, Alternativen, Lösungen):				
03 Gruppengespräche bringen mir nichts. persönliche Notiz (Erfahrungen, Alternativen, Lösungen):				
04 Bei vielen Maßnahmen denke ich: Das schaffe ich nicht. persönliche Notiz (Erfahrungen, Alternativen, Lösungen):				
05 Der Gedanke an das Suchtmittel lässt mich nicht los. persönliche Notiz (Erfahrungen, Alternativen, Lösungen):				
06 Ich trete auf der Stelle, komme nicht voran. persönliche Notiz (Erfahrungen, Alternativen, Lösungen):				
07 Ich habe Vertrauen zu Mitpatienten und Therapeuten* persönliche Notiz (Erfahrungen, Alternativen, Lösungen):				
08 Für meine Familie ist es äußerst wichtig, dass ich abstinent lebe.* persönliche Notiz (Erfahrungen, Alternativen, Lösungen):				
09 Meine Unruhe und Nervosität lassen nicht nach. persönliche Notiz (Erfahrungen, Alternativen, Lösungen):				
10 Breche ich ab, werden meine Angehörigen enttäuscht sein.* persönliche Notiz (Erfahrungen, Alternativen, Lösungen):				

2

	trifft gar nicht zu	trifft eher nicht zu	trifft eher zu	trifft genau zu
11 Ich fühle mich hier bevormundet. persönliche Notiz (Erfahrungen, Alternativen, Lösungen):				
12 Ich habe Suchtdruck. persönliche Notiz (Erfahrungen, Alternativen, Lösungen):				
13 Ich finde wenig Kontakt zu anderen Gruppenmitgliedern. persönliche Notiz (Erfahrungen, Alternativen, Lösungen):				
14 In der Therapie kann ich viel lernen.* persönliche Notiz (Erfahrungen, Alternativen, Lösungen):				
15 Ich fühle mich unterfordert. persönliche Notiz (Erfahrungen, Alternativen, Lösungen):				
16 Ich bin suchtkrank.* persönliche Notiz (Erfahrungen, Alternativen, Lösungen):				
17 Meine Familie unterstützt mich in der Therapie.* persönliche Notiz (Erfahrungen, Alternativen, Lösungen):				
18 Meine Erwartungen an die Therapie wurden enttäuscht. persönliche Notiz (Erfahrungen, Alternativen, Lösungen):				
19 Ich fühle mich hier gut aufgehoben.* persönliche Notiz (Erfahrungen, Alternativen, Lösungen):				
20 Mit den Therapeuten komme ich gut aus.* persönliche Notiz (Erfahrungen, Alternativen, Lösungen):				
21 Ich werde die Therapie vorzeitig beenden. persönliche Notiz (Erfahrungen, Alternativen, Lösungen):				
22 Ich habe eine Zukunftsperspektive.* persönliche Notiz (Erfahrungen, Alternativen, Lösungen):				

	trifft gar nicht zu	trifft eher nicht zu	trifft eher zu	trifft genau zu
23 Ich sehe für mich Fortschritte in der Therapie.* persönliche Notiz (Erfahrungen, Alternativen, Lösungen):				
24 Durch die Abstinenz wird sich vieles zum Positiven verändern.* persönliche Notiz (Erfahrungen, Alternativen, Lösungen):				
25 Mit meiner Sucht werde ich nicht alleine fertig.* persönliche Notiz (Erfahrungen, Alternativen, Lösungen):				
26 Durchzuhalten ist ein entscheidendes Ziel für mich.* persönliche Notiz (Erfahrungen, Alternativen, Lösungen):				
27 Ich habe oft Probleme und weiß nicht, was ich tun soll. persönliche Notiz (Erfahrungen, Alternativen, Lösungen):				
28 Ich nutze Einzelgespräche für mich.* persönliche Notiz (Erfahrungen, Alternativen, Lösungen):				
29 Durch die Therapie verbessert sich meine körperliche Gesundheit.* persönliche Notiz (Erfahrungen, Alternativen, Lösungen):				
30 Ich mache die Therapie erst einmal für mich.* persönliche Notiz (Erfahrungen, Alternativen, Lösungen):				
31 Ständig wird hier mein Verhalten bemängelt. persönliche Notiz (Erfahrungen, Alternativen, Lösungen):				
32 Es wird in der Therapie auf meine Bedürfnisse eingegangen.* persönliche Notiz (Erfahrungen, Alternativen, Lösungen):				
33 Ich brauche eine intensivere Therapie. persönliche Notiz (Erfahrungen, Alternativen, Lösungen):				
34 Ich fühle mich oft einsam und allein gelassen. persönliche Notiz (Erfahrungen, Alternativen, Lösungen):				

	trifft gar nicht zu	trifft eher nicht zu	trifft eher zu	trifft genau zu
35 Die Therapiedauer habe ich mir kürzer vorgestellt. persönliche Notiz (Erfahrungen, Alternativen, Lösungen):				
36 Ich fühle mich körperlich überfordert. persönliche Notiz (Erfahrungen, Alternativen, Lösungen):				

Besonderheiten bei der Planung und Durchführung einer stationären Therapie

	trifft gar nicht zu	trifft eher nicht zu	trifft eher zu	trifft genau zu
37 Ich habe Heimweh. persönliche Notiz (Erfahrungen, Alternativen, Lösungen):				
38 Während der Therapie kommt die Familie ohne mich zurecht.* persönliche Notiz (Erfahrungen, Alternativen, Lösungen):				
39 Ich könnte es auch ambulant schaffen. persönliche Notiz (Erfahrungen, Alternativen, Lösungen):				
40 Es gibt zu viel Leerlauf in der Therapie. persönliche Notiz (Erfahrungen, Alternativen, Lösungen):				
41 Ich fühle mich eingesperrt. persönliche Notiz (Erfahrungen, Alternativen, Lösungen):				
42 Den Sinn vieler Regeln verstehe ich nicht. persönliche Notiz (Erfahrungen, Alternativen, Lösungen):				
43 Bei Problemen habe ich in der Klinik einen Ansprechpartner.* persönliche Notiz (Erfahrungen, Alternativen, Lösungen):				
44 Zu Hause sind viele Sachen unerledigt. persönliche Notiz (Erfahrungen, Alternativen, Lösungen):				
45 Ich werde dringend zu Hause gebraucht. persönliche Notiz (Erfahrungen, Alternativen, Lösungen):				

	trifft gar nicht zu	trifft eher nicht zu	trifft eher zu	trifft genau zu
46 Die meisten zu Hause wissen, wo ich bin.* persönliche Notiz (Erfahrungen, Alternativen, Lösungen):				
47 Die stationäre Therapie war vielleicht noch nicht nötig. persönliche Notiz (Erfahrungen, Alternativen, Lösungen):				
48 Nach der Therapie wartet jemand auf mich.* persönliche Notiz (Erfahrungen, Alternativen, Lösungen):				
49 Mein Partner ist zu Hause allein überfordert. persönliche Notiz (Erfahrungen, Alternativen, Lösungen):				
50 Ich habe einen großen Freiheitsdrang. persönliche Notiz (Erfahrungen, Alternativen, Lösungen):				
51 Meine Beziehung könnte während der Therapie zerbrechen. persönliche Notiz (Erfahrungen, Alternativen, Lösungen):				

(* positiv formuliert = niedrige Abbruchgefahr)

Ihre persönlichen Gründe, die Behandlung durchzuhalten:

____

____

____

____

____

____

____

2.3 Therapieplanung

Suchtverhalten führt dazu, dass wichtige Lebensbereiche aus der Wahrnehmung ausgeklammert werden und ein **Tunnelblick** entsteht. Der Suchtkranke hat die Post nicht mehr geöffnet, Beziehungen nicht mehr gepflegt oder abgebrochen.

Dringende finanzielle Belange werden häufig verdrängt, belasten aber ständig. Es ist daher wichtig, sich die Versäumnisse einzugestehen und die Probleme zu lösen. Treten bei der Erledigung Schwierigkeiten auf, ist Hilfe in Anspruch zu nehmen und möglicherweise professionelle Unterstützung durch eine Schuldnerberatung einzuholen.

Soziales Umfeld einbeziehen

Falls vorhanden, sind Angehörige, Freunde, Arbeitgeber und andere wichtige Personen mit in den Veränderungsprozess einzubeziehen. Die Hilfsbereitschaft und das Entgegenkommen aus dem eigenen sozialen Umfeld werden häufig unterschätzt, sind aber meist erstaunlich groß.

Voraussetzung, um die notwendige Ausdauer und Energie für eine langfristige Veränderung aufzubringen, sind eine regelmäßige gesunde Ernährung, **körperliche Fitness** und **Kondition**.

Hilfe annehmen

Eine sorgfältige Therapieplanung 3.8, die über den gesamten Behandlungsverlauf hinweg immer wieder überprüft und ergänzt werden sollte (3.3.1), ist deshalb unverzichtbar. Dabei ist zwischen Zielen zu unterscheiden, die eher kurzfristig oder langfristig zu verwirklichen sind. Bei der Planung sollten möglichst viele Gesprächspartner einbezogen werden, um den richtigen persönlichen Weg zu finden. Und: Gute Vorsätze möglichst bald in die Tat umsetzen!

Arbeitsblatt 2.6: Therapieplanung – eigene Ziele benennen

Name: ______________________ Datum: ______________________

Zielsetzungen in möglichst konkreten Verhaltensweisen formulieren: Ziele im »Hier und Jetzt« und langfristige Vorhaben unterscheiden.

Abhängigkeit: Therapiemotivation? Krankheitsakzeptanz? Voraussetzungen für die Abstinenz? Alternative Stressbewältigungsstrategien? Neue Interessen – alte wiederbeleben?

kurzfristige Ziele: ______________________

____

____

langfristige Ziele: ______________________

____

____

Finanzielle Regelungen: Schuldnerberatung? Haushaltsplanung notwendig? Taschengeldregelung? Tagesausgabenprotokoll?

kurzfristige Ziele: ______________________

____

____

langfristige Ziele: ______________________

____

____

Gesundheit: Fitness und Kondition verbessern? Vernachlässigte ärztliche Versorgung? Zahnbehandlung? Gesunde Ernährung? Rauchkonsum? Essstörungen?

kurzfristige Ziele: ______________________

____

____

langfristige Ziele: ______________________

____

____

Psychotherapeutische Ziele: Ängste? Bisher unausgesprochene Probleme? Depressive Verstimmungen? Über Gefühle sprechen? Hemmungen? Übermäßiges Reden? Beziehungsprobleme?

kurzfristige Ziele: __________

____

____

langfristige Ziele: __________

____

____

Partnerschaft: Vertrauen? Paargespräche? Gemeinsame Gespräche? Trennungsprobleme?

kurzfristige Ziele: __________

____

____

langfristige Ziele: __________

____

____

Kinder: Kontakt? Angehörigengespräche? Mehr Zeit widmen? Unternehmungen?

kurzfristige Ziele: __________

____

____

langfristige Ziele: __________

____

____

Eltern: Kontakt? Ablösung? Angehörigengespräche?

kurzfristige Ziele: __________

____

____

langfristige Ziele: ______________________________

____

____

Soziales Umfeld: Freunde? Bekannte? Wechsel des Umfeldes? Einstellung des Umfeldes zum Suchtproblem?

kurzfristige Ziele: ______________________________

____

____

langfristige Ziele: ______________________________

____

____

Freizeitgestaltung/Tagesstruktur: Persönliche Gespräche? Soziale Kontakte? Sport? Lesen? Unternehmungen?

kurzfristige Ziele: ______________________________

____

____

langfristige Ziele: ______________________________

____

____

Beruf/Wohnung/Nachsorge: Beratungsbedarf? Arbeitssuche? Wohnungssuche? Selbsthilfegruppe? Weiterer Therapiebedarf?

kurzfristige Ziele: ______________________________

____

____

langfristige Ziele: ______________________________

____

____

Arbeitsblatt 2.7: Ziele verwirklicht?

Abhängigkeit	niedrig						hoch
Therapiemotivation?	1	2	3	4	5	6	7
Krankheitseinsicht?	1	2	3	4	5	6	7
Abstinenzerfordernisse?	1	2	3	4	5	6	7
Ursachenforschung?	1	2	3	4	5	6	7
Alternativen zum Suchtverhalten?	1	2	3	4	5	6	7
Rückfallverhütung?	1	2	3	4	5	6	7

Finanzielle Regelungen	niedrig						hoch
Finanzielle Situation?	1	2	3	4	5	6	7
Schuldnerberatung notwendig?	1	2	3	4	5	6	7
Haushalsplanung erforderlich?	1	2	3	4	5	6	7
Taschengeldregelung?	1	2	3	4	5	6	7

Gesundheit	niedrig						hoch
Fitness und Kondition verbessert?	1	2	3	4	5	6	7
Vernachlässigte ärztliche Versorgung?	1	2	3	4	5	6	7
Zahnbehandlung?	1	2	3	4	5	6	7
Gesunde Ernährung?	1	2	3	4	5	6	7
Rauchkonsum?	1	2	3	4	5	6	7
Essstörungen?	1	2	3	4	5	6	7

Psychotherapeutische Ziele	niedrig						hoch
Ängste?	1	2	3	4	5	6	7
Depressionen?	1	2	3	4	5	6	7
Mehr aus sich herausgehen?	1	2	3	4	5	6	7
Über Gefühle sprechen?	1	2	3	4	5	6	7
Hemmungen abbauen?	1	2	3	4	5	6	7
Übermäßiges Reden?	1	2	3	4	5	6	7
Soziale Kompetenzen?	1	2	3	4	5	6	7
Stressbewältigungsstrategien?	1	2	3	4	5	6	7
Beziehungsprobleme?	1	2	3	4	5	6	7
Psychische Vergangenheitsbewältigung?	1	2	3	4	5	6	7

Partnerschaft/Angehörige

	niedrig						hoch
Vertrauen?	1	2	3	4	5	6	7
Paar-/Angehörigengespräche?	1	2	3	4	5	6	7
Trennungsprobleme?	1	2	3	4	5	6	7
Kontakt?	1	2	3	4	5	6	7

Soziales Umfeld

	niedrig						hoch
Freunde?	1	2	3	4	5	6	7
Bezugspersonen?	1	2	3	4	5	6	7
Einstellungen zum Suchtproblem?	1	2	3	4	5	6	7

Freizeitgestaltung/Tagesstruktur

	niedrig						hoch
Persönliche Gespräche?	1	2	3	4	5	6	7
Kontakt?	1	2	3	4	5	6	7
Sport?	1	2	3	4	5	6	7
Lesen?	1	2	3	4	5	6	7
Unterhaltung?	1	2	3	4	5	6	7
Entspannung?	1	2	3	4	5	6	7

Beruf/Wohnung

	niedrig						hoch
Beratungsbedarf?	1	2	3	4	5	6	7
Arbeitssuche?	1	2	3	4	5	6	7
Wohnungssuche?	1	2	3	4	5	6	7

Literatur

Beck AT, Emery G (1997) The cognitive therapy of substance abuse. Center for Cognitive Therapy, Philadelphia

Therapieüberblick

Meinolf Bachmann, Andrada El-Akhras

M. Bachmann, A. El-Akhras, *Lust auf Abstinenz – Ein Therapiemanual bei Alkohol-, Medikamenten- und Drogenabhängigkeit*,
DOI 10.1007/978-3-642-54575-7_3, © Springer-Verlag Berlin Heidelberg 2014

3

Einführung

Ein- und Ausstieg aus der Abhängigkeit

In dem Modell »Weg in die Sucht: Stationen der Suchtentwicklung und des Therapieprozesses« sind der »Einstieg«, die »Suchtphase« und die »Therapieschritte« (Motivation, Krankheitseinsicht, Ursachenbearbeitung) zusammenhängend dargestellt. Wie hat sich der Suchtmittelkonsum in der Einstiegsphase dargestellt und entwickelt? Was waren die näheren Umstände, sozialen und persönlichen Bedingungen, die zu einem verstärkten Interesse geführt haben? Suchtphase bedeutet, dass sich ein Verhalten (Trinken, Drogen-/Medikamenteneinnahme) verselbstständigt (Kontrollverlust, Veränderung des Belohnungssystems, »innerer Zwang«). Zudem tritt eine Toleranzentwicklung ein, muss der Suchtkranke also die Dosis immer weiter erhöhen, um den gewünschten beruhigenden und aufputschenden Effekt zu erzielen.

Suchtmodell und Therapieschritte gegenübergestellt

Die Therapie setzt gewissermaßen in umgekehrter Richtung an: Es werden Beweggründe für einen Veränderungswunsch erarbeitet (Motivation). Der nächste Schritt ist, das Suchtverhalten als ein (dauerhaftes) Problem zu sehen, ohne Vorbehalte und Beschönigung »rückhaltlos« dazu zu stehen und so Krankheitseinsicht zu entwickeln. Dann ist die Frage zu behandeln, welche Ursachen zu einem »Einstieg« in das Suchtverhalten geführt haben. In welchen Bereichen sind Änderungen notwendig, damit der Weg nicht erneut beschritten wird?

Arbeitsanweisungen

1. Auf den freien Linien sind eigene Gedanken und Erkenntnisse zu den jeweiligen Punkten festzuhalten. Sie sollten sich im Verlauf der Therapie möglichst häufig mit dem »Weg in die Sucht« auseinandersetzen, weil sich Einsichten oft erst allmählich verändern und vertiefen. Dies gilt ebenso für die Förderung der Motivation und Krankheitseinsicht sowie für die therapeutischen Zielsetzungen und Bemühungen (Therapie der Ursachen), die Sucht dauerhaft zum Stillstand zu bringen.

2. Bearbeiten Sie die Selbsteinschätzungsskalen TMO, KE, TdU und nehmen diese anschließend zur Hilfe, um die vorherigen Notizen aus dem »Suchtmodell« zu überprüfen und zu vervollständigen.

3.1 Weg in die Sucht: Stationen der Suchtentwicklung und des Therapieprozesses

Arbeitsblatt 3.1: Die Einstiegs- und Suchtphase

Die **Einstiegsphase** hat vielfältige Ursachen, z. B.

- Langeweile,
- Wunsch, dazuzugehören,
- abschalten,
- erleichtern,
- nicht über Gefühle sprechen,
- Eheprobleme,
- Flucht vor Konflikten,
- Kontaktschwierigkeiten,
- Hemmungen,
- keine Perspektive,
- körperliches und seelisches Unwohlsein.

Die **Suchtphase** ist durch andere Kennzeichen geprägt und folgt anderen Gesetzmäßigkeiten, z. B.:

- psychische und körperliche Abhängigkeit,
- Eigendynamik,
- Kontrollverlust,
- Entzugserscheinungen,
- Toleranzentwicklung,
- Veränderung des Belohnungsssystems,
- »innerer Zwang«.

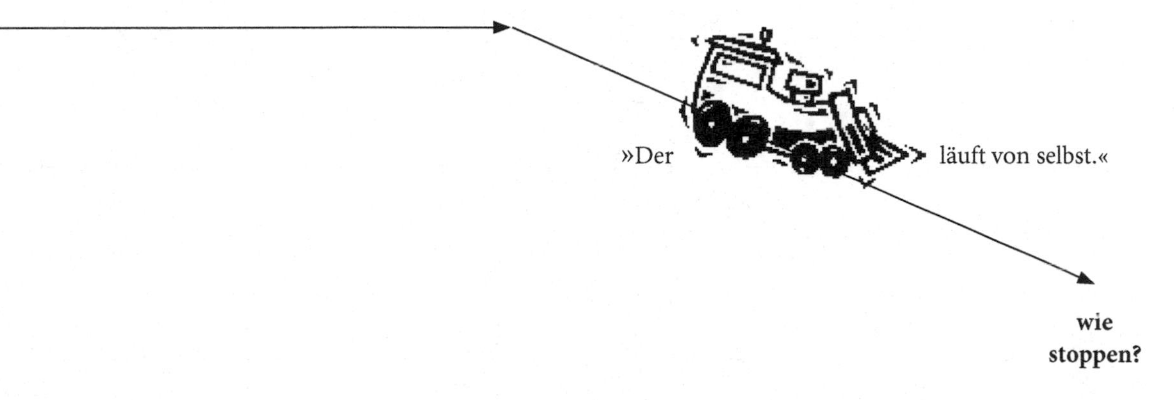

Eigene Gedanken und Erkenntnisse:
zum **Einstieg**

____

Eigene Gedanken und Erkenntnisse:
zur **Suchtphase**

____

Eigene Gedanken und Erkenntnisse:
zum **Einstieg**

Eigene Gedanken und Erkenntnisse:
zur **Suchtphase**

Therapie: In umgekehrter Richtung

Mit Volldampf voraus!

Reihenfolge der Ziele beachten!

3. Schritt

Therapie der Ursachen
Wiedereinstieg in alte Problemsituationen und ungünstige Verhaltensweisen verhindern.
»Was mache ich zukünftig anders?«

Eigene Gedanken und Erkenntnisse zu den Ursachen

____
____
____
____
____
____
____
____
____
____
____
____
____

2. Schritt

Krankheitseinsicht fördern und Abstinenz stabilisieren,
Akzeptanz, dass eine Sucht vorliegt,
Verleugnung und Bagatellisierung des Suchtverhaltens aufgeben,
nicht auf andere Suchtmittel umsteigen.

Eigene Gedanken und Erkenntnisse zur Krankheitseinsicht und Abstinenz

____
____
____
____
____
____
____
____
____
____
____
____
____

1. Schritt

Motivation,
Hilfe akzeptieren, Suchtmittel entziehen, Druck von außen nicht negativ sehen, positive Beweggründe für eine Veränderung, negative Folgen des Suchtverhaltens.

Eigene Gedanken und Erkenntnisse zur Motivation

____
____
____
____
____
____
____
____
____
____
____
____
____

3.2 Selbsteinschätzungsskalen: Therapieschritte und Fragestellungen

Arbeitsblatt 3.2: Therapiemotivation (TMO)

(M. Bachmann, S. Andresen, C. Figgemeier, H. Freitag, S. Hegemann, M. Hermann, J. Kasperski, S. Long, A. Lukaczewski, M. Lüth, T. Maasjost, H. Meier-Holländer, K. Pawlowski, M. Spanke, J. Weber, A. Wollenzien)

Bitte beurteilen Sie, inwieweit die einzelnen Aussagen auf Sie zutreffen. Je weiter Sie Ihr Kreuz nach rechts setzen, umso stärker stimmen Sie zu. In einer »persönlichen Notiz« können Sie außerdem eigene Gedanken und Gefühle zu jeder Einschätzung festhalten.

	trifft gar nicht zu	trifft eher nicht zu	trifft eher zu	trifft genau zu
01 Ich habe große Hoffnungen an die Therapie geknüpft. persönliche Notizen (eigene Gedanken und Gefühle dazu):				
02 Ich möchte gesundheitlich etwas für mich tun. persönliche Notizen (eigene Gedanken und Gefühle dazu):				
03 Andere finden es gut, dass ich eine Therapie mache. persönliche Notizen (eigene Gedanken und Gefühle dazu):				
04 Ich möchte Einsamkeit und Isolation überwinden. persönliche Notizen (eigene Gedanken und Gefühle dazu):				
05 Ich weiß, was mich in der Therapie erwartet. persönliche Notizen (eigene Gedanken und Gefühle dazu):				
06 Ich habe den Wunsch, mich zu verändern. persönliche Notizen (eigene Gedanken und Gefühle dazu):				
07 Diesmal soll der Versuch gelingen, das Suchtverhalten zu stoppen. persönliche Notizen (eigene Gedanken und Gefühle dazu):				
08 Die Therapie ist im Moment das Wichtigste. persönliche Notizen (eigene Gedanken und Gefühle dazu):				
09 Die Therapie ist bei mir dringend nötig. persönliche Notizen (eigene Gedanken und Gefühle dazu):				

	trifft gar nicht zu	trifft eher nicht zu	trifft eher zu	trifft genau zu
10 Die Abstinenz wird dazu führen, dass ich mich besser fühle. persönliche Notizen (eigene Gedanken und Gefühle dazu):				
11 In der Therapie kommt es auf meine aktive Mitarbeit an. persönliche Notizen (eigene Gedanken und Gefühle dazu):				
12 Ich erwarte Hilfe von den Therapeuten. persönliche Notizen (eigene Gedanken und Gefühle dazu):				
13 Ich will abstinent leben. persönliche Notizen (eigene Gedanken und Gefühle dazu):				
14 Ich habe noch Familie, die mich in der Therapie unterstützt. persönliche Notizen (eigene Gedanken und Gefühle dazu):				
15 Ich habe noch Freunde und Bekannte, die an meiner Therapie interessiert sind. persönliche Notizen (eigene Gedanken und Gefühle dazu):				
16 Nach der Therapie werde ich alltäglichen Anforderungen wieder besser genügen. persönliche Notizen (eigene Gedanken und Gefühle dazu):				
17 Ich habe noch ein soziales Umfeld, das ebenfalls von der Abstinenz profitieren wird. persönliche Notizen (eigene Gedanken und Gefühle dazu):				
18 Wenn ich abstinent bin, wird es unwahrscheinlicher, dass ich straffällig werde. persönliche Notizen (eigene Gedanken und Gefühle dazu):				
19 Durch die Abstinenz kann ich mich zufriedener fühlen. persönliche Notizen (eigene Gedanken und Gefühle dazu):				
20 Ich kann mir wieder in die Augen schauen, wenn ich abstinent bin. persönliche Notizen (eigene Gedanken und Gefühle dazu):				

	trifft gar nicht zu	trifft eher nicht zu	trifft eher zu	trifft genau zu
21 Mein Selbstwertgefühl wird steigen, wenn ich meinen Abstinenzwunsch verwirklichen kann. persönliche Notizen (eigene Gedanken und Gefühle dazu):				
22 Nach einer Therapie werde ich meine Probleme wieder besser bewältigen. persönliche Notizen (eigene Gedanken und Gefühle dazu):				
23 Ich bin froh, dass ich mich zur Therapie entschlossen habe. persönliche Notizen (eigene Gedanken und Gefühle dazu):				
24 Meine finanzielle Situation wird sich verbessern. persönliche Notizen (eigene Gedanken und Gefühle dazu):				
25 Auch eine größere Summe Geldes würde mich nicht von der Therapie abbringen. persönliche Notizen (eigene Gedanken und Gefühle dazu):				
26 Einen kontrollierten Umgang mit dem Suchtmittel gibt es für mich nicht. persönliche Notizen (eigene Gedanken und Gefühle dazu):				
27 Ich kann nach einer Therapie wieder optimistisch in die Zukunft blicken. persönliche Notizen (eigene Gedanken und Gefühle dazu):				
28 Andere Dinge werden wieder interessanter. persönliche Notizen (eigene Gedanken und Gefühle dazu):				
29 Ich habe noch einen Arbeitgeber, der mich unterstützt. persönliche Notizen (eigene Gedanken und Gefühle dazu):				
30 Ich wünsche mir eine längerfristige Behandlung. persönliche Notizen (eigene Gedanken und Gefühle dazu):				
31 Ich bin froh, dass ich unter meiner Sucht nicht mehr leiden muss. persönliche Notizen (eigene Gedanken und Gefühle dazu):				

	trifft gar nicht zu	trifft eher nicht zu	trifft eher zu	trifft genau zu
32 Auch körperlich werde ich mich erholen. persönliche Notizen (eigene Gedanken und Gefühle dazu):				
33 In der Therapie werde ich seelisch gesunden. persönliche Notizen (eigene Gedanken und Gefühle dazu):				
34 In der Behandlung werde ich Probleme aufarbeiten. persönliche Notizen (eigene Gedanken und Gefühle dazu):				
35 Ich habe mich selbst um die Therapie bemüht. persönliche Notizen (eigene Gedanken und Gefühle dazu):				
36 Ich will mein soziales Umfeld verändern. persönliche Notizen (eigene Gedanken und Gefühle dazu):				
37 Wenn ich die Therapie durchhalte, hat das Vorteile für mich. persönliche Notizen (eigene Gedanken und Gefühle dazu):				
38 Ich habe keine Angst vor der Therapie. persönliche Notizen (eigene Gedanken und Gefühle dazu):				
39 Der Therapiezeitpunkt ist für mich günstig. persönliche Notizen (eigene Gedanken und Gefühle dazu):				
40 Es gibt keine Alternativen zu dieser Therapiemaßnahme. persönliche Notizen (eigene Gedanken und Gefühle dazu):				

Arbeitsblatt 3.3: Krankheitseinsicht (KE)

(M. Bachmann, S. Andresen, C. Figgemeier, H. Freitag, S. Hegemann, M. Hermann, J. Kasperski, S. Long, A. Lukaczewski, M. Lüth, T. Maasjost, H. Meier-Holländer, K. Pawlowski, M. Spanke, J. Weber, A. Wollenzien)

Bitte beurteilen Sie, inwieweit die einzelnen Aussagen auf Sie zutreffen. Je weiter Sie Ihr Kreuz nach rechts setzen, umso stärker stimmen Sie zu. In einer »persönlichen Notiz« können Sie außerdem eigene Gedanken und Gefühle zu jeder Einschätzung festhalten.

	trifft gar nicht zu	trifft eher nicht zu	trifft eher zu	trifft genau zu
01 Ich will mein Suchtverhalten nicht mehr verheimlichen. persönliche Notizen (eigene Gedanken und Gefühle dazu):				
02 Über das Ausmaß des Suchtverhaltens und die schlimmen Folgen möchte ich offen sprechen. persönliche Notizen (eigene Gedanken und Gefühle dazu):				
03 Ich stehe zu meinem Kontrollverlust. persönliche Notizen (eigene Gedanken und Gefühle dazu):				
04 Die Sucht soll nicht mehr mein zentraler Lebensinhalt sein. persönliche Notizen (eigene Gedanken und Gefühle dazu):				
05 Ich fühle mich durch die Abstinenz erleichtert. persönliche Notizen (eigene Gedanken und Gefühle dazu):				
06 Ich stehe zu meiner Suchtkrankheit. persönliche Notizen (eigene Gedanken und Gefühle dazu):				
07 Das Suchtverhalten soll nicht mehr meinen Tagesablauf bestimmen. persönliche Notizen (eigene Gedanken und Gefühle dazu):				
08 Ich werde durch die Abstinenz normaler essen. persönliche Notizen (eigene Gedanken und Gefühle dazu):				
09 Ich musste meinen Suchtmittelkonsum steigern, um die gewünschte Wirkung zu erzielen. persönliche Notizen (eigene Gedanken und Gefühle dazu):				

	trifft gar nicht zu	trifft eher nicht zu	trifft eher zu	trifft genau zu
10 Mein soziales Umfeld ist noch intakt. persönliche Notizen (eigene Gedanken und Gefühle dazu):				
11 Ich schäme mich nicht mehr, wenn die Sprache auf mein Suchtverhalten kommt. persönliche Notizen (eigene Gedanken und Gefühle dazu):				
12 Ich kann aufhören, mir ständig Schuldgefühle wegen meines Suchtverhaltens zu machen. persönliche Notizen (eigene Gedanken und Gefühle dazu):				
13 Ich kann mich wieder auf andere Dinge konzentrieren. persönliche Notizen (eigene Gedanken und Gefühle dazu):				
14 Ich kann mich wieder über andere Dinge freuen. persönliche Notizen (eigene Gedanken und Gefühle dazu):				
15 Ich werde keine Konflikte mehr provozieren, um eine Ausrede zu haben, das Suchtverhalten auszuüben. persönliche Notizen (eigene Gedanken und Gefühle dazu):				
16 Berufliche Probleme werden durch die Abstinenz nachlassen. persönliche Notizen (eigene Gedanken und Gefühle dazu):				
17 Wenn ich abstinent bin, kann ich besser auf andere Menschen zugehen. persönliche Notizen (eigene Gedanken und Gefühle dazu):				
18 Abstinenz wirkt sich positiv auf das Familienleben aus. persönliche Notizen (eigene Gedanken und Gefühle dazu):				
19 Ich kann mir eine Zukunft ohne Suchtmittel vorstellen. persönliche Notizen (eigene Gedanken und Gefühle dazu):				
20 Mein soziales Umfeld akzeptiert meine Suchterkrankung. persönliche Notizen (eigene Gedanken und Gefühle dazu):				

	trifft gar nicht zu	trifft eher nicht zu	trifft eher zu	trifft genau zu
21 Um Rückfälligkeit zu vermeiden, werde ich andere Interessen und Aktivitäten entwickeln, um mich auszugleichen und meine Freizeit zu gestalten. persönliche Notizen (eigene Gedanken und Gefühle dazu):				
22 Dazu brauche ich neue Freunde und Bekannte. persönliche Notizen (eigene Gedanken und Gefühle dazu):				
23 Alte Gewohnheiten, die mit der Sucht zusammenhingen, werde ich verändern. persönliche Notizen (eigene Gedanken und Gefühle dazu):				
24 Ich werde eher Situationen aufsuchen, die mich nicht an das Suchtverhalten erinnern. persönliche Notizen (eigene Gedanken und Gefühle dazu):				
25 Damit keine Langeweile entsteht, werde ich neue Hobbys entwickeln oder alte wieder aufgreifen. persönliche Notizen (eigene Gedanken und Gefühle dazu):				
26 Ich verspüre keinen Anreiz, es wieder zu versuchen. persönliche Notizen (eigene Gedanken und Gefühle dazu):				
27 Selbsthilfegruppen finde ich wichtig. persönliche Notizen (eigene Gedanken und Gefühle dazu):				
28 Ich werde es nur mit der Hilfe anderer schaffen. persönliche Notizen (eigene Gedanken und Gefühle dazu):				
29 Ich werde Kontakte zu einer Suchtberatungsstelle aufbauen oder halten. persönliche Notizen (eigene Gedanken und Gefühle dazu):				
30 Es gibt andere Freizeitmöglichkeiten, als in Gaststätten und auf Partys zu gehen. persönliche Notizen (eigene Gedanken und Gefühle dazu):				

	trifft gar nicht zu	trifft eher nicht zu	trifft eher zu	trifft genau zu
31 Falls es zu einem Rückfall kommt, muss ich offen darüber reden. persönliche Notizen (eigene Gedanken und Gefühle dazu):				
32 Die Abstinenz wird mein ganzes Leben zum Positiven verändern. persönliche Notizen (eigene Gedanken und Gefühle dazu):				
33 Auf mein abstinentes Leben freue ich mich. persönliche Notizen (eigene Gedanken und Gefühle dazu):				
34 Ich habe andere Möglichkeiten als den Suchtmittelgebrauch, um Abwechslung zu haben und einmal aus dem Alltag auszusteigen. persönliche Notizen (eigene Gedanken und Gefühle dazu):				
35 Es wird mir auch ohne Suchtmittel gelingen, mich zu belohnen und einmal »einen draufzumachen«. persönliche Notizen (eigene Gedanken und Gefühle dazu):				
36 Ich werde nur Kontakte zu den Menschen halten, die mich in meinem Abstinenzverhalten unterstützen. persönliche Notizen (eigene Gedanken und Gefühle dazu):				
37 Durch die Abstinenz kann ich mir wieder mehr leisten. persönliche Notizen (eigene Gedanken und Gefühle dazu):				

Arbeitsblatt 3.4: Therapie der Ursachen (TdU)/Was soll zukünftig anders sein?

(M. Bachmann, S. Andresen, C. Figgemeier, H. Freitag, S. Hegemann, M. Hermann, J. Kasperski, S. Long, A. Lukaczewski, M. Lüth, T. Maasjost, H. Meier-Holländer, K. Pawlowski, M. Spanke, J. Weber, A. Wollenzien, M. Beinlich)

Bitte beurteilen Sie, inwieweit die einzelnen Aussagen auf Sie zutreffen. Je weiter Sie Ihr Kreuz nach rechts setzen, umso stärker stimmen Sie zu. In einer »persönlichen Notiz« können Sie außerdem eigene Gedanken und Gefühle zu jeder Einschätzung festhalten.

	trifft gar nicht zu	trifft eher nicht zu	trifft eher zu	trifft genau zu
01 Problemsituationen stelle ich mich. persönliche Notizen (eigene Gedanken und Gefühle dazu):				
02 Ich kann gut abschalten und entspannen. persönliche Notizen (eigene Gedanken und Gefühle dazu):				
03 Es fällt mir leicht, Kontakte zu knüpfen. persönliche Notizen (eigene Gedanken und Gefühle dazu):				
04 Ich werde meinen eigenen Ansprüchen gerecht. persönliche Notizen (eigene Gedanken und Gefühle dazu):				
05 Ich kann mich von meinen beruflichen Sorgen gut abgrenzen. persönliche Notizen (eigene Gedanken und Gefühle dazu):				
06 Wenn mir etwas nicht passt, kann ich mich anderen mitteilen. persönliche Notizen (eigene Gedanken und Gefühle dazu):				
07 Ich kann gut mit Kritik umgehen und nehme sie nicht zu persönlich. persönliche Notizen (eigene Gedanken und Gefühle dazu):				
08 Kindheitserlebnisse belasten mich nicht oder nicht mehr. persönliche Notizen (eigene Gedanken und Gefühle dazu):				
09 Den Konflikten im zwischenmenschlichen Bereich fühle ich mich gewachsen. persönliche Notizen (eigene Gedanken und Gefühle dazu):				
10 Ich kann Lob annehmen. persönliche Notizen (eigene Gedanken und Gefühle dazu):				

	trifft gar nicht zu	trifft eher nicht zu	trifft eher zu	trifft genau zu
11 Ich kann über meine Probleme sprechen. persönliche Notizen (eigene Gedanken und Gefühle dazu):				
12 Ich kann mich über Kleinigkeiten freuen. persönliche Notizen (eigene Gedanken und Gefühle dazu):				
13 Ich kann Fehler machen. persönliche Notizen (eigene Gedanken und Gefühle dazu):				
14 Im Umgang mit anderen Menschen bin ich selbstsicher. persönliche Notizen: (eigene Gedanken und Gefühle dazu)				
15 Geht etwas schief, bin ich nicht so leicht aus der Ruhe zu bringen. persönliche Notizen: (eigene Gedanken und Gefühle dazu)				
16 Ich kann Nähe zulassen. persönliche Notizen (eigene Gedanken und Gefühle dazu):				
17 Ich kann gut allein sein. persönliche Notizen (eigene Gedanken und Gefühle dazu):				
18 Ich trage gerne Verantwortung. persönliche Notizen (eigene Gedanken und Gefühle dazu):				
19 Ich führe ein selbstständiges Leben. persönliche Notizen (eigene Gedanken und Gefühle dazu):				
20 Auch in Belastungssituationen behalte ich einen kühlen Kopf. persönliche Notizen (eigene Gedanken und Gefühle dazu):				
21 Versagensängste kenne ich kaum. persönliche Notizen (eigene Gedanken und Gefühle dazu):				
22 Ich habe auch in schwierigen Situationen genügend Selbstvertrauen. persönliche Notizen (eigene Gedanken und Gefühle dazu):				

	trifft gar nicht zu	trifft eher nicht zu	trifft eher zu	trifft genau zu
23 Es gab keine schlimmen Ereignisse in meinem Leben – oder ich habe sie überwunden. persönliche Notizen (eigene Gedanken und Gefühle dazu):				
24 Ich führe eine glückliche Partnerschaft. persönliche Notizen (eigene Gedanken und Gefühle dazu):				
25 Ich kann längerfristige Beziehungen eingehen. persönliche Notizen (eigene Gedanken und Gefühle dazu):				
26 Mit meinem Sexualleben bin ich zufrieden. persönliche Notizen (eigene Gedanken und Gefühle dazu):				
27 Ich sehe optimistisch in die Zukunft. persönliche Notizen (eigene Gedanken und Gefühle dazu):				
28 Ich neige zum positiven Denken. persönliche Notizen (eigene Gedanken und Gefühle dazu):				
29 Ich kann meine Schwächen akzeptieren. persönliche Notizen (eigene Gedanken und Gefühle dazu):				
30 Ich sehe dem Leben realistisch ins Auge. persönliche Notizen (eigene Gedanken und Gefühle dazu):				
31 Es fällt mir leicht, Vorhaben in die Tat umzusetzen. persönliche Notizen (eigene Gedanken und Gefühle dazu):				
32 Ich habe Disziplin und Selbstkontrolle. persönliche Notizen (eigene Gedanken und Gefühle dazu):				
33 Ich kann mich in die Gesellschaft integrieren. persönliche Notizen (eigene Gedanken und Gefühle dazu):				
34 Ich kann meinen Alltag gut strukturieren. persönliche Notizen (eigene Gedanken und Gefühle dazu):				

	trifft gar nicht zu	trifft eher nicht zu	trifft eher zu	trifft genau zu
35 Konflikten gehe ich nicht aus dem Weg. persönliche Notizen (eigene Gedanken und Gefühle dazu):				
36 Probleme schiebe ich nicht vor mir her. persönliche Notizen (eigene Gedanken und Gefühle dazu):				
37 Unangenehme Dinge erledige ich zuerst. persönliche Notizen (eigene Gedanken und Gefühle dazu):				
38 Autoritäten ängstigen mich nicht. persönliche Notizen (eigene Gedanken und Gefühle dazu):				
39 Ich kann auf Lebenserfahrungen zurückgreifen, die noch nicht vom Suchtverhalten geprägt waren. persönliche Notizen (eigene Gedanken und Gefühle dazu):				
40 Ich habe viele positive Eigenschaften. persönliche Notizen (eigene Gedanken und Gefühle dazu):				
41 Wenn ich mich aussprechen will, ist jemand für mich da. persönliche Notizen (eigene Gedanken und Gefühle dazu):				
42 Ich muss nicht in allen Lebensbereichen gut sein. persönliche Notizen (eigene Gedanken und Gefühle dazu):				
43 Um mein Verhalten zu beurteilen, sind meine eigenen Maßstäbe wichtig. persönliche Notizen (eigene Gedanken und Gefühle dazu):				
44 Ich kann mich unterordnen und anpassen. persönliche Notizen (eigene Gedanken und Gefühle dazu):				
45 Ich kann eigene Interessen und Bedürfnisse durchsetzen. persönliche Notizen (eigene Gedanken und Gefühle dazu):				
46 Ich kann positive und negative Gefühle mitteilen. persönliche Notizen (eigene Gedanken und Gefühle dazu):				

Beziehungen und soziale Kompetenzen

Meinolf Bachmann, Andrada El-Akhras

M. Bachmann, A. El-Akhras, *Lust auf Abstinenz – Ein Therapiemanual bei Alkohol-, Medikamenten- und Drogenabhängigkeit*,
DOI 10.1007/978-3-642-54575-7_4, © Springer-Verlag Berlin Heidelberg 2014

Einführung

Suchtverhalten wird häufig auf Probleme in sozialen Beziehungen und im Beziehungsverhalten zurückgeführt. Eine mangelnde Ablösung von den Eltern kann ebenso bedeutungsvoll sein wie z. B. eine fehlende Konfliktfähigkeit und mangelndes Vertrauen in partnerschaftliche Beziehungen. Das Suchtverhalten stellt in diesem Zusammenhang eine »gescheiterte Problemlösung« dar. Durch den Suchtmittelgebrauch wird von Problemen abgelenkt, alles andere tritt in den Hintergrund. Es treten eine kurzfristige Erleichterung und Entspannung ein, was einer Flucht vor Konflikten gleichkommt. Konflikte sind eine häufige Ursache für anhaltende innere Anspannungen und belastende Gefühle. Die dazu erstellten Arbeitsmaterialien und Anleitungen zu Rollenspielen dienen dazu, die Fähigkeiten zu erweitern, sie konstruktiv und sozial zu bewältigen. Sich mit dem Beziehungsverhalten auseinanderzusetzen kann bedeuten, Folgen des Suchtverhaltens zu bearbeiten oder Ursachen des »Einstiegs« in die Abhängigkeit zu ergründen und Bedingungen so zu verändern, dass langfristig zufriedenere soziale Bindungen entstehen. Es sind Arbeitsmaterialien für Beziehungen im Allgemeinen, Alleinstehende mit Interesse an einer Partnerschaft und Patienten mit Partnern vorhanden.

Langfristig, zufriedenstellende soziale Bindungen

Alleinstehende mit Interesse an einer Partnerschaft setzen sich z. B. mit vergangenen Erfahrungen und Erwartungen an die Zukunft auseinander. Sind vorausgegangene Trennungen ausreichend verarbeitet? Wie wird die Frage »Was mache ich zukünftig anders?« beantwortet? Wie kann das Ziel erreicht werden, sich selbst zu entfalten, dem anderen genügend Freiraum zu gewähren und gleichzeitig eine partnerschaftliche Beziehung zu verwirklichen?

Übereinstimmungsbogen Patient, Partner

Für Patienten, die sich in einer Partnerschaft befinden, lassen sich in einem Partnerschaft-Übereinstimmungsbogen Einstellungen und Verhaltensweisen beider Partner direkt gegenüberstellen. Wo liegen Differenzen vor, wo Übereinstimmungen? Gibt es z. B. gegenseitige Vorwürfe, die mit der Sucht in Verbindung stehen? Wie gehen die Partner z. B. mit dem Thema Eifersucht um?

4.1 Beziehungen: Wie können wir die Beziehungen zu anderen Menschen gestalten?

Eine zentrale Motivation des Menschen ist darauf gerichtet, befriedigende mitmenschliche Beziehungen zu gestalten (Bauer 2006). Anhand von Prozessen im Gehirn konnte nachgewiesen werden, dass der Kern der menschlichen Bestrebungen stark auf **zwischenmenschliche Anerkennung**, **Wertschätzung**, **Zuwendung** und **Zuneigung** abzielt. Verluste bzw. ein Mangel an wichtigen Beziehungen sind typische Auslöser für Depressionen und andere psychische Krisen. Viele Ziele des alltäglichen Lebens bestehen darin, Beziehungen aufzubauen oder zu erhalten. Beziehungsprobleme gelten als generelle Ursachen für die Suchtentwicklung und -aufrechterhaltung. Aber auch Therapieabbrüche hängen oft mit Beziehungskrisen zusammen.

Für den Suchtbereich gilt besonders: Alleine schafft es keiner!

Für eine gelungene Beziehungsgestaltung (unabhängig von der Art der Beziehung) gibt es fünf wesentliche Voraussetzungen.

Arbeitsblatt 4.1: Fünf Voraussetzungen für eine gute Beziehung

1. Sehen und gesehen werden und nicht ausgegrenzt sein. Wenn der Eindruck entsteht, dass eine wichtige Bezugsperson noch nicht einmal versucht, den anderen ausreichend zu beachten, zu akzeptieren und sich in ihn hineinzuversetzen, kann dies negative Reaktionen und sogar Aggressionen hervorrufen. Wie kann sich ein gegenseitiges »Aufeinander-Eingehen« in unterschiedlichen Beziehungen konkret äußern?

Mitpatienten

____

____

____

____

Kollegen

____

____

____

____

Freunde

____

____

____

____

Partner

____

____

____

____

____

2. Was verbindet – gemeinsame Interessen?

Mitpatienten

Kollegen

Freunde

Partner

3. Auf die Gefühle des anderen eingehen. Wie wird das deutlich?

Mitpatienten

____

____

____

____

Kollegen

____

____

____

____

Freunde

____

____

____

____

Partner

____

____

____

____

4. Gemeinsames Handeln und aktiv sein. Was können wir gemeinsam tun?

Mitpatienten

Kollegen

Freunde

Partner

5. Wechselseitig das Verhalten und die Absichten des anderen verstehen. Welche Probleme und Missverständnisse können sich hierbei ergeben?

Mitpatienten

____

____

____

____

Kollegen

____

____

____

____

Freunde

____

____

____

____

Partner

____

____

____

____

4.2 Konfliktbewältigung – Keine Gewinner und Verlierer

Fairness im alltäglichen Leben

Konflikte machen vor keinem Lebensbereich halt, seien es das unaufgeräumte Bad, die nicht eingehaltenen Verabredungen mit den Kindern, »ewige Auseinandersetzungen« über Ordnung, Sauberkeit, Geld, Kindererziehung, Partnerschaft, Berufsalltag, Freizeitgestaltung in Vereinen etc., wobei es meist nicht die großpolitische Lage oder bedeutende Lebensfragen sind, die das **Konfliktpotenzial** bestimmen, sondern eher das unaufgeräumte Bad, die **fehlende Aufmerksamkeit**, **Rücksichtnahme** und **Fairness im alltäglichen Leben** (Rhode et al. 2008). Dies alles, was den Menschen »auf die Palme bringt«, sollte man aber nicht bagatellisieren oder abwerten.

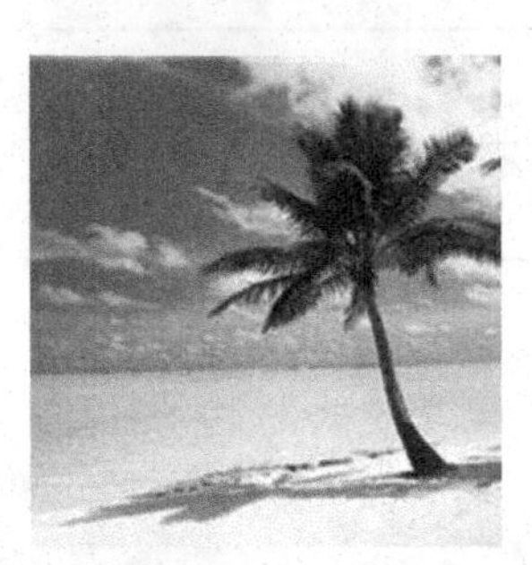

Häufig kreisen die Gedanken zu sehr um Konflikte und Auseinandersetzungen: Oft kosten sie zu viel Energie und sind hinderlich, sich auf Wesentliches zu konzentrieren.

Anhaltende psychische Belastungen vermeiden

Die **Zielsetzung** lautet, den Umgang mit Konflikten zu verbessern und die damit zusammenhängenden psychischen Belastungen zu reduzieren.

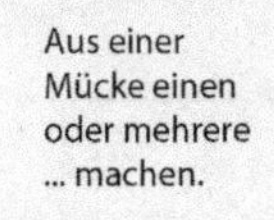

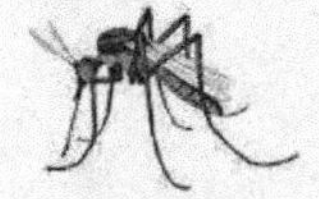

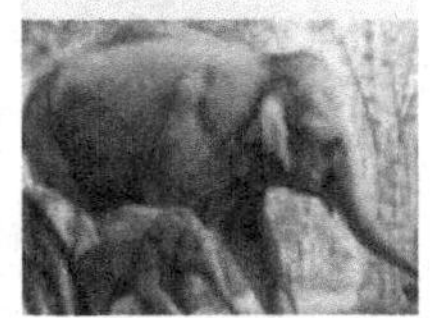

Im Umgang mit Konflikten ist zu beachten

- Es ist wohl eine **Illusion**, **ein völlig konfliktfreies Zusammenleben** zu fordern. Die eigenen Rechte, Werte und Interessen zu behaupten und zu verteidigen scheint vielmehr ein allgemeines Lebensprinzip zu sein.
- **Körperliche** und **psychische Gewalt** sind in jeder Hinsicht ein **Tabu**, wobei Anlässe zur Notwehr so selten vorkommen, dass sie hier nicht in Betracht zu ziehen sind.
- Häufig werden **Ursache und Wirkung stark vereinfacht**: »Der hat schließlich angefangen, hat selbst Schuld« und »Dem habe ich es aber gegeben.«
- **Konfliktanlässe** und **Bewältigungsstrategien** sind in jedem Fall kritisch auf die Waage zu stellen.
  - Sind diejenigen, die z. B. jemanden beschuldigen, im Recht? Ist klar, wer und was den Konflikt ausgelöst haben?
- Häufig ist es angebracht, zunächst eine **neutrale Position** einzunehmen, nicht voreilig zu urteilen oder Partei zu ergreifen.
- Ist überhaupt eine **Einmischung notwendig**, oder verstärkt sich der Konflikt dadurch gar?
- Konflikte **einzugrenzen**, sie **konstruktiv zu handhaben** ist ein äußerst lohnenswertes Ziel und hat zur Folge, **Beziehungen** in verschiedenen Lebensbereichen **effektiver** und **befriedigender** zu gestalten.

Arbeitsblatt 4.2: Wo Konflikte häufig auftreten

Aufgabe: Bitte unterstreichen Sie die **Anlässe, von denen Sie sich betroffen fühlen** und die **zu Konflikten geführt** haben **oder** wo Sie diese **befürchten**:

Wer war im Geschäft zuerst dran, hat sich jemand vorgedrängelt? Hätte jemand anderes nicht rücksichtsvoller fahren können? Warum habe ich die Mehrarbeit zu leisten? Wird der notwendige Respekt verweigert? Wieder nicht das Geschirr weggeräumt? Alles bleibt liegen? Alles liegt herum? Drückt sich jemand vor der Arbeit? Wer hat das Recht auf die Fernbedienung beim Fernsehen? Halten sich andere nicht an Regeln und Vorschriften? Fehlentscheidungen müssen andere ausbaden? Sich missachtet fühlen? Will der oder die immer das Sagen haben? Von oben herab behandelt werden? Sich unterlegen fühlen? Konkurrenzdenken beherrscht die Szene? Bestimmte Leute drängen sich immer in den Vordergrund? Schadenfreude ist die beste Freude? Aufmerksamkeit fehlt? Wird jemand ungerechtfertigt bevorzugt? Werde ich etwa benachteiligt? Komme nicht zu meinem Recht? Bedürfnisse bleiben unbefriedigt? Ist die Rivalität zu groß? Kooperation und Kollegialität kommen zu kurz? Wird Streit lautstark und verletzend ausgetragen? Eskaliert der Streit zu leicht? Fühlt man sich unterdrückt? Unfair behandelt? Der Ton stimmt nicht? Im Stolz verletzt? Das kann »Man« sich nicht bieten lassen? Andere Sitten und Gebräuche prallen auf einander? Schlechtes Benehmen? Es fehlt an Toleranz? Nimmt sich da jemand zu viel heraus? Ist da jemand immer in der »Opferrolle« und setzt dadurch andere leicht ins Unrecht? Stellt sich jemand ständig als überlastet dar, »die vielen Überstunden«, und verschafft sich dadurch einen Vorteil? In einer herabsetzend verletzenden Art behandelt werden? Spalten und herrschen, einen gegen den anderen ausspielen? Die eigene Kompetenz wird missachtet? Die schlechteste Arbeit bekommen? Nicht zu Wort kommen? Überall wird hineingeredet und bevormundet? Anweisungen sind nicht eindeutig (doppeldeutig) und stiften Verwirrung? Kompetenzen sind nicht klar geordnet? Meine Fähigkeiten werden nicht ausreichend wahrgenommen? Autoritärer, herrischer Führungsstil? Durch Überforderung gefügig machen oder hinausdrängen? Mobbing? Rücksichtlosigkeit? Der Druck und der Angstpegel sind zu hoch? Auseinandersetzungen werden zu emotional geführt? Es geht nicht um die Sache, sondern alle müssen sich ständig beweisen? Fehlende Sorgfalt? Unzuverlässigkeit? Ständige Meinungsverschiedenheiten? Immer diese Ratschläge? Einer weiß es immer besser? Mangelt es an Rücksichtnahme? Fehlen Anerkennung und Wertschätzung? Beleidigungen? Ungerechtfertigte Kritik? Sind die Belastungen für alle zu hoch und dadurch gibt es ständig Konflikte? Fehler nicht einsehen? Thema Geld? Ordnung? Erziehung? Sich nichts sagen lassen? Ständiges Nörgeln/Meckern? Aggressivität? Fühle ich mich verletzt und in meinem Selbstwertgefühl beeinträchtigt? Werden Kraft und Nerven verschwendet? Diese ständigen ungerechtfertigten Vorwürfe? Ansprüchen nicht genügen? Sich nicht geliebt fühlen? Hineinreden, ohne dass jemand wirklich den Durchblick hat? Eine Meinung aufzwingen lassen? Spannungen in der Familie? Falsche Beschuldigungen oder Lügen? Will ein anderer immer Recht haben? Die Atmosphäre ist unerträglich? Stress und Ängste nehmen zu? Die Anspannung in bestimmten Situationen ist zu hoch? Unstimmigkeiten mit Kollegen?

Bisher nicht genannte, für mich aber relevante Konfliktsituationen:

____

____

____

____

Analyse eines selbst erlebten Konflikts
Bitte beschreiben Sie in kurzen **Stichworten eine selbst erlebte Konfliktsituation**, die Sie genauer untersuchen möchten.

____

____

____

Konfliktanalyse durchführen:
Versuchen Sie bitte, diesen Konflikt nach folgendem Schema zu analysieren.

Gegenstand des Konflikts? **Dem Konflikt einen Namen geben?**
Interessenanalyse? Gibt es gegensätzliche Ziele?
Wer sind die Konfliktparteien?
Wie äußerte sich der Konflikt, mit welchen Mitteln wurde er ausgetragen?
Konfliktgeschichte? Wann und wie ist er entstanden?
Lösungsmöglichkeiten?
Unterstützt Sie jemand oder **verhindert** eine Lösung?

Ein Sonderfall? Hier trifft es offenbar den Falschen.
Der berühmte »Tropfen«, der das Fass zum Überlaufen gebracht hat:
- Die eigentliche Ursache für das Ärgernis liegt woanders.
- Die schlechte Stimmung hat sich in gewisser Weise aufgestaut.
- Es trifft jetzt jemanden, der nur geringfügig dazu beigetragen hat.

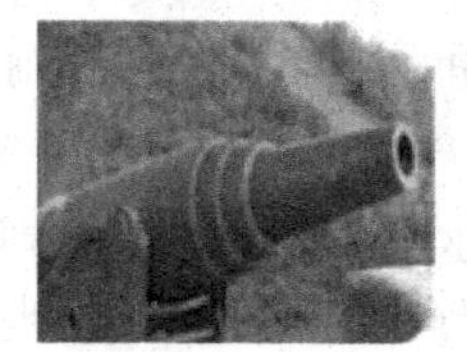

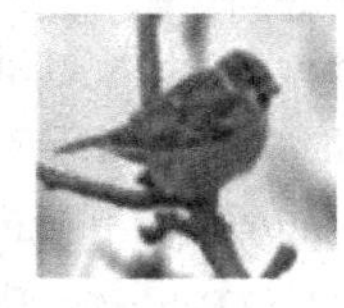

In dieser Konfliktsituation ist es besonders wichtig, die **eigentliche(n) Ursache(n)** und **die eigene Verantwortung** für das augenblickliche Unbehagen genauer zu betrachten.

Aufgabe: Haben Sie selbst Situationen erlebt, in denen Sie überreagiert haben?

Wie können Sie sich dann bestmöglich korrigieren:
Wie wollen Sie in Zukunft ähnliche Konflikte verhindern?

Arbeitsblatt 4.3: Fragen zur Konfliktbewältigung: GEHT DAS?

Bitte Zutreffendes **ankreuzen** und eigene **Erfahrungen** und **Bemerkungen** festhalten

1. Konflikte sachlich und offen ansprechen? | Ja | Nein |
   Eigene Erfahrungen/Bemerkungen:

---

2. Konflikte in jedem Fall vermeiden? | Ja | Nein |
   Eigene Erfahrungen/Bemerkungen:

---

3. Ist es möglich, immer ruhig und sachlich zu bleiben? | Ja | Nein |
   Eigene Erfahrungen/Bemerkungen:

---

4. Kooperativ und partnerschaftlich eine Lösung finden, in dem jeder auf den anderen zugeht? | Ja | Nein |
   Eigene Erfahrungen/Bemerkungen:

---

5. Schuldzuweisungen vermeiden? | Ja | Nein |
   Eigene Erfahrungen/Bemerkungen:

---

6. Ärger Gefühle zeigen, ohne den anderen zu verletzen, geht das? | Ja | Nein |
   Eigene Erfahrungen/Bemerkungen:

---

7. Sagen, dass man sich ärgert, ohne dabei abwertend zu werden? | Ja | Nein |
   Eigene Erfahrungen/Bemerkungen:

---

8. Gibt es einen Konflikt ohne Emotionen? | Ja | Nein |
   Eigene Erfahrungen/Bemerkungen:

---

9. Gelassen mit den Gefühlen des Ärgers und der Betroffenheit umgehen? | Ja | Nein |
   Eigene Erfahrungen/Bemerkungen:

---

10. Kritik so äußern, dass es den anderen nicht herabsetzt? | Ja | Nein |
Eigene Erfahrungen/Bemerkungen:

---

11. Aus Mücken keine Elefanten machen? | Ja | Nein |
Eigene Erfahrungen/Bemerkungen:

---

12. Konfliktaussprache vertagen, wenn die Erregung (»auf 180«) zu hoch ist? | Ja | Nein |
Eigene Erfahrungen/Bemerkungen:

---

13. Ruhig bleiben, wenn der andere erregt ist? | Ja | Nein |
Eigene Erfahrungen/Bemerkungen:

---

14. Kann es sinnvoll sein, die Konfliktsituation ohne weitere Reaktion zu verlassen? | Ja | Nein |
Eigene Erfahrungen/Bemerkungen:

---

15. Beruhigend auf die Konfliktparteien einwirken. Gefühle aussprechen:
»Was hat Sie jetzt so ärgerlich gemacht?« | Ja | Nein |
Eigene Erfahrungen/Bemerkungen:

---

16. Gemeinsame Lösung anstreben und Sieger und Verlierer vermeiden? | Ja | Nein |
Eigene Erfahrungen/Bemerkungen:

---

17. Frauen sind oft die besseren Vermittler? | Ja | Nein |
Eigene Erfahrungen/Bemerkungen:

---

18. Liegt dem Konflikt ein Missverständnis zu Grunde? | Ja | Nein |
Eigene Erfahrungen/Bemerkungen:

---

19. Können alle Konfliktparteien von der Auseinandersetzung profitieren? | Ja | Nein |
Eigene Erfahrungen/Bemerkungen:

---

20. Gesichtsverlust und Kränkungen im Stolz vermeiden | Ja | Nein
Eigene Erfahrungen/Bemerkungen:

---

21. Einen anerkannten neutralen Vermittler hinzuziehen? | Ja | Nein
Eigene Erfahrungen/Bemerkungen:

---

22. Erregung kann die Wahrnehmung verengen (Tunnelblick), so dass Lösungsmöglichkeiten übersehen werden. | Ja | Nein
Eigene Erfahrungen/Bemerkungen:

---

23. Ruhe schafft Durchblick? | Ja | Nein
Eigene Erfahrungen/Bemerkungen:

---

24. Freundlichkeit als Waffe einsetzen? | Ja | Nein
Eigene Erfahrungen/Bemerkungen:

---

25. Sich entschuldigen können bedeutet Stärke? | Ja | Nein
Eigene Erfahrungen/Bemerkungen:

---

26. Rechthaberei nutzt wenig? | Ja | Nein
Eigene Erfahrungen/Bemerkungen:

---

27. Ist der, der nachgibt der Verlierer? | Ja | Nein
Eigene Erfahrungen/Bemerkungen:

---

28. Tolerant sein: Unterschiedliche Auffassungen und Einstellungen gelten lassen? | Ja | Nein
Eigene Erfahrungen/Bemerkungen:

---

29. Versöhnungsrituale praktizieren (z.B. Handgeben)? | Ja | Nein
Eigene Erfahrungen/Bemerkungen:

---

30. In bestimmte Konflikte nicht einmischen?

Eigene Erfahrungen/Bemerkungen:

Ja	Nein

---

31. Der Klügere gibt nach?

Eigene Erfahrungen/Bemerkungen:

Ja	Nein

---

32. Gefühle offen aussprechen: «Das ist verletzend, trifft meinen Stolz«?

Eigene Erfahrungen/Bemerkungen:

Ja	Nein

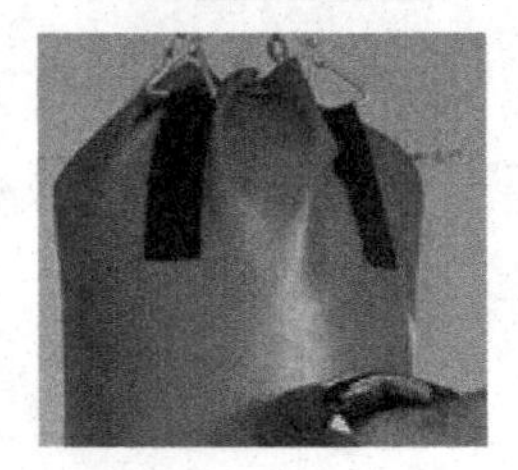

4.3 Konfliktbewältigung

Konflikte sind alltäglich, nicht ihre Vermeidung ist die Kunst, sondern ein akzeptabler Umgang damit und deren Bewältigung!

Arbeitsblatt 4.4: Konfliktbewältigung

1. Haben Sie sich in der letzten Zeit über jemanden geärgert oder verletzt gefühlt? Kam es durch die Art, *wie* miteinander geredet wurde, zu einem Konflikt? Worum ging es? *Wie* hätte das Gespräch anders, positiver verlaufen können?

___

___

___

2. Wie können Sie sich zukünftig in Situationen verhalten, in denen Streit zu eskalieren droht? Wie können Sie dem anderen Ihre Meinung sagen, z. B. Ihren Ärger ausdrücken, ohne ihn persönlich anzugreifen und beleidigend zu sein? Suchen Sie bitte nach konkreten Beispielen und machen konkrete Formulierungsvorschläge.

___

___

___

3. Wie könnten Sie damit umgehen, wenn jemand Sie provoziert und sich sehr verletzend verhält? Welche Möglichkeiten hätten Sie, um ruhig zu bleiben? Was könnten Sie zu sich selbst und was zu dem anderen sagen?

___

___

___

4. Stellen Sie sich folgende Situation vor: Sie haben sich über das Verhalten Ihres Gegenübers geärgert, sagen aber nicht, was Sie gestört hat. Später kommt es wegen einer Nichtigkeit zum Streit, die Sie normalerweise nicht so aufgeregt hätte. Die Stimmung wird noch schlechter, und beide gehen verärgert auseinander. Fällt Ihnen ein konkretes Beispiel hierzu ein? Wie könnten Sie sich in genau dieser Situation anders verhalten? Wie können Sie dem anderen deutlich machen, worum es Ihnen tatsächlich ging? Wie können Sie dafür sorgen, dass so etwas zukünftig seltener passiert?

___

___

___

4.4 Thema Partnerschaft

Arbeitsblatt 4.5: Alleinstehende mit Interesse an einer Partnerschaft

Dieser Fragebogen setzt sich mit **Wünschen**, **Vorstellungen** und **Einstellungen** zu einer zukünftigen Partnerschaft auseinander. Gibt es z. B. vor Eingang einer neuen Beziehung noch Probleme aus der Vergangenheit zu bewältigen? Wie können Sie einen neuen Partner finden? Und wie und wann sprechen Sie von Ihrer Abhängigkeit?

Bitte beurteilen Sie jede der folgenden Aussagen nach Ihrer persönlichen Wichtigkeit und kreuzen die zutreffende Zahl an. Zu den einzelnen Kategorien können jeweils eigene Ideen und Anmerkungen festgehalten werden. Das Ergebnis eignet sich als **Gesprächsgrundlage** z. B. in der Selbsthilfe- oder Therapiegruppe sowie zum Austausch mit Therapeuten und anderen wichtigen Personen. Je weiter Sie das Kreuz nach rechts setzen, umso größer ist die Bedeutung einer Aussage für Sie.

Selbsteinschätzung der Bedeutung für Sie

0 – 1 - 2 – 3 – 4 – 5 – 6
keine Bedeutung … **sehr hohe Bedeutung**

Was ist anders, wenn Sie wieder einen Partner haben?

Treue spielt wieder eine Rolle **0-1-2-3-4-5-6**
Mehr Kontrolle (von außen) **0-1-2-3-4-5-6**
Einsamkeit verschwindet; weniger allein sein **0-1-2-3-4-5-6**
Tagesablauf ändert sich **0-1-2-3-4-5-6**
Mehr Verantwortung **0-1-2-3-4-5-6**
Andere Tagespläne **0-1-2-3-4-5-6**
Wieder Zärtlichkeit **0-1-2-3-4-5-6**
Das Gefühl, geliebt zu werden **0-1-2-3-4-5-6**
Alltägliche Dinge zelebrieren (etwas schön machen) **0-1-2-3-4-5-6**
Schmetterlinge im Bauch **0-1-2-3-4-5-6**
Freude **0-1-2-3-4-5-6**
Freizeitgestaltung wird schöner **0-1-2-3-4-5-6**
Sexualleben **0-1-2-3-4-5-6**
Gefühlswelt **0-1-2-3-4-5-6**
Wärme **0-1-2-3-4-5-6**
Gemeinsame Erlebnisse; gemeinsame Freizeitgestaltung **0-1-2-3-4-5-6**
Intensivere Erlebnisse **0-1-2-3-4-5-6**
Nähe **0-1-2-3-4-5-6**
Zukunftspläne **0-1-2-3-4-5-6**
Kinderwunsch **0-1-2-3-4-5-6**
Vertrauen aufbauen **0-1-2-3-4-5-6**
Kompromisse schließen **0-1-2-3-4-5-6**
Größerer Bekanntenkreis **0-1-2-3-4-5-6**
Schwierigkeiten gemeinsam meistern **0-1-2-3-4-5-6**
Gegenseitige Hilfe im Haushalt **0-1-2-3-4-5-6**

Zusätzliche Äußerungen:

____

____

____

Wie stellen Sie sich Ihren zukünftigen Partner vor?

Ehrlich 0-1-2-3-4-5-6
Zuverlässig 0-1-2-3-4-5-6
Humorvoll 0-1-2-3-4-5-6
Verständnisvoll 0-1-2-3-4-5-6
Stark 0-1-2-3-4-5-6
Suchtfrei 0-1-2-3-4-5-6
Gute Figur 0-1-2-3-4-5-6
Menschlich 0-1-2-3-4-5-6
Gepflegt 0-1-2-3-4-5-6
Wild 0-1-2-3-4-5-6
Spontan 0-1-2-3-4-5-6
Gleiche Interessen 0-1-2-3-4-5-6
Klar 0-1-2-3-4-5-6
Treu 0-1-2-3-4-5-6
Romantisch 0-1-2-3-4-5-6
Diskutierfähig 0-1-2-3-4-5-6
Guter Zuhörer 0-1-2-3-4-5-6
Kritikfähig 0-1-2-3-4-5-6
Selbstbewusst 0-1-2-3-4-5-6
Liebevoll 0-1-2-3-4-5-6
Kumpelhaft 0-1-2-3-4-5-6
Fraulich/feminin bzw. männlich/maskulin 0-1-2-3-4-5-6
Aktiv 0-1-2-3-4-5-6
Gepflegtes Erscheinungsbild 0-1-2-3-4-5-6
Flexibel 0-1-2-3-4-5-6
Intelligent 0-1-2-3-4-5-6
Im Berufleben stehend 0-1-2-3-4-5-6
Sportlich 0-1-2-3-4-5-6
Selbstständig 0-1-2-3-4-5-6
Verständnisvoll 0-1-2-3-4-5-6
Zielgerichtet 0-1-2-3-4-5-6
Über vieles miteinander reden können 0-1-2-3-4-5-6
Experimentierfreudig 0-1-2-3-4-5-6
Offen 0-1-2-3-4-5-6
Miteinander lachen können 0-1-2-3-4-5-6
Ernährungsbewusst 0-1-2-3-4-5-6
Konsequent 0-1-2-3-4-5-6
Anschmiegsam 0-1-2-3-4-5-6
Gut küssen können 0-1-2-3-4-5-6
Interesse an Sexualität 0-1-2-3-4-5-6

Zusätzliche Eigenschaften:

____

____

____

____

Wie und wo können Sie Ihren neuen Partner kennen lernen? Denken Sie bitte nicht nur an Orte.

Cafés **0-1-2-3-4-5-6**
Arbeitsplatz **0-1-2-3-4-5-6**
Beim Einkaufen **0-1-2-3-4-5-6**
Frisörbesuch **0-1-2-3-4-5-6**
Beim Sport **0-1-2-3-4-5-6**
Im Internet **0-1-2-3-4-5-6**
Im Kaufhaus **0-1-2-3-4-5-6**
Spaziergang mit Hund **0-1-2-3-4-5-6**
In Vereinen **0-1-2-3-4-5-6**
Auf dem Flohmarkt **0-1-2-3-4-5-6**
Kontaktanzeige **0-1-2-3-4-5-6**
Im Lokal **0-1-2-3-4-5-6**
An der Uni **0-1-2-3-4-5-6**
Selbsthilfegruppe **0-1-2-3-4-5-6**
Religiöse Gemeinschaften **0-1-2-3-4-5-6**
Über Familie und Bekannte **0-1-2-3-4-5-6**
Disco/Tanzveranstaltungen **0-1-2-3-4-5-6**
Beim Bus oder Zug fahren **0-1-2-3-4-5-6**
Öffentliche Orte **0-1-2-3-4-5-6**

Zusätzliche Möglichkeiten:

____

____

____

____

Sprechen Sie über ihr Suchtproblem? Wie tun Sie das? Wann ist der richtige Zeitpunkt?

Nicht sofort, je nach Gefühl **0-1-2-3-4-5-6**
Bei gegenseitigem Vertrauen **0-1-2-3-4-5-6**
Im persönlichen Gespräch **0-1-2-3-4-5-6**
Sachlich, faktisch **0-1-2-3-4-5-6**
Ja, und zwar direkt beim Erstkontakt im Laufe des Gesprächs **0-1-2-3-4-5-6**

Zusätzliche Äußerungen:

____

____

____

____

Was möchten Sie in einer neuen Partnerschaft anders machen als in früheren Beziehungen?

Interesse zeigen **0-1-2-3-4-5-6**
Offener und mehr Reden **0-1-2-3-4-5-6**
Ehrlich sein **0-1-2-3-4-5-6**
Treu sein **0-1-2-3-4-5-6**
Geduld zeigen **0-1-2-3-4-5-6**
Probleme besprechen **0-1-2-3-4-5-6**
Besser zuhören können **0-1-2-3-4-5-6**
Romantisch sein **0-1-2-3-4-5-6**
Wünsche und Bedürfnisse auszusprechen **0-1-2-3-4-5-6**
Aktiver sein **0-1-2-3-4-5-6**
Gleichberechtigung **0-1-2-3-4-5-6**
Selbstständig bleiben **0-1-2-3-4-5-6**
Nicht einengen **0-1-2-3-4-5-6**
Nicht kontrollieren **0-1-2-3-4-5-6**
Kompromissbereiter sein **0-1-2-3-4-5-6**
Nicht zu oft nachgeben **0-1-2-3-4-5-6**
Den Partner ernst nehmen **0-1-2-3-4-5-6**
Partnerschaft pflegen **0-1-2-3-4-5-6**
Kleine Aufmerksamkeiten **0-1-2-3-4-5-6**
Sich nicht vom Alltag überrollen lassen **0-1-2-3-4-5-6**
Den Partner nicht als selbstverständlich betrachten **0-1-2-3-4-5-6**
Den Partner nicht betrügen, hintergehen, ihm etwas vormachen **0-1-2-3-4-5-6**

Zusätzliche Veränderungen:

____

____

____

____

Wie können Sie Ihre Eigenständigkeit bewahren und trotzdem Nähe zulassen?

Eigene Interessen und Hobbys im angemessenen Rahmen pflegen **0-1-2-3-4-5-6**
Eigenen Freundeskreis pflegen **0-1-2-3-4-5-6**
Sinnvolle Form der Abgrenzung finden **0-1-2-3-4-5-6**
Grenzen vereinbaren und einhalten **0-1-2-3-4-5-6**
Viele Gespräche darüber führen **0-1-2-3-4-5-6**
Toleranz entwickeln **0-1-2-3-4-5-6**
Sich nicht aushalten lassen. Finanzielle Unabhängigkeit in der partnerschaftlichen und häuslichen Gemeinschaft **0-1-2-3-4-5-6**
Schaffen von Freiräumen für individuelle Wünsche und Bedürfnisse **0-1-2-3-4-5-6**
Rückzugsmöglichkeiten schaffen (für beide) **0-1-2-3-4-5-6**
Sich nicht hängen lassen, sich nicht abhängig machen **0-1-2-3-4-5-6**

Zusätzliche Äußerungen:

____

____

____

____

Welche Gründe könnte Eifersucht haben?

Persönliche Unsicherheit **0-1-2-3-4-5-6**
Geringes Selbstvertrauen/Minderwertigkeitsgefühle (z. B. durch eigene Arbeitslosigkeit) **0-1-2-3-4-5-6**
Schlechte Erfahrungen **0-1-2-3-4-5-6**
Zu verschiedene Interessen **0-1-2-3-4-5-6**
Zu große Ausstrahlungskraft auf das andere Geschlecht **0-1-2-3-4-5-6**
Partner ist zu tolerant **0-1-2-3-4-5-6**
Unregelmäßige Feierabende (der Partner hat oft keine Zeit) **0-1-2-3-4-5-6**

Zusätzliche Gründe:

____

____

____

____

Wie gehen Sie mit Eifersucht um?

Offen sein **0-1-2-3-4-5-6**
Ehrlichkeit pflegen **0-1-2-3-4-5-6**
Gespräch suchen **0-1-2-3-4-5-6**
Fair miteinander umgehen **0-1-2-3-4-5-6**
Vertrauen zeigen **0-1-2-3-4-5-6**
Auffälliges Verhalten ansprechen **0-1-2-3-4-5-6**
Keine Kontrolle **0-1-2-3-4-5-6**
Aggressionsfrei **0-1-2-3-4-5-6**
Gefühle der Unsicherheit aushalten **0-1-2-3-4-5-6**
Mit Freunden darüber reden **0-1-2-3-4-5-6**

Zusätzliche Äußerungen:

____

____

____

____

Haben Sie noch eine alte Trennung zu überwinden? Wenn ja – was hilft?

Sich Zeit für eine neue feste Beziehung lassen **0-1-2-3-4-5-6**
Mit anderen über frühere Verletzungen sprechen **0-1-2-3-4-5-6**
Selbstvertrauen wiedergewinnen **0-1-2-3-4-5-6**
Traurig sein – Gefühle zulassen **0-1-2-3-4-5-6**
Mit dem Ex-Partner das Gespräch suchen **0-1-2-3-4-5-6**
Über eigene Versäumnisse nachdenken **0-1-2-3-4-5-6**
Sich die negativen Seiten des anderen ins Gedächtnis rufen **0-1-2-3-4-5-6**
Spezielle Selbsthilfegruppen besuchen **0-1-2-3-4-5-6**
Wieder mehr weggehen **0-1-2-3-4-5-6**
Sich Zeit nehmen, zu sich selbst zu finden **0-1-2-3-4-5-6**
Über Fragen des Vertrauens sprechen **0-1-2-3-4-5-6**
Schlechte Erfahrungen nicht verallgemeinern **0-1-2-3-4-5-6**
Auf eine bessere Chance hoffen **0-1-2-3-4-5-6**

Zusätzliche Äußerungen:

____

____

____

____

Arbeitsblatt 4.6: Fünf Auslöser für Streit in der Partnerschaft

Probleme in Partnerschaften entstehen häufig in **fünf Hauptbereichen**. Oftmals kommt es wegen unterschiedlicher Einstellungen und Verhaltensweisen bezüglich dieser Themen zu Konflikten und Streit.

1. Geld

Persönliche Erfahrungen und Bewertungen dazu: ____________________

____

____

2. Erziehung

Persönliche Erfahrungen und Bewertungen dazu: ____________________

____

____

3. Ordnung

Persönliche Erfahrungen und Bewertungen dazu: ____________________

____

____

4. Vertrauen gegenüber dem Partner (z. B. im Zusammenhang mit Treue)

Persönliche Erfahrungen und Bewertungen dazu: ____________________

____

____

5. Bedürfnis nach Harmonie (wie viel, wie oft und worüber darf diskutiert bzw. gestritten werden)

Persönliche Erfahrungen und Bewertungen dazu: ____________________

____

____

Arbeitsblatt 4.7: Patient/Partner-Übereinstimmungsbogen

In diesem Partnerschaftsbogen sind eine Vielzahl von **Einstellungen** und **Verhaltensweisen** zur Beziehung und Suchtkrankheit zu bewerten. Nehmen beide Partner teil, ist ein direkter Vergleich ihrer Einschätzungen möglich. Bitte füllen Sie den Bogen in diesem Falle zunächst unabhängig voneinander aus. Die Ergebnisse bilden eine gute Grundlage für ein Paargespräch/eine Einzeltherapie und Diskussionen innerhalb der Partnerschaft. Je weiter Sie Ihr Kreuz nach rechts setzen, umso stärker ist die Bedeutung für Sie.

Bitte beurteilen Sie jede der folgenden Aussagen nach Ihrer persönlichen Wichtigkeit.

ausgefüllt: vom Patienten ( )

vom Partner ( )
(bitte ankreuzen)

Selbsteinschätzung der Bedeutung für Sie

0 – 1 - 2 – 3 – 4 – 5 – 6
keine Bedeutung ... **sehr hohe Bedeutung**

Wie können Sie Ihren Partner in die Therapie einbeziehen?

Partner mit in das Therapiegeschehen einbeziehen **0-1-2-3-4-5-6**
Offen über alles sprechen **0-1-2-3-4-5-6**
Teil des Organisatorischen übernehmen **0-1-2-3-4-5-6**
Über das neu Gelernte mit dem Partner sprechen **0-1-2-3-4-5-6**
Mitteilung über Erfolge und Rückschläge **0-1-2-3-4-5-6**
Einsichten über negative Erlebnisse mitteilen **0-1-2-3-4-5-6**
Paargespräche/Partnerseminare **0-1-2-3-4-5-6**
Den Partner dazu motivieren, in eine Angehörigengruppe zu gehen **0-1-2-3-4-5-6**
Transparenz im Finanzwesen **0-1-2-3-4-5-6**
Briefe schreiben/regelmäßige Telefonate **0-1-2-3-4-5-6**
Den Partner mit in die Selbsthilfegruppe nehmen **0-1-2-3-4-5-6**
Das Suchtverhalten als Krankheit ansehen **0-1-2-3-4-5-6**
Kommunikation zwischen beiden verbessern **0-1-2-3-4-5-6**

Welche konkreten Probleme haben sich für den Partner aus der Suchtkrankheit ergeben?

Misstrauen/Vertrauensbruch **0-1-2-3-4-5-6**
Sorgen **0-1-2-3-4-5-6**
Zweifel **0-1-2-3-4-5-6**
Schlafstörung **0-1-2-3-4-5-6**
Geldsorgen **0-1-2-3-4-5-6**
Unruhe **0-1-2-3-4-5-6**
Depressive Verstimmung **0-1-2-3-4-5-6**
Mutlosigkeit **0-1-2-3-4-5-6**
Finanzielle Probleme **0-1-2-3-4-5-6**
Gesundheitliche Probleme **0-1-2-3-4-5-6**
Liebesverlust **0-1-2-3-4-5-6**
Sexuelle Probleme **0-1-2-3-4-5-6**
Suizidgedanken **0-1-2-3-4-5-6**
Zwangsgedanken **0-1-2-3-4-5-6**
Ängste **0-1-2-3-4-5-6**
Beziehung wird zur Hassliebe oder Zweckbeziehung **0-1-2-3-4-5-6**
Stress **0-1-2-3-4-5-6**

Wünsche/Bedürfnisse des Partners treten in den Hintergrund 0-1-2-3-4-5-6
Eifersucht 0-1-2-3-4-5-6
Aggressivität 0-1-2-3-4-5-6
Verlust von Freunden/Bekannten 0-1-2-3-4-5-6
Ausgrenzung 0-1-2-3-4-5-6

Gibt es Situationen, durch die das Vertrauensverhältnis gestört wurde?
Tausendmal versprochen, tausendmal gebrochen 0-1-2-3-4-5-6
Zu oft etwas verheimlicht, verschwiegen und gelogen 0-1-2-3-4-5-6
Zu oft später gekommen als geplant 0-1-2-3-4-5-6
Anstatt einzukaufen, Suchtmittel konsumiert 0-1-2-3-4-5-6
Statt Schulden zu begleichen, Geld für Suchtmittel ausgegeben 0-1-2-3-4-5-6
Fremdgehen 0-1-2-3-4-5-6

Gibt es gegenseitige Vorwürfe? Wenn ja, welche?
»Du hast mich beleidigt, deswegen habe ich zum Suchtmittel gegriffen.« 0-1-2-3-4-5-6
»Du hast mich nicht ernst genommen.« 0-1-2-3-4-5-6
»Trennungsgespräche haben mich wieder zum Suchtmittelgebrauch geführt.« 0-1-2-3-4-5-6
Meckern über Kleinigkeiten, die aufgebauscht wurden 0-1-2-3-4-5-6
»Du machst alles kaputt durch deine Sucht.« 0-1-2-3-4-5-6
»Du liebst mich nicht.« 0-1-2-3-4-5-6
»Du verstehst mich nicht.« 0-1-2-3-4-5-6
»Wir haben nur aneinander vorbei gelebt.« 0-1-2-3-4-5-6
»Du machst nichts mehr für mich.« 0-1-2-3-4-5-6
»Du denkst nur noch an dich.« 0-1-2-3-4-5-6
»Mach doch, was du willst.« 0-1-2-3-4-5-6
»Ich denke nur an dich, was soll ich denn noch alles tun?« 0-1-2-3-4-5-6
»Mir ist doch alles egal.« 0-1-2-3-4-5-6
»Was du immer hast.« 0-1-2-3-4-5-6
»Du kriegst nichts auf die Reihe.« 0-1-2-3-4-5-6
»Du machst alles kaputt.« 0-1-2-3-4-5-6
»Du vertraust mir nicht.« 0-1-2-3-4-5-6
»Du betrügst mich.« 0-1-2-3-4-5-6
»Du kannst es nicht lassen.« 0-1-2-3-4-5-6
»Du bist faul.« 0-1-2-3-4-5-6
»Du verprasst das Geld.« 0-1-2-3-4-5-6
»Du achtest nie auf den Haushalt.« 0-1-2-3-4-5-6

Wie gehen Sie damit um, wenn der Partner über seine Erlebnisse sprechen möchte?
»Ich stelle mich den Gesprächen.« 0-1-2-3-4-5-6
»Ich versuche mich in die Lage meines Partners zu versetzen.« 0-1-2-3-4-5-6
Mut haben, über alles zu sprechen 0-1-2-3-4-5-6
Selbstvertrauen haben 0-1-2-3-4-5-6
Eigene Fehler einsehen 0-1-2-3-4-5-6
»Ich werde mir Mühe geben, dich nicht mehr zu enttäuschen.« 0-1-2-3-4-5-6
Versuchen, die Enttäuschung zu verstehen und um Verzeihung bitten 0-1-2-3-4-5-6

Was tun, wenn frühere Ereignisse die Partnerschaft belasten und der Partner Schwierigkeiten hat, damit zurechtzukommen?
Verletzungen als Folge des Suchtverhaltens erkennen. 0-1-2-3-4-5-6
Gespräche darüber führen 0-1-2-3-4-5-6
Bei Bedarf therapeutische Hilfe in Anspruch nehmen 0-1-2-3-4-5-6
Durch konkretes Verhalten beweisen, dass der Partner wieder Vertrauen haben kann 0-1-2-3-4-5-6

Mehr gemeinsam unternehmen 0-1-2-3-4-5-6
Sehr viel Geduld aufbringen 0-1-2-3-4-5-6
Erlebnisse nicht vergessen, damit diese nicht noch einmal eintreten 0-1-2-3-4-5-6
Konfliktsituationen frühzeitig erkennen 0-1-2-3-4-5-6
Oder so gut wie möglich damit umgehen (keine Eskalation) 0-1-2-3-4-5-6
Kompromissbereitschaft 0-1-2-3-4-5-6
Zuhören 0-1-2-3-4-5-6
Sich Zeit nehmen 0-1-2-3-4-5-6
Eigenbild/Fremdbild überprüfen 0-1-2-3-4-5-6
Ausreden lassen 0-1-2-3-4-5-6
Angemessenen Rahmen für das Gespräch schaffen 0-1-2-3-4-5-6
Kritik annehmen 0-1-2-3-4-5-6
Professionelle Hilfe aufsuchen (z. B. Psychologe) 0-1-2-3-4-5-6
Gruppenbesuche 0-1-2-3-4-5-6
Akzeptieren, dass Probleme bestehen 0-1-2-3-4-5-6

Wodurch könnte der Partner Hilfe bekommen?

Selbsthilfegruppe für Angehörige besuchen 0-1-2-3-4-5-6
Suchtberatungsstelle aufsuchen 0-1-2-3-4-5-6
Im Freundeskreis offen mit allem umgehen und sich somit Hilfe holen 0-1-2-3-4-5-6
Sich Mühe geben, damit es aufwärts geht 0-1-2-3-4-5-6
Den Partner darüber informieren, welches Verständnis von Therapie man hat 0-1-2-3-4-5-6
Sichtbare Veränderung im eigenen Verhalten 0-1-2-3-4-5-6
Für den anderen da sein, wenn man gebraucht wird 0-1-2-3-4-5-6
Schutz und Sicherheit bieten 0-1-2-3-4-5-6
Toleranz zeigen 0-1-2-3-4-5-6
Seelsorger aufsuchen 0-1-2-3-4-5-6
Paargespräche nach der Therapie weiterführen 0-1-2-3-4-5-6
Eltern/Verwandte einbeziehen 0-1-2-3-4-5-6
Liebe/Zuwendung öfter zeigen 0-1-2-3-4-5-6

Soll sich etwas an der Partnerschaft ändern? Wenn ja – was genau?

Nichts mehr für selbstverständlich halten 0-1-2-3-4-5-6
Miteinander an einem Strang ziehen 0-1-2-3-4-5-6
Sexualleben verbessern 0-1-2-3-4-5-6
Nicht so oft allein weggehen, sondern gemeinsam etwas unternehmen 0-1-2-3-4-5-6
Vorwürfe und Schuldgefühle abbauen 0-1-2-3-4-5-6
Mehr über die Suchtprobleme reden 0-1-2-3-4-5-6
Die Liebe wieder zum Leben erwecken und aufblühen lassen 0-1-2-3-4-5-6
Neue Ziele 0-1-2-3-4-5-6
Getrennte Wohnungen 0-1-2-3-4-5-6
Getrennte Konten 0-1-2-3-4-5-6
Freiräume schaffen 0-1-2-3-4-5-6
Gemeinsame Interessen aufbauen 0-1-2-3-4-5-6
Vorgenommene Absichten nicht in der Routine des Alltags untergehen lassen 0-1-2-3-4-5-6
Täglich für die Partnerschaft kämpfen 0-1-2-3-4-5-6
Behutsam/sorgsam sein 0-1-2-3-4-5-6
Eigene Persönlichkeit bewahren 0-1-2-3-4-5-6
Bestimme Zeiten für Gespräche festlegen 0-1-2-3-4-5-6
Tag gut und sinnvoll strukturieren 0-1-2-3-4-5-6
Weniger fernsehen 0-1-2-3-4-5-6

Welche Gründe könnte Eifersucht haben?

Heimlichkeiten **0-1-2-3-4-5-6**
»Der Partner glaubte, dass ich fremdgehe, dabei ging ich meiner Suchtbefriedigung nach.« **0-1-2-3-4-5-6**
Zu spät nach Hause kommen **0-1-2-3-4-5-6**
»Die Partner(in) guckt andere Männer/Frauen so an, wie man es selbst möchte.« **0-1-2-3-4-5-6**
Langes Chatten im Internet **0-1-2-3-4-5-6**
Keine Aufmerksamkeit mehr bekommen **0-1-2-3-4-5-6**
Mit anderen lange Gespräche am Telefon **0-1-2-3-4-5-6**
Sich nach dem Sex sofort abwenden **0-1-2-3-4-5-6**
Verbringt mehr Zeit mit anderen **0-1-2-3-4-5-6**
»Er/sie bringt zu häufig Geschenke mit.« **0-1-2-3-4-5-6**
»Redet mehr über Arbeitskollegen als über den Partner.« **0-1-2-3-4-5-6**
Überstunden **0-1-2-3-4-5-6**
Seltener Sex **0-1-2-3-4-5-6**
Gepflegteres Äußeres als sonst **0-1-2-3-4-5-6**
Häufig nicht ans Telefon gehen **0-1-2-3-4-5-6**
Ausweichen vor Gesprächen **0-1-2-3-4-5-6**
Hinhaltetaktik **0-1-2-3-4-5-6**
»Nervöser« Umgang mit dem Handy **0-1-2-3-4-5-6**

Wie gehe ich mit Eifersucht um?

Bedenken offen ansprechen **0-1-2-3-4-5-6**
Freiwillig Rechenschaft über Abwesenheiten etc. ablegen **0-1-2-3-4-5-6**
Ruhe bewahren **0-1-2-3-4-5-6**
Nicht durchdrehen, wenn irgendwelche Vorwürfe entstehen **0-1-2-3-4-5-6**
»Ich gebe zu, dass ich eifersüchtig bin.« **0-1-2-3-4-5-6**
»Ich spreche mit dem Partner darüber, dass ich mich betrogen fühle.« **0-1-2-3-4-5-6**
»Ich höre damit auf, es zu verdrängen.« **0-1-2-3-4-5-6**
Tolerant bleiben **0-1-2-3-4-5-6**
Kontrolle vermeiden **0-1-2-3-4-5-6**
Nicht hinter dem Rücken schlecht über den anderen reden **0-1-2-3-4-5-6**
Wünsche/Bedürfnisse formulieren **0-1-2-3-4-5-6**
Sich selbst hinterfragen **0-1-2-3-4-5-6**
Dem Partner Glauben schenken und vertrauen **0-1-2-3-4-5-6**
Kompromisse eingehen **0-1-2-3-4-5-6**

Wie kann übermäßige Eifersucht vermieden, Vertrauen geschaffen und erhalten werden?

Auf das eigene Verhalten achten **0-1-2-3-4-5-6**
Unnötige Provokation vermeiden **0-1-2-3-4-5-6**
Keine falschen Schlussfolgerungen ziehen **0-1-2-3-4-5-6**
Vorher nachfragen **0-1-2-3-4-5-6**
Gesundes Selbstvertrauen **0-1-2-3-4-5-6**
Nicht alles auf die »Goldwaage« legen **0-1-2-3-4-5-6**
Dem anderen die Gefühle zeigen **0-1-2-3-4-5-6**
Freiräume lassen **0-1-2-3-4-5-6**
Situationen aus der Sicht des anderen sehen **0-1-2-3-4-5-6**
Negative Gedanken vermeiden, damit Eifersucht nicht zustande kommt **0-1-2-3-4-5-6**
Ehrlichkeit sich selbst gegenüber schafft Vertrauen **0-1-2-3-4-5-6**
Paartherapie, Eheberatung **0-1-2-3-4-5-6**

Wie kann ich meine Eigenständigkeit bewahren und trotzdem Nähe zu lassen?
Wozu ist die Eigenständigkeit gut?

Mit beiden Beinen im Leben stehen **0-1-2-3-4-5-6**
Sich nahe sein, ohne den Partner zu bevormunden **0-1-2-3-4-5-6**
Selbstbewusst und gelassen sein, um stabil zu bleiben **0-1-2-3-4-5-6**
Eigenständigkeit ist ein Mittel gegen Suchtdruck **0-1-2-3-4-5-6**
Nicht klammern **0-1-2-3-4-5-6**
Eigener Bekanntenkreis **0-1-2-3-4-5-6**
Eigene Interessen/Bedürfnisse nicht außer Acht lassen **0-1-2-3-4-5-6**
Gleichberechtigte Partnerschaft führen **0-1-2-3-4-5-6**
Nicht vom anderen abhängig werden **0-1-2-3-4-5-6**
Jeder soll Zeit für sich selbst haben **0-1-2-3-4-5-6**
Gemeinsam die Freiräume festlegen **0-1-2-3-4-5-6**

In welchen vergangenen und aktuellen Situationen gibt es Konflikte, die zu Ärger und Aggressivität führen?
Welche Gründe gibt es?

Zu viel Arbeit **0-1-2-3-4-5-6**
Zu wenig Zeit **0-1-2-3-4-5-6**
Stresssituationen **0-1-2-3-4-5-6**
Kindererziehung **0-1-2-3-4-5-6**
Verschiedene Meinungen **0-1-2-3-4-5-6**
Rechthaberei **0-1-2-3-4-5-6**
Eifersucht **0-1-2-3-4-5-6**
Provokation **0-1-2-3-4-5-6**
Misstrauen **0-1-2-3-4-5-6**
Arbeitslosigkeit **0-1-2-3-4-5-6**
Antriebslosigkeit **0-1-2-3-4-5-6**
Langeweile **0-1-2-3-4-5-6**
Vorwürfe **0-1-2-3-4-5-6**
Einmischung von Schwiegereltern oder Eltern **0-1-2-3-4-5-6**
Heimlichtuerei, Unehrlichkeit **0-1-2-3-4-5-6**
Wenn die Liebe nachlässt **0-1-2-3-4-5-6**
Zu wenig Freiraum, Kontrolle **0-1-2-3-4-5-6**
Ungünstige Rollenverteilung **0-1-2-3-4-5-6**
Triebhaftigkeit, den anderen bedrängen **0-1-2-3-4-5-6**
Respektlosigkeit **0-1-2-3-4-5-6**
Unterschiedliche Meinungen über Freundeskreis **0-1-2-3-4-5-6**
Egoismus **0-1-2-3-4-5-6**
Alkohol, Drogen, süchtige Medikamenteneinnahme **0-1-2-3-4-5-6**
Misstrauen: »Wo warst du, hast du heute wieder Drogen genommen/getrunken?« **0-1-2-3-4-5-6**
»Du bist ewig weg, lässt mich alleine, wo kommst du her?« **0-1-2-3-4-5-6**
»Wie siehst du heute aus?« **0-1-2-3-4-5-6**
»Wenn du nicht aufhörst, ziehe ich aus.« **0-1-2-3-4-5-6**
»Was sollen die Nachbarn denken?« **0-1-2-3-4-5-6**
»Ich werde damit alleine fertig.« **0-1-2-3-4-5-6**
»Das dumme Gefrage nach dem Wieso und Warum.« **0-1-2-3-4-5-6**
»Du hast eine andere/einen anderen.« **0-1-2-3-4-5-6**
Nicht im Haushalt helfen **0-1-2-3-4-5-6**
Unaufmerksamkeiten im Umgang miteinander **0-1-2-3-4-5-6**
Launen und Stimmungen **0-1-2-3-4-5-6**
Psychische Gewalt, vom Partner ausgehend **0-1-2-3-4-5-6**
Unterschiedliche Vorstellungen von Freizeitgestaltung **0-1-2-3-4-5-6**
Unaufgeräumte Wohnung **0-1-2-3-4-5-6**

Liebesentzug 0-1-2-3-4-5-6
Gemeinsame Pläne werden über den Haufen geworfen 0-1-2-3-4-5-6
Aufwärmen alter Geschichten 0-1-2-3-4-5-6

Welche Strategien kann man anwenden, um Streit nicht eskalieren zu lassen?
Feste Absprachen darüber, wie man konstruktiv streitet 0-1-2-3-4-5-6
Grenzen festlegen 0-1-2-3-4-5-6
Familiengespräche, evtl. auch Familientherapie 0-1-2-3-4-5-6
Einbeziehung bei der Arbeitssuche 0-1-2-3-4-5-6
Selbst ehrlich sein, Vermeidung von Notlügen 0-1-2-3-4-5-6
Gemeinsame »Highlights« 0-1-2-3-4-5-6
Keinen unnötigen Stress verursachen: mehr Lob und Anerkennung 0-1-2-3-4-5-6
Abgesprochene Zeiten einhalten 0-1-2-3-4-5-6
Klare, faire Aufteilung von Pflichten 0-1-2-3-4-5-6
Keine Beleidigungen 0-1-2-3-4-5-6
Sich nicht gehen lassen (Pflege) 0-1-2-3-4-5-6
Erst denken, dann reden 0-1-2-3-4-5-6
Kontrolle beim Streit: Situation verlassen 0-1-2-3-4-5-6
Auseinandersetzung auf einen späteren Zeitpunkt verlegen 0-1-2-3-4-5-6
Reizthemen im passenden Moment ansprechen 0-1-2-3-4-5-6
Eigene Bedürfnisse einfühlend mitteilen 0-1-2-3-4-5-6
Manipulation vermeiden 0-1-2-3-4-5-6
Gemeinsam mit dem Partner in eine Selbsthilfegruppe gehen 0-1-2-3-4-5-6
Zuhören, ausreden lassen 0-1-2-3-4-5-6
Gefühle des Partners ernst nehmen 0-1-2-3-4-5-6
Kritik nicht zu persönlich nehmen 0-1-2-3-4-5-6
Versuche der Beruhigung 0-1-2-3-4-5-6
Selbstbeherrschung 0-1-2-3-4-5-6
Versuchen, den Überblick zu behalten, sich der Situation bewusst sein 0-1-2-3-4-5-6
Taktisch vorgehen – nicht alles auf einmal lösen wollen 0-1-2-3-4-5-6
Nicht übertreiben 0-1-2-3-4-5-6
Einsicht zeigen: Argumente des anderen ernst nehmen 0-1-2-3-4-5-6
Eine andere Meinung akzeptieren 0-1-2-3-4-5-6
Versuchen, sachlich zu bleiben 0-1-2-3-4-5-6
Fehler eingestehen 0-1-2-3-4-5-6
Sich entschuldigen können 0-1-2-3-4-5-6
Die Art zu streiten thematisieren 0-1-2-3-4-5-6

Wie gelingt es am besten, sexuelle Probleme und Wünsche zu thematisieren? Bitte an konkrete Beispiele denken!
Wünsche offen äußern 0-1-2-3-4-5-6
Zusammen Lektüre lesen 0-1-2-3-4-5-6
Reizthema in entspannter Atmosphäre und bei genügend Zeit ansprechen 0-1-2-3-4-5-6
Die Wünsche des Partners respektieren 0-1-2-3-4-5-6
Taktvoll und ohne Vorwürfe Dinge besprechen 0-1-2-3-4-5-6
Zärtlichkeit 0-1-2-3-4-5-6
Sich in dem Arm nehmen 0-1-2-3-4-5-6
Dem anderen zeigen, begehrt zu sein 0-1-2-3-4-5-6
In therapeutischen Gruppen, mit anderen Paaren 0-1-2-3-4-5-6
Zusammen experimentieren, was beiden gefällt 0-1-2-3-4-5-6
Abklären der Toleranzgrenzen 0-1-2-3-4-5-6
Rücksichtnahme 0-1-2-3-4-5-6

4.5 Rollenspiele

Es ist von Vorteil, **gewünschtes Verhalten** in der Therapiesituation zu **erproben**, nicht nur darüber zu reden oder es sich vorzunehmen, sondern in die Tat umzusetzen.

Gewünschtes Verhalten in realen Situationen einüben

Verhalten, das in Szenen gespielt wird, lässt sich leichter auf reale Situationen anwenden. Der Phantasie sind dabei kaum Grenzen gesetzt, sich **Spielszenen auszudenken**, die in sozialen Situationen von Bedeutung sind.

Es kann sich um Beziehungsprobleme im Allgemeinen oder um Situationen in Zusammenhang mit Suchtthemen handeln. Häufig muss man zunächst Ängste, eine Rolle zu übernehmen, abbauen. Deshalb ist eine Rolle auch mit mehreren »Spielern« zu besetzen. Ein bisschen Lampenfieber ist normal.

Eine gute Vorbereitung und Absprache des Themas, eine Diskussion darüber, was an einer Situation interessant und darstellenswert ist, erleichtern das Herangehen schon erheblich. Die Rollenspieler setzen sich zuvor zusammen und »hecken« den gemeinsamen Plan und die Rollenverteilung aus. Die angeführten Beispiele sind beliebig zu verändern oder erweitern.

Arbeitsblatt 4.8: Rollenspiele

Situation: Abbau von Misstrauen bei Alkohol-, Drogen- und Medikamentenabhängigkeit (nach der Therapie)

1. Situation in der Kleingruppe diskutieren.
2. Führen Sie den Konflikt im Rollenspiel weiter aus!

Rollen möglichst mit mehreren Personen besetzen!

Spielszene:
Partnerin oder guter Bekannter: »Hast du dich schon wieder so stark verspätet. Du wirst doch nicht …?«

Aufgabe: Da kein Rückfall vorliegt und das Misstrauen den anderen verletzt, entwickeln Sie ein Gespräch, in dem das Misstrauen abgebaut wird.

Notiz: Wer spielt was?

Falls Sie eine andere eigene Situation darstellen wollen, die mit dem Krankheitsverständnis zu tun hat:

____

____

____

____

Notiz: Wer spielt was?

Situation: Woran ist zu erkennen, dass sich der Alkoholkonsum (die Drogeneinnahme, der Medikamentenmissbrauch) zu einer Krankheit entwickelte?

1. Situation in der Kleingruppe diskutieren.
2. Führen Sie den Konflikt im Rollenspiel weiter aus!

Rollen möglichst mit mehreren Personen besetzen!

Spielszene:
Bekannte: »Wie kann der Alkoholkonsum (die Drogeneinnahme, der Medikamentenmissbrauch) zu einer Krankheit werden? Wie erkennt man, dass es eine Krankheit ist?«

Aufgabe: Möglichst verständlich erklären, wie man sich die Entstehung und den Ablauf der Alkoholkrankheit (Drogen-, Medikamentenabhängigkeit) vorstellen kann.

Notiz: Wer spielt was?

Falls Sie eine andere eigene Situation darstellen wollen, die mit dem Krankheitsverständnis zu tun hat:

____

____

____

____

Notiz: Wer spielt was?

Situation: »Nein sagen«/Im Betrieb sollen Überstunden gemacht werden

1. Situation in der Kleingruppe diskutieren.
2. Führen Sie den Konflikt im Rollenspiel weiter aus!

Rollen möglichst mit mehreren Personen besetzen!

Spielszene:
Vorgesetzte: »Ihr müsst heute vier Stunden länger arbeiten. Der Auftrag muss unbedingt noch raus!«

Aufgabe: Untergebene sollen »Nein« sagen oder nach einem Kompromiss suchen.

Notiz: Wer spielt was?

Falls Sie eine andere eigene Situation im Betrieb, beim Arbeitsamt o. Ä. darstellen wollen:

____

____

____

____

Notiz: Wer spielt was?

Situation: Konflikte um Geld

1. Situation in der Kleingruppe diskutieren.
2. Führen Sie den Konflikt im Rollenspiel weiter aus!

Rollen möglichst mit mehreren Personen besetzen!

Spielszene:
Frau: »Ich war gerade bei der Bank. Das Konto ist überzogen. Hast du eine Ahnung, wie das sein kann? Wir müssen die Stromrechnung noch bezahlen, und der »Kleine« braucht noch Geld für Schulbücher.«

Mann: »Keine Ahnung, muss doch auf den Kontoauszügen stehen …«

Frau: »Auf dem letzten Kontoauszug war eine Abhebung von 200 € vom Geldautomat in …«

Mann: »Ja, stimmt ich habe das Geld abgehoben. Hier sind 100 €.«

Frau: »Und der Rest?«

Mann: »Längst ausgegeben.«

Frau: »Wofür? Wir brauchen jeden Cent. Da stimmt doch was nicht! Du warst bestimmt wieder Drogen (Alkohol, Medikamente) besorgen. Bei deinen ‚Kumpels' in der Stammkneipe!!«

Aufgabe: Geld zum Thema machen und Konflikt lösen.

Notiz: Wer spielt was?

Falls Sie eine andere eigene Situation in der Familie darstellen wollen:

____

____

____

____

Notiz: Wer spielt was?

Situation: Freitagabend: Aufforderung zum Trinken oder zur Drogeneinnahme von Bekannten

Ort: In der Kneipe oder auf Drogenplätzen
1. Situation in der Kleingruppe diskutieren.
2. Führen Sie den Konflikt im Rollenspiel weiter aus!

Rollen möglichst mit mehreren Personen besetzen!

Spielszene:
Herr A.: »Jetzt wollen wir es uns mal richtig gut gehen lassen.«

Herr B.: »Endlich Freizeit, war'ne anstrengende Woche.«

Herr C.: »Jetzt haben wir uns das Bierchen (einen Joint) richtig verdient.«

Herr D.: »Für mich nicht ! Eine Apfelschorle bitte.«

Herr B.: »Jetzt hört euch das an, wie bist du denn drauf? Apfelschorle kennen wir hier nicht. (lacht) Einen kannst du doch wohl!!«

Aufgabe: Möglichkeiten erproben, die Situation geschickt zu bewältigen.
Notiz: Wer spielt was?

Falls Sie eine andere eigene Situation in der Kneipe darstellen wollen:

___

___

___

___

Notiz: Wer spielt was?

Situation: Partnerschaft – unberechtigte Vorwürfe wegen eines Rückfalls

1. Situation in der Kleingruppe diskutieren.
2. Führen Sie den Konflikt im Rollenspiel weiter aus!

Rollen möglichst mit mehreren Personen besetzen!

Spielszene:
Frau: »Wo bist du schon wieder gewesen?«

Mann: »Ich war nur kurz beim Nachbarn, habe ihm die Bohrmaschine wiedergebracht.«

Frau: »Da wart ihr wohl wieder in der Scheune, wo der Herr Nachbar seine Fläschchen versteckt. Lass mal riechen. Du hast bestimmt wieder getrunken.«

Aufgabe: Misstrauen thematisieren und abbauen.

Notiz: Wer spielt was?

Falls Sie eine andere eigene Situation in der Familie darstellen wollen:

____

____

____

____

Notiz: Wer spielt was?

Literatur

Bauer J (2006) Beziehungen: Der Motor unseres Lebens. Psychologie heute 10: 20–25

Rhode R, Meis MS, Bongartz R (2008) Angriff ist die schlechteste Verteidigung. Junfermann, Paderborn

Gefühle zeigen – »Gefühlskiste«

Meinolf Bachmann, Andrada El-Akhras

M. Bachmann, A. El-Akhras, *Lust auf Abstinenz – Ein Therapiemanual bei Alkohol-, Medikamenten- und Drogenabhängigkeit*,
DOI 10.1007/978-3-642-54575-7_5,

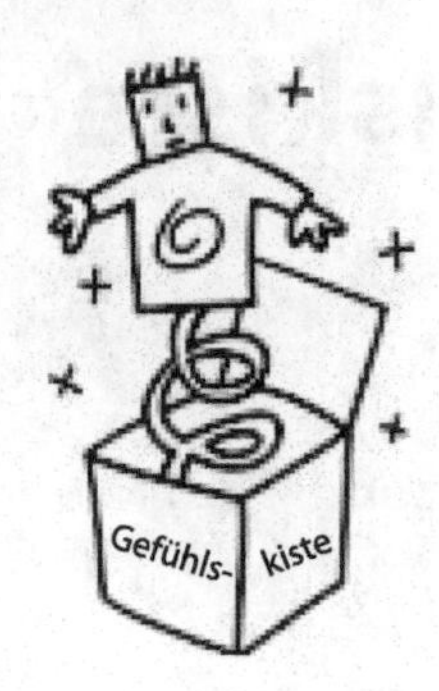

5

Einführung

Die meisten reagieren zunächst erstaunt darüber, wie viele verschiedene Gefühle es gibt. Es gehört zur psychischen Gesundheit, Gefühle richtig zu benennen und zum Ausdruck zu bringen (Steiner u. Perry 1999). Dabei wird von Psychohygiene (psychisches »Saubermachen«) gesprochen, wenn man sich über alltägliche Empfindungen und Belastungen austauscht, sich so erleichtert und plötzlich doch eher das Positive sieht.

Die Arbeitsmaterialien dienen dazu, den Umgang mit Gefühlen zu erleichtern und zu lernen, besser »darüber zu sprechen«. Zusammenhänge zum Suchtverhalten sollen geklärt werden: Welchen Einfluss hat die Wirkung des Suchtmittels zu Beginn und am Ende der Krankheitsentwicklung? Lässt sich der Umgang mit bestimmten Empfindungen verbessern? Wie lauten eigene Zielsetzungen dazu?

Gefühle richtig erkennen und benennen

Anschließend sind verschiedene Situationen danach zu beurteilen, welche Gefühle daran beteiligt sind. Oft ist überraschend, dass eine Mischung von positiven und negativen Gefühlen vorliegt, Freud und Leid zwei Seiten einer Medaille zu sein scheinen.

Ein Hauptgrund für Rückfälligkeit ist eine längerfristige negative Gefühlslage. In einem nächsten Abschnitt geht es darum, Methoden zu entwickeln, die eigene Stimmung positiv zu beeinflussen. Überhöhte negative Gefühle (Stress- und Belastungssituationen) sowie übersteigerten positiven Empfindungen (z. B. besondere Erfolgserlebnisse) nicht ausgeliefert zu sein, sondern Methoden zu entwickeln, sie (herunter) zu regulieren. Weiterhin geht es darum, persönliche Stressauslöser zu erkennen und darauf abgestimmte Bewältigungsstrategien zu erarbeiten.

Arbeitsblatt 5.1: Wirkung des Suchtmittels (1. Sitzung)

Welche **Gefühlsveränderungen** haben Sie durch den Einsatz des Suchtmittels **gesucht**?
Welche Empfindungen, die in der folgenden Gefühlsliste (Fliegel u. Kämmerer 2006) genannt sind, sollten sich eher steigern und welche abschwächen oder waren nicht betroffen (neutral)?
(Bitte jeweils auf der Ziffer ankreuzen!)

	stark ab-schwächen			neutral			stark steigern
Freude							
Begeisterung	1	2	3	4	5	6	7
Dankbarkeit	1	2	3	4	5	6	7
Freude	1	2	3	4	5	6	7
Gier	1	2	3	4	5	6	7
Glück	1	2	3	4	5	6	7
Leidenschaft	1	2	3	4	5	6	7
Liebe	1	2	3	4	5	6	7
Lust	1	2	3	4	5	6	7
Rührung	1	2	3	4	5	6	7
Stolz	1	2	3	4	5	6	7
Selbstvertrauen	1	2	3	4	5	6	7
Überlegenheit	1	2	3	4	5	6	7
Zufriedenheit	1	2	3	4	5	6	7
Zuneigung	1	2	3	4	5	6	7
Zuversicht	1	2	3	4	5	6	7
Traurigkeit							
Beleidigt sein	1	2	3	4	5	6	7
Einsamkeit	1	2	3	4	5	6	7
Enttäuschung	1	2	3	4	5	6	7
Gekränkt sein	1	2	3	4	5	6	7
Hilflosigkeit	1	2	3	4	5	6	7
Leere	1	2	3	4	5	6	7
Langeweile	1	2	3	4	5	6	7
Mitgefühl	1	2	3	4	5	6	7
Mitleid	1	2	3	4	5	6	7
Sehnsucht	1	2	3	4	5	6	7
Traurigkeit	1	2	3	4	5	6	7
Verzweiflung	1	2	3	4	5	6	7

	stark abschwächen			neutral			stark steigern
Ängstlichkeit							
Angst	1	2	3	4	5	6	7
Anspannung	1	2	3	4	5	6	7
Furcht	1	2	3	4	5	6	7
Nervosität	1	2	3	4	5	6	7
Peinlichkeit	1	2	3	4	5	6	7
Reue	1	2	3	4	5	6	7
Schreck	1	2	3	4	5	6	7
Scham	1	2	3	4	5	6	7
Schuld	1	2	3	4	5	6	7
Sorge	1	2	3	4	5	6	7
Unsicherheit	1	2	3	4	5	6	7
Unterlegenheit	1	2	3	4	5	6	7
Ärger/Wut							
Ärger	1	2	3	4	5	6	7
Abneigung	1	2	3	4	5	6	7
Ablehnung	1	2	3	4	5	6	7
Eifersucht	1	2	3	4	5	6	7
Groll	1	2	3	4	5	6	7
Hass	1	2	3	4	5	6	7
Missmut	1	2	3	4	5	6	7
Misstrauen	1	2	3	4	5	6	7
Neid	1	2	3	4	5	6	7
Trotz	1	2	3	4	5	6	7
Ungeduld	1	2	3	4	5	6	7
Verachtung	1	2	3	4	5	6	7
Widerwille	1	2	3	4	5	6	7
Wut	1	2	3	4	5	6	7
Zorn	1	2	3	4	5	6	7
Andere Gefühle							
Ekel	1	2	3	4	5	6	7
Erschöpfung	1	2	3	4	5	6	7
Gelassenheit	1	2	3	4	5	6	7
Neugier	1	2	3	4	5	6	7
Skepsis	1	2	3	4	5	6	7
Überforderung	1	2	3	4	5	6	7

Arbeitsblatt 5.2: Folgeerscheinungen (2. Sitzung)

Was sind die **emotionalen Folgen** des Suchtverhaltens? Die Gefühlsliste soll als Zweites hinsichtlich der Frage eingeschätzt werden, wie sich die einzelnen Empfindungen in Folge des Suchtverhaltens – am »Tiefpunkt« – verändert haben. Welche Gefühle haben abgenommen, welche zugenommen, oder wo ist keine Veränderung (neutral) vorhanden? (Bitte jeweils auf der Ziffer ankreuzen!)

	stark abgenommen			neutral			stark zugenommen
Freude							
Begeisterung	1	2	3	4	5	6	7
Dankbarkeit	1	2	3	4	5	6	7
Freude	1	2	3	4	5	6	7
Gier	1	2	3	4	5	6	7
Glück	1	2	3	4	5	6	7
Leidenschaft	1	2	3	4	5	6	7
Liebe	1	2	3	4	5	6	7
Lust	1	2	3	4	5	6	7
Rührung	1	2	3	4	5	6	7
Stolz	1	2	3	4	5	6	7
Selbstvertrauen	1	2	3	4	5	6	7
Überlegenheit	1	2	3	4	5	6	7
Zufriedenheit	1	2	3	4	5	6	7
Zuneigung	1	2	3	4	5	6	7
Zuversicht	1	2	3	4	5	6	7
Traurigkeit							
Beleidigt sein	1	2	3	4	5	6	7
Einsamkeit	1	2	3	4	5	6	7
Enttäuschung	1	2	3	4	5	6	7
Gekränkt sein	1	2	3	4	5	6	7
Hilflosigkeit	1	2	3	4	5	6	7
Leere	1	2	3	4	5	6	7
Langeweile	1	2	3	4	5	6	7
Mitgefühl	1	2	3	4	5	6	7
Mitleid	1	2	3	4	5	6	7
Sehnsucht	1	2	3	4	5	6	7
Traurigkeit	1	2	3	4	5	6	7
Verzweiflung	1	2	3	4	5	6	7

	stark ab-genommen			neutral			stark zuge-nommen

Angst

Angst	1	2	3	4	5	6	7
Anspannung	1	2	3	4	5	6	7
Furcht	1	2	3	4	5	6	7
Nervosität	1	2	3	4	5	6	7
Peinlichkeit	1	2	3	4	5	6	7
Reue	1	2	3	4	5	6	7
Schreck	1	2	3	4	5	6	7
Scham	1	2	3	4	5	6	7
Schuld	1	2	3	4	5	6	7
Sorge	1	2	3	4	5	6	7
Unsicherheit	1	2	3	4	5	6	7
Unterlegenheit	1	2	3	4	5	6	7

Ärger/Wut

Ärger	1	2	3	4	5	6	7
Abneigung	1	2	3	4	5	6	7
Ablehnung	1	2	3	4	5	6	7
Eifersucht	1	2	3	4	5	6	7
Groll	1	2	3	4	5	6	7
Hass	1	2	3	4	5	6	7
Missmut	1	2	3	4	5	6	7
Misstrauen	1	2	3	4	5	6	7
Neid	1	2	3	4	5	6	7
Trotz	1	2	3	4	5	6	7
Ungeduld	1	2	3	4	5	6	7
Verachtung	1	2	3	4	5	6	7
Widerwille	1	2	3	4	5	6	7
Wut	1	2	3	4	5	6	7
Zorn	1	2	3	4	5	6	7

Andere Gefühle

Ekel	1	2	3	4	5	6	7
Erschöpfung	1	2	3	4	5	6	7
Gelassenheit	1	2	3	4	5	6	7
Neugier	1	2	3	4	5	6	7
Skepsis	1	2	3	4	5	6	7
Überforderung	1	2	3	4	5	6	7

Arbeitsblatt 5.3: Verbesserung des Umgangs mit Gefühlen (3. Sitzung)

Als Nächstes unterstreichen Sie bitte die **Gefühle** (vorherige Liste), mit denen Sie den Umgang **verbessern** möchten.

Tragen Sie diese Gefühle dann in die untere Liste ein und notieren dazu Möglichkeiten, wie dieses Ziel zu erreichen ist.

Besserer Umgang mit: ______________________________

Wege, dies umzusetzen: ______________________________

____

____

Besserer Umgang mit: ______________________________

Wege, dies umzusetzen: ______________________________

____

____

Besserer Umgang mit: ______________________________

Wege, dies umzusetzen: ______________________________

____

____

Besserer Umgang mit: ______________________________

Wege, dies umzusetzen: ______________________________

____

____

Besserer Umgang mit: ______________________________

Wege, dies umzusetzen: ______________________________

____

____

Besserer Umgang mit: ______________________________

Wege, dies umzusetzen: ______________________________

____

____

Besserer Umgang mit: ______________________________

Wege, dies umzusetzen: ______________________________

____

____

Besserer Umgang mit: ______________________________

Wege, dies umzusetzen: ______________________________

____

____

Besserer Umgang mit: ______________________________

Wege, dies umzusetzen: ______________________________

____

____

Arbeitsblätter 5.4: Einschätzung der Gefühle in bestimmten Situationen (4. Sitzung)

Situation: Die Abteilung »Verkauf« tritt gegen die »Buchhaltung« beim Kegeln an.

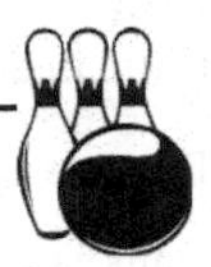

(Bitte in den Kästchen ankreuzen!)

- Begeisterung ________ ☐
- Dankbarkeit ________ ☐
- Freude ________ ☐
- Gier ________ ☐
- Glück ________ ☐
- Leidenschaft ________ ☐
- Liebe ________ ☐
- Lust ________ ☐
- Rührung ________ ☐
- Stolz ________ ☐
- Selbstvertrauen ________ ☐
- Überlegenheit ________ ☐
- Zufriedenheit ________ ☐
- Zuneigung ________ ☐
- Nervosität ________ ☐
- Peinlichkeit ________ ☐
- Reue ________ ☐
- Schreck ________ ☐
- Scham ________ ☐
- Sorge ________ ☐
- Erschöpfung ________ ☐
- Schuld ________ ☐
- Unterlegenheit ________ ☐
- Unsicherheit ________ ☐
- Neid ________ ☐
- Neugier ________ ☐
- Überforderung ________ ☐
- Widerwille ________ ☐
- Zorn ________ ☐
- Sonstige ________ ☐

- Beleidigt sein ________ ☐
- Einsamkeit ________ ☐
- Enttäuschung ________ ☐
- Gekränkt sein ________ ☐
- Hilflosigkeit ________ ☐
- Leere ________ ☐
- Langeweile ________ ☐
- Mitgefühl ________ ☐
- Sehnsucht ________ ☐
- Traurigkeit ________ ☐
- Verzweiflung ________ ☐
- Angst ________ ☐
- Anspannung ________ ☐
- Furcht ________ ☐
- Ablehnung ________ ☐
- Eifersucht ________ ☐
- Hass ________ ☐
- Abneigung ________ ☐
- Missmut ________ ☐
- Ärger ________ ☐
- Gelassenheit ________ ☐
- Misstrauen ________ ☐
- Trotz ________ ☐
- Ungeduld ________ ☐
- Verachtung ________ ☐
- Skepsis ________ ☐
- Ekel ________ ☐
- Wut ________ ☐
- Geborgenheit ________ ☐
- Sonstige ________ ☐

- Sich wohlfühlen ________ ☐
- Zugehörigkeit ________ ☐
- Spaß haben ________ ☐
- Harmonie ________ ☐
- Familiengefühl ________ ☐
- Eine Last fällt ab ________ ☐
- Erfolgserleben ________ ☐
- Aufgeputscht ________ ☐
- Ruhig ________ ☐
- Beruhigend ________ ☐
- Selbstsicher ________ ☐
- Zuversicht ________ ☐
- Heimisch ________ ☐
- Unschuldig ________ ☐
- Nähe ________ ☐
- Stärke ________ ☐
- Recht haben ________ ☐
- Gespür ________ ☐
- Sicherheit ________ ☐
- Fröhlich ________ ☐
- Aufgehoben ________ ☐
- Schadenfreude ________ ☐
- Beschwingt ________ ☐
- Intensität ________ ☐
- Vertraulichkeit ________ ☐
- Aufgenommen ________ ☐
- Erleichterung ________ ☐
- Entspannt ________ ☐
- Angekommen ________ ☐
- Sonstige ________ ☐

Situation: Für eine gute Leistung bekommen Sie ein »dickes« Lob.

(Bitte in den Kästchen ankreuzen!)

Begeisterung ______ ☐	Beleidigt sein ______ ☐	Sich wohlfühlen ______ ☐
Dankbarkeit ______ ☐	Einsamkeit ______ ☐	Zugehörigkeit ______ ☐
Freude ______ ☐	Enttäuschung ______ ☐	Spaß haben ______ ☐
Gier ______ ☐	Gekränkt sein ______ ☐	Harmonie ______ ☐
Glück ______ ☐	Hilflosigkeit ______ ☐	Familiengefühl ______ ☐
Leidenschaft ______ ☐	Leere ______ ☐	Eine Last fällt ab ______ ☐
Liebe ______ ☐	Langeweile ______ ☐	Erfolgserleben ______ ☐
Lust ______ ☐	Mitgefühl ______ ☐	Aufgeputscht ______ ☐
Rührung ______ ☐	Sehnsucht ______ ☐	Ruhig ______ ☐
Stolz ______ ☐	Traurigkeit ______ ☐	Beruhigend ______ ☐
Selbstvertrauen ______ ☐	Verzweiflung ______ ☐	Selbstsicher ______ ☐
Überlegenheit ______ ☐	Angst ______ ☐	Zuversicht ______ ☐
Zufriedenheit ______ ☐	Anspannung ______ ☐	Heimisch ______ ☐
Zuneigung ______ ☐	Furcht ______ ☐	Unschuldig ______ ☐
Nervosität ______ ☐	Ablehnung ______ ☐	Nähe ______ ☐
Peinlichkeit ______ ☐	Eifersucht ______ ☐	Stärke ______ ☐
Reue ______ ☐	Hass ______ ☐	Recht haben ______ ☐
Schreck ______ ☐	Abneigung ______ ☐	Gespür ______ ☐
Scham ______ ☐	Missmut ______ ☐	Sicherheit ______ ☐
Sorge ______ ☐	Ärger ______ ☐	Fröhlich ______ ☐
Erschöpfung ______ ☐	Gelassenheit ______ ☐	Aufgehoben ______ ☐
Schuld ______ ☐	Misstrauen ______ ☐	Schadenfreude ______ ☐
Unterlegenheit ______ ☐	Trotz ______ ☐	Beschwingt ______ ☐
Unsicherheit ______ ☐	Ungeduld ______ ☐	Intensität ______ ☐
Neid ______ ☐	Verachtung ______ ☐	Vertraulichkeit ______ ☐
Neugier ______ ☐	Skepsis ______ ☐	Aufgenommen ______ ☐
Überforderung ______ ☐	Ekel ______ ☐	Erleichterung ______ ☐
Widerwille ______ ☐	Wut ______ ☐	Entspannt ______ ☐
Zorn ______ ☐	Geborgenheit ______ ☐	Angekommen ______ ☐
Sonstige ______ ☐	Sonstige ______ ☐	Sonstige ______ ☐

Situation: Welche Gefühle treten nach einem Rückfall auf?

(Bitte in den Kästchen ankreuzen!)

Begeisterung ☐	Beleidigt sein ☐	Sich wohlfühlen ☐
Dankbarkeit ☐	Einsamkeit ☐	Zugehörigkeit ☐
Freude ☐	Enttäuschung ☐	Spaß haben ☐
Gier ☐	Gekränkt sein ☐	Harmonie ☐
Glück ☐	Hilflosigkeit ☐	Familiengefühl ☐
Leidenschaft ☐	Leere ☐	Eine Last fällt ab ☐
Liebe ☐	Langeweile ☐	Erfolgserleben ☐
Lust ☐	Mitgefühl ☐	Aufgeputscht ☐
Rührung ☐	Sehnsucht ☐	Ruhig ☐
Stolz ☐	Traurigkeit ☐	Beruhigend ☐
Selbstvertrauen ☐	Verzweiflung ☐	Selbstsicher ☐
Überlegenheit ☐	Angst ☐	Zuversicht ☐
Zufriedenheit ☐	Anspannung ☐	Heimisch ☐
Zuneigung ☐	Furcht ☐	Unschuldig ☐
Nervosität ☐	Ablehnung ☐	Nähe ☐
Peinlichkeit ☐	Eifersucht ☐	Stärke ☐
Reue ☐	Hass ☐	Recht haben ☐
Schreck ☐	Abneigung ☐	Gespür ☐
Scham ☐	Missmut ☐	Sicherheit ☐
Sorge ☐	Ärger ☐	Fröhlich ☐
Erschöpfung ☐	Gelassenheit ☐	Aufgehoben ☐
Schuld ☐	Misstrauen ☐	Schadenfreude ☐
Unterlegenheit ☐	Trotz ☐	Beschwingt ☐
Unsicherheit ☐	Ungeduld ☐	Intensität ☐
Neid ☐	Verachtung ☐	Vertraulichkeit ☐
Neugier ☐	Skepsis ☐	Aufgenommen ☐
Überforderung ☐	Ekel ☐	Erleichterung ☐
Widerwille ☐	Wut ☐	Entspannt ☐
Zorn ☐	Geborgenheit ☐	Angekommen ☐
Sonstige ☐	Sonstige ☐	Sonstige ☐

Situation: »Krach« in der Partnerschaft

(Bitte in den Kästchen ankreuzen!)

- Begeisterung ____ ☐
- Dankbarkeit ____ ☐
- Freude ____ ☐
- Gier ____ ☐
- Glück ____ ☐
- Leidenschaft ____ ☐
- Liebe ____ ☐
- Lust ____ ☐
- Rührung ____ ☐
- Stolz ____ ☐
- Selbstvertrauen ____ ☐
- Überlegenheit ____ ☐
- Zufriedenheit ____ ☐
- Zuneigung ____ ☐
- Nervosität ____ ☐
- Peinlichkeit ____ ☐
- Reue ____ ☐
- Schreck ____ ☐
- Scham ____ ☐
- Sorge ____ ☐
- Erschöpfung ____ ☐
- Schuld ____ ☐
- Unterlegenheit ____ ☐
- Unsicherheit ____ ☐
- Neid ____ ☐
- Neugier ____ ☐
- Überforderung ____ ☐
- Widerwille ____ ☐
- Zorn ____ ☐
- Sonstige ____ ☐

- Beleidigt sein ____ ☐
- Einsamkeit ____ ☐
- Enttäuschung ____ ☐
- Gekränkt sein ____ ☐
- Hilflosigkeit ____ ☐
- Leere ____ ☐
- Langeweile ____ ☐
- Mitgefühl ____ ☐
- Sehnsucht ____ ☐
- Traurigkeit ____ ☐
- Verzweiflung ____ ☐
- Angst ____ ☐
- Anspannung ____ ☐
- Furcht ____ ☐
- Ablehnung ____ ☐
- Eifersucht ____ ☐
- Hass ____ ☐
- Abneigung ____ ☐
- Missmut ____ ☐
- Ärger ____ ☐
- Gelassenheit ____ ☐
- Misstrauen ____ ☐
- Trotz ____ ☐
- Ungeduld ____ ☐
- Verachtung ____ ☐
- Skepsis ____ ☐
- Ekel ____ ☐
- Wut ____ ☐
- Geborgenheit ____ ☐
- Sonstige ____ ☐

- Sich wohlfühlen ____ ☐
- Zugehörigkeit ____ ☐
- Spaß haben ____ ☐
- Harmonie ____ ☐
- Familiengefühl ____ ☐
- Eine Last fällt ab ____ ☐
- Erfolgserleben ____ ☐
- Aufgeputscht ____ ☐
- Ruhig ____ ☐
- Beruhigend ____ ☐
- Selbstsicher ____ ☐
- Zuversicht ____ ☐
- Heimisch ____ ☐
- Unschuldig ____ ☐
- Nähe ____ ☐
- Stärke ____ ☐
- Recht haben ____ ☐
- Gespür ____ ☐
- Sicherheit ____ ☐
- Fröhlich ____ ☐
- Aufgehoben ____ ☐
- Schadenfreude ____ ☐
- Beschwingt ____ ☐
- Intensität ____ ☐
- Vertraulichkeit ____ ☐
- Aufgenommen ____ ☐
- Erleichterung ____ ☐
- Entspannt ____ ☐
- Angekommen ____ ☐
- Sonstige ____ ☐

Situation: Kritik durch den Vorgesetzten

(Bitte in den Kästchen ankreuzen!)

Begeisterung ☐	Beleidigt sein ☐	Sich wohlfühlen ☐
Dankbarkeit ☐	Einsamkeit ☐	Zugehörigkeit ☐
Freude ☐	Enttäuschung ☐	Spaß haben ☐
Gier ☐	Gekränkt sein ☐	Harmonie ☐
Glück ☐	Hilflosigkeit ☐	Familiengefühl ☐
Leidenschaft ☐	Leere ☐	Eine Last fällt ab ☐
Liebe ☐	Langeweile ☐	Erfolgserleben ☐
Lust ☐	Mitgefühl ☐	Aufgeputscht ☐
Rührung ☐	Sehnsucht ☐	Ruhig ☐
Stolz ☐	Traurigkeit ☐	Beruhigend ☐
Selbstvertrauen ☐	Verzweiflung ☐	Selbstsicher ☐
Überlegenheit ☐	Angst ☐	Zuversicht ☐
Zufriedenheit ☐	Anspannung ☐	Heimisch ☐
Zuneigung ☐	Furcht ☐	Unschuldig ☐
Nervosität ☐	Ablehnung ☐	Nähe ☐
Peinlichkeit ☐	Eifersucht ☐	Stärke ☐
Reue ☐	Hass ☐	Recht haben ☐
Schreck ☐	Abneigung ☐	Gespür ☐
Scham ☐	Missmut ☐	Sicherheit ☐
Sorge ☐	Ärger ☐	Fröhlich ☐
Erschöpfung ☐	Gelassenheit ☐	Aufgehoben ☐
Schuld ☐	Misstrauen ☐	Schadenfreude ☐
Unterlegenheit ☐	Trotz ☐	Beschwingt ☐
Unsicherheit ☐	Ungeduld ☐	Intensität ☐
Neid ☐	Verachtung ☐	Vertraulichkeit ☐
Neugier ☐	Skepsis ☐	Aufgenommen ☐
Überforderung ☐	Ekel ☐	Erleichterung ☐
Widerwille ☐	Wut ☐	Entspannt ☐
Zorn ☐	Geborgenheit ☐	Angekommen ☐
Sonstige ☐	Sonstige ☐	Sonstige ☐

Weitere Situationen, die Sie einschätzen möchten:

Situation:
(Bitte in den Kästchen ankreuzen!)

Begeisterung ______ ☐	Beleidigt sein ______ ☐	Sich wohlfühlen ______ ☐
Dankbarkeit ______ ☐	Einsamkeit ______ ☐	Zugehörigkeit ______ ☐
Freude ______ ☐	Enttäuschung ______ ☐	Spaß haben ______ ☐
Gier ______ ☐	Gekränkt sein ______ ☐	Harmonie ______ ☐
Glück ______ ☐	Hilflosigkeit ______ ☐	Familiengefühl ______ ☐
Leidenschaft ______ ☐	Leere ______ ☐	Eine Last fällt ab ______ ☐
Liebe ______ ☐	Langeweile ______ ☐	Erfolgserleben ______ ☐
Lust ______ ☐	Mitgefühl ______ ☐	Aufgeputscht ______ ☐
Rührung ______ ☐	Sehnsucht ______ ☐	Ruhig ______ ☐
Stolz ______ ☐	Traurigkeit ______ ☐	Beruhigend ______ ☐
Selbstvertrauen ______ ☐	Verzweiflung ______ ☐	Selbstsicher ______ ☐
Überlegenheit ______ ☐	Angst ______ ☐	Zuversicht ______ ☐
Zufriedenheit ______ ☐	Anspannung ______ ☐	Heimisch ______ ☐
Zuneigung ______ ☐	Furcht ______ ☐	Unschuldig ______ ☐
Nervosität ______ ☐	Ablehnung ______ ☐	Nähe ______ ☐
Peinlichkeit ______ ☐	Eifersucht ______ ☐	Stärke ______ ☐
Reue ______ ☐	Hass ______ ☐	Recht haben ______ ☐
Schreck ______ ☐	Abneigung ______ ☐	Gespür ______ ☐
Scham ______ ☐	Missmut ______ ☐	Sicherheit ______ ☐
Sorge ______ ☐	Ärger ______ ☐	Fröhlich ______ ☐
Erschöpfung ______ ☐	Gelassenheit ______ ☐	Aufgehoben ______ ☐
Schuld ______ ☐	Misstrauen ______ ☐	Schadenfreude ______ ☐
Unterlegenheit ______ ☐	Trotz ______ ☐	Beschwingt ______ ☐
Unsicherheit ______ ☐	Ungeduld ______ ☐	Intensität ______ ☐
Neid ______ ☐	Verachtung ______ ☐	Vertraulichkeit ______ ☐
Neugier ______ ☐	Skepsis ______ ☐	Aufgenommen ______ ☐
Überforderung ______ ☐	Ekel ______ ☐	Erleichterung ______ ☐
Widerwille ______ ☐	Wut ______ ☐	Entspannt ______ ☐
Zorn ______ ☐	Geborgenheit ______ ☐	Angekommen ______ ☐
Sonstige ______ ☐	Sonstige ______ ☐	Sonstige ______ ☐

Situation:
(Bitte in den Kästchen ankreuzen!)

Begeisterung ______ ☐	Beleidigt sein ______ ☐	Sich wohlfühlen ______ ☐
Dankbarkeit ______ ☐	Einsamkeit ______ ☐	Zugehörigkeit ______ ☐
Freude ______ ☐	Enttäuschung ______ ☐	Spaß haben ______ ☐
Gier ______ ☐	Gekränkt sein ______ ☐	Harmonie ______ ☐
Glück ______ ☐	Hilflosigkeit ______ ☐	Familiengefühl ______ ☐
Leidenschaft ______ ☐	Leere ______ ☐	Eine Last fällt ab ______ ☐
Liebe ______ ☐	Langeweile ______ ☐	Erfolgserleben ______ ☐
Lust ______ ☐	Mitgefühl ______ ☐	Aufgeputscht ______ ☐
Rührung ______ ☐	Sehnsucht ______ ☐	Ruhig ______ ☐
Stolz ______ ☐	Traurigkeit ______ ☐	Beruhigend ______ ☐
Selbstvertrauen ______ ☐	Verzweiflung ______ ☐	Selbstsicher ______ ☐
Überlegenheit ______ ☐	Angst ______ ☐	Zuversicht ______ ☐
Zufriedenheit ______ ☐	Anspannung ______ ☐	Heimisch ______ ☐
Zuneigung ______ ☐	Furcht ______ ☐	Unschuldig ______ ☐
Nervosität ______ ☐	Ablehnung ______ ☐	Nähe ______ ☐
Peinlichkeit ______ ☐	Eifersucht ______ ☐	Stärke ______ ☐
Reue ______ ☐	Hass ______ ☐	Recht haben ______ ☐
Schreck ______ ☐	Abneigung ______ ☐	Gespür ______ ☐
Scham ______ ☐	Missmut ______ ☐	Sicherheit ______ ☐
Sorge ______ ☐	Ärger ______ ☐	Fröhlich ______ ☐
Erschöpfung ______ ☐	Gelassenheit ______ ☐	Aufgehoben ______ ☐
Schuld ______ ☐	Misstrauen ______ ☐	Schadenfreude ______ ☐
Unterlegenheit ______ ☐	Trotz ______ ☐	Beschwingt ______ ☐
Unsicherheit ______ ☐	Ungeduld ______ ☐	Intensität ______ ☐
Neid ______ ☐	Verachtung ______ ☐	Vertraulichkeit ______ ☐
Neugier ______ ☐	Skepsis ______ ☐	Aufgenommen ______ ☐
Überforderung ______ ☐	Ekel ______ ☐	Erleichterung ______ ☐
Widerwille ______ ☐	Wut ______ ☐	Entspannt ______ ☐
Zorn ______ ☐	Geborgenheit ______ ☐	Angekommen ______ ☐
Sonstige ______ ☐	Sonstige ______ ☐	Sonstige ______ ☐

5.1 Gefühle regulieren

Infoblatt 5.1: Gefühle regulieren

Der Umgang mit Emotionen ist ein entscheidender Faktor für eine **günstige soziale Anpassung** und **Zufriedenheit mit sich selbst**. Anforderungen der Umwelt machen vielfältige Reaktions- und Ausdrucksweisen notwendig. Eine **offene Auseinandersetzung** mit Gefühlen führt zu einem **besseren** Befinden **als die Unterdrückung.** Menschen, die eher zur Unterdrückung ihres emotionalen Befindens neigen, erleben weniger positive und mehr negative Gefühle. **Personen, die in Beziehungen leben,** entwickeln oft **ähnliche emotionale Regulationen**, wie sie bei der Koordination der Gedanken und Verhaltensweisen eine wichtige Rolle spielen. Untersuchungen zeigen, dass mit steigendem Alter günstigere Regulationsmethoden eher zunehmen. Auch **negative Gefühle** können einen Sinn haben und z. B. vor gefährlichen Situationen **warnen** oder **zusätzliche Energie** zur Bewältigung schwieriger Herausforderungen liefern (Legenbauer & Vocks 2006).

Generell hat die Fähigkeit,

- positive Gefühle zu entwickeln,
- aufrechtzuerhalten,
- zum Ausdruck zu bringen und
- negative Gefühle abzuwenden oder
- adäquat zu handhaben

eine **große Bedeutung** für die Bewältigung alltäglicher Begebenheiten und das berufliche und familiäre Wohlbefinden.

Eine negative Gefühlslage verbessern

1. Schritt: Einsatz **kurzfristig positiv wirkender Entlastungsstrategien** (kurzfristiges »Dampf ablassen« durch z. B.: vor sich hin schimpfen, sich etwas von der Seele reden, Sport und andere Entspannungsmöglichkeiten)

2. Schritt: Was steckt dahinter? **Ursachen der negativen Gefühle bearbeiten:**

- **in der Person liegend** (durch z. B. Steigerung der eigenen sozialen Fertigkeiten, Beziehungsfähigkeit, Konfliktfähigkeit),
- **umweltbedingt** (z. B. Gespräch über eine Verbesserung der Arbeitsbedingungen mit den Kollegen, dem Chef; häusliche Verhältnisse klären).

Die **Kombination der beiden Strategien** führt dazu, dass ein kurzfristiges Dampfablassen (1. Strategie) die **stressbedingte Einengung** der Wahrnehmung, Erkenntnis- und Reaktionsfähigkeit **verhindert. Unter dem entlasteten Zustand** kann **eine optimale Lösung** (2. Strategie: Person und Umweltursachen bearbeiten) gefunden werden.

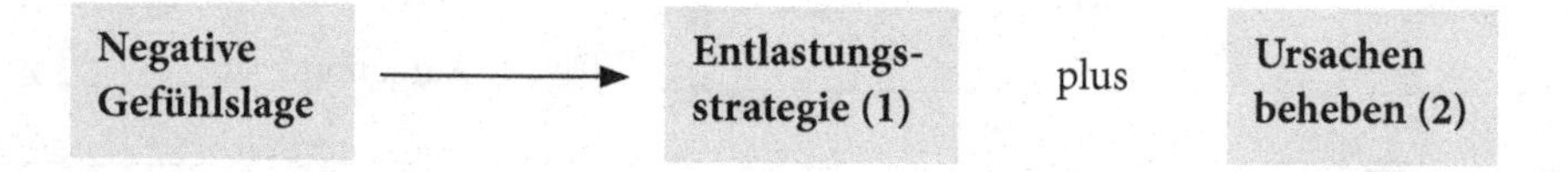

3. Schritt: Eine **verzichtbare, schädigende Situation verlassen** (z. B. Alkohol- oder Drogenszene konsequent meiden).

5.2 Bedeutung der Gefühle und ihrer Ausprägung

Nicht jeder unangenehmen Situation aus dem Weg gehen (z. B. erste Kontaktaufnahme, Konfliktsituation, Situationen mit Lampenfieber). Angstfreien Situationen nähert man sich leichter als bedrohlichen.

- In einer **entspannten guten Stimmung** behält man Dinge leichter (Etablierung von **Gedächtnisinhalten**).
- **Gefühle wirken behindernd, wenn sie zur falschen** Zeit oder in ungünstiger Intensität auftreten (z. B. Eifersucht in der Beziehung, Auswirkung von Nervosität auf die Leistung).
- Sie können **Symptome von psychischen Störungen** sein (z. B. sich zu schnell ängstigen, sich unzulänglich fühlen: »das schaffe ich nicht«) und haben großen Anteil an sozialen Verwicklungen, Konflikten und körperlichen Erkrankungen (z. B. emotionale Probleme führen zu körperlichen Schmerzen/Störungen).
- Die **Bedeutung, die man einer Situation** bzw. **einem Ziel** (z. B. ein erstes Date, ein Vorstellungsgespräch zum Arbeitsplatzwechsel) **beimisst**, gibt den Anstoß, welches Gefühl und in welcher Ausprägung es entsteht.
- Die Emotion ist ein **Ganzkörper-Phänomen** aus **Erfahrung** (Was passierte früher?), **Verhalten** (Wie habe ich da reagiert?) und **physiologischen Reaktionen** (z. B. Schwitzen, Zittern).
- Der **Ausdruck** von Gefühlen kann in vielfältiger Weise beeinflusst und verändert werden (z. B. kann man berechtigten Ärger auf eine akzeptable Weise ausdrücken, Ängste durch Gespräche reduzieren).

Ausdruck von Gefühlen kann vielfältig beeinflusst werden

- Gefühle **konkurrieren** mit anderen Reaktionen bzw. Absichten, die in einer sozialen Situation auftreten (z. B. hält **soziale Unsicherheit** davon ab, etwas Wichtiges bei der Behörde zu erledigen).

Arbeitsblatt 5.5: Bedeutung der Gefühle und ihrer Ausprägung

Aufgabe: Lesen und **diskutieren Sie die einzelnen Strategien** mit anderen und halten auf den Zwischenlinien eigene **Erfahrungen** und **Beispiele** dazu fest:

- **Situationsauswahl** – wo sind angenehme, wo unangenehme Gefühle zu erwarten?

____

____

____

- Erwartete negative Gefühle und deren Dauer werden leicht überschätzt.

____

____

____

- Eine zunächst unangenehm empfundene Situation zu vermeiden (z. B. neue Kontakte zu knüpfen) bringt häufig nur ein **kurzfristig gutes Gefühl** und kann **längerfristig erhebliche negative Konsequenzen haben** (z. B. soziale Isolation).

____

____

____

- Eine **Neubewertungen der Ausgangssituation** führt zu einer anderen Gefühlslage (Neubewertung: »So schlimm ist es ja nicht, halte ich schon durch«) und man beruhigt sich.

____

____

____

- **Beeinflussung der Aufmerksamkeit** – wegschauen von unangenehmen Ereignissen und/oder mit angenehmen Dingen ablenken.

____

____

____

- **Veränderung der Situation,** um günstigere Ausgangsbedingungen zu erzielen. Z. B. den Partner/Freunde/Bekannte **bitten**, bei einer schwierigen Aufgabe **behilflich zu sein.**

____

____

____

- Sich für einen Fehler oder Missgeschick **entschuldigen**.

- **Äußere Gegebenheiten** durch Wahl bestimmter Räume (wo fühle ich mich wohl) oder z. B. Anwesenheit anderer Personen **beeinflussen**.

- Eigene Gefühlszustände **wahrnehmen** und **in Worte fassen**.

- **Informationsgehalt** von Gefühlen **entschlüsseln** (Was teilt eine Gefühlsäußerung mit?).

- **Früherkennung** eines Gefühlsaufbaus (z. B. Unwohlsein steigt hoch!)

- **Frühzeitige Regulation** und Beeinflussung der Ausgangssituation (»Oh, was kommt da auf mich zu, kann ich es frühzeitig abwenden oder beeinflussen?«).

- Beeinflussung **eskalierender Gefühlsaufladungen** in Konfliktsituationen.

- In für mich wichtigen Situationen negative Gefühle ertragen und die **positiven Konsequenzen vor Augen führen** (»Wenn ich das durchhalte, habe ich etwas gewonnen«).

- Eigenen **Stil des Gefühlsausdrucks** überprüfen und sozial günstige und gesundheitsfördernde Formen praktizieren.

- Der **Ausbau sprachlicher Fähigkeiten** zum Ausdruck von Gefühlen verbessert die Gefühlbeeinflussung beträchtlich.

- Techniken zur **unmittelbaren Veränderung aktuell belastender Gefühle** entwickeln (z. B. Gespräch suchen, Einüben von Entspannungsmöglichkeiten).

- Besonders positive **(Highlights) Gefühlszustände ohne schädigendes Verhalten** erreichen.

Infoblatt 5.2: Wie eine Situation bewertet wird, so fühlt man sich

Gefühle sind in starkem Maße davon beeinflusst, wie eine Situation eingeschätzt bzw. bewertet wird. Blitzschnell stellt man häufig fest, die Situation ist nicht gefährlich, da passiert nichts **oder** Vorsicht! Hab Acht, da kommt etwas Unangenehmes auf mich zu.

Ein Beispiel dafür, wie sehr das Gefühl von der Einschätzung bzw. Bewertung einer Situation abhängig sein kann:

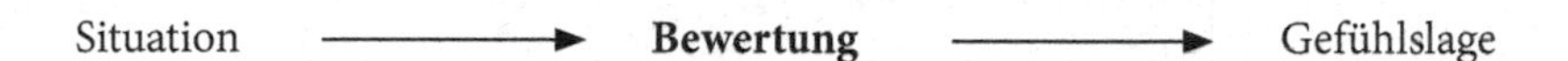

Der Mitarbeiter bekommt einen »Anpfiff« vom Chef: »Ist denn die Arbeit immer noch nicht erledigt« (Situation). Der angesprochene ist sofort hell wach. »Das klang aber äußerst ärgerlich, der Vorgesetzte ist mit meiner Arbeit nicht zufrieden (**Bewertung**)«. Der Mitarbeiter, obwohl der Puls deutlich nach oben geht, beschließt, Angst und Bestürzung (Gefühlsreaktion) nicht offen zu zeigen, um den Chef nicht zusätzlich zu erzürnen, sondern macht lediglich ein erstauntes und erschrockenes Gesicht.

Später erfährt er, dass der Vorgesetzte wohl schlechte Laune gehabt und »überall herumgemeckert« habe. Den betroffenen Mitarbeiter erleichtert dies beträchtlich, da er die Rüge nun nicht mehr mit seiner mangelhaften Leistung erklärt (**Neubewertung der Situation**) und keinen weiteren Ärger befürchtet. Beim nächsten Mal wird er sich nicht so leicht aus der Ruhe bringen lassen (Erfahrung).

Diese Situation zeigt eindrücklich, dass der **soziale Austausch**, wie sehen es denn die Kollegen, beträchtlich oder gar **entscheidend zu einer realistischen Betrachtung bzw. Bewertung** einer Situation **beiträgt**.

Eine **gefühlsmäßige Reaktion** (z. B. eine Entschuldigung) **verändert oft die Ausgangssituation**.

Die Partnerin reagiert auf Äußerungen ihres Mannes »Wann bist Du denn endlich fertig« ärgerlich. »Du bist immer so ungeduldig, da können wir ja gleich zu Hause bleiben«, worauf sich dieser entschuldigt. Wie reagiert sie auf die **Entschuldigung,** also auf die **neue Situation** und ist jetzt möglicherweise in ihrem Ärger besänftigt?

Entschuldigung:
»Tut mir leid«: ⟶ Besänftigung des Ärgers und
Verbesserung der Ausgangssituation.

Eine **Bewertung ist oft schwierig** und sollte nicht zu einer Verschlechterung der Gefühlslage beitragen: Statt »erreichen kann ich da ohnehin nichts« das Gespräch suchen, **»hole mir Rat und Hilfe, suche mir einen verständnisvollen Gesprächspartner**.«

Im Anschluss an verschiedene Bewertungssituationen steht ein Arbeitsblatt für ein Gefühlstagebuch zur Verfügung, anhand dessen Gefühle, Bewertungen und Reaktionen über einen längeren Zeitraum protokolliert und reflektiert werden können (■ Tab. 5.1).

Aufgaben und Beispiel sind so aufgebaut, dass zunächst eine Situation geschildert wird, dann eine mögliche Bewertung dieser Situation stattfindet und daraus resultierend eine Gefühlsreaktion erfolgt.

Gehen Sie bitte die Beispiele durch, diskutieren Sie diese intensiv und lösen die gestellten Aufgaben.

Situation (1)	**Gedanken/ Bewertung (a)**	**Reaktion (a)**
Ein Mitpatient hat nach dem Essen sein Geschirr nicht abgeräumt.	Der will mich provozieren.	Starker Ärger. Der soll sich nicht einbilden, dass ich es für ihn mache!

Gezeigt werden soll, dass eine **andere Bewertung** zu einem **anderen Gefühl** führt:

Gedanken/ Bewertung (b)	**Reaktion (b)**
»Das kann jedem mal passieren.«	»Kein Grund zur Aufregung, Da mache ich keine Umstände und nehme es mit.«

Der Hilfreiche Mitpatient spricht nun den vergesslichen Kollegen an:

Situation (2)	**Gedanken/ Bewertung (a)**	**Reaktion (a)**
»Du hattest vergessen, dein Geschirr weg zu räumen. Ich habe es mitgenommen.«	»Der ist aber freundlich und hilfsbereit	Danke, soll nicht wieder vorkommen«

Nun könnte der angesprochene »Übeltäter« (**»Du hast vergessen dein Geschirr wegzuräumen«**) durch eine andere Bewertung auch gänzlich anders reagieren.

Gedanken/ Bewertung (b)	**Reaktion (b)**
Hier wird man doch ständig angeschnauzt und runtergemacht. Was der wieder zu meckern hat.	»Du kannst mich mal! Ich lasse mich doch nicht schikanieren.«

Der erste »Annäherungsversuch« geht schief: Der Patient befindet sich nach längerer Abwesenheit zu einem ersten Heimaturlaub wieder zu Hause.

Situation (3)	Gedanken/ Bewertung (a)	Reaktion (a)
Auf einem Heimaturlaub gibt es einen »Annäherungsversuch« nach dem Schlafengehen. Die Reaktion der Partnerin darauf: »Bitte lass mir noch etwas Zeit, mir ist noch nicht danach.«	Die mag mich nicht mehr – lehnt mich ab.	Sehr ärgerlich: »Dann hätte ich ja gleich in der Klinik bleiben können.«

Welche andere Bewertung könnte zu einer **positiveren Gefühlslage führen?**

Neubewertung?	neue Gefühlslage?

Welche Auswirkungen auf die Beziehung sind möglicherweise zu erwarten, wenn gefühlsmäßig gelassener und positiver auf die Äußerung der Partnerin reagiert würde?

___

___

___

___

___

___

___

Situation (4)	**Gedanken/ Bewertung (a)**	**Reaktion (a)**
Eine weitere Mahnung ist eingetroffen. Die Rechnung hatte man völlig vergessen. Es war doch eigentlich alles offen gelegt und geklärt. Es war schwer genug, den Partner/ die Eltern zu überzeugen.	Das wird von der Partnerin/den Eltern nicht mehr akzeptiert. Jetzt ist alles vorbei.	Verzweiflung. Suchtdruck kommt auf.

Welche andere Bewertung könnte zu einer **positiveren Gefühlslage führen?**

Neubewertung?	neue Gefühlslage?

Hilfreich kann hier ein Tagebuch sein (◘ Tab. 5.1).

◘ Tab. 5.1 Tagebuch – Gefühl: ___

Datum	Zeit	Ort	Was ging Ihnen während der Gefühlsempfindung durch den Kopf?	Wie haben Sie reagiert? (z. B. Äußerung des Gefühls? Situation verändert?)	Haben Sie Ihre Gefühlslage beeinflusst? (sich z. B. beruhigt, Stimmung verbessert)

5.3 Info: Stressabbau und Entspannungstechniken

Das Vorhandensein »**unangenehmer Gefühlszustände**« trägt mit Abstand am häufigsten (ca. 40%) zur **Rückfälligkeit** bei. Negative Gefühle wie Einsamkeit, Traurigkeit und soziale Ängste gelten auch als **Hauptauslöser für andere psychische Erkrankungen**. Für die Gesundheit und Rückfallverhütung ist es deshalb von zentraler Bedeutung, positive Empfindungen **zuzulassen**, in adäquater Weise **auszuleben** und negative Gefühle in bestimmten Situationen **auszuhalten,** bei Bedarf **gezielt zu verbessern** und **zu reduzieren**. Das **Erleben von unkontrollierbarem Stress** ist Ursache für ein **negatives Selbstbild**, für **Ängste** und ein **ungünstiges Vermeidungsverhalten** (z. B. wichtige Dinge nicht zu erledigen).

Als bewältigbare Herausforderung ansehen?

Die meisten negativen Emotionen können jeweils als **bewältigbare Herausforderung** angesehen werden. Es ist von **Vorteil, Gefühle bewusst zu erleben, sie zum Ausdruck zu bringen** und nicht innerlich zu vermeiden oder »in sich aufzustauen«. Hierzu gehört die Fähigkeit, **Situationen richtig zu bewerten** (Was sind die Auslöser? Welche Bedeutung hat das Ereignis?) und die **Maßnahmen zur Bewältigung** auszuwählen.

Genetisch stammt ein Teil unserer Gefühlsreaktionen wohl noch aus der Steinzeit. In bedrohlichen Situationen kommt es deshalb quasi automatisch zu einer starken Muskelanspannung (steifer Nacken) und maximalen Aktivierung, die möglicherweise eher für eine schnelle Flucht, eine körperliche Verteidigung oder einen Angriff geeignet sind. Die Situationen sind heute jedoch ganz anders und erfordern **Gelassenheit**, **Ruhe**, **Konzentration** und **Nachdenken**.

Stimmt die Botschaft der Gefühle? Was ist bedrohlich, was eine angemessene Reaktion? Schränkt ein hohes Stressniveau die Wahrnehmung ein und verhindert es gut überlegte Reaktionen?

Bei mittlerer Aktivierung ist Leistung optimal

Der erste Schritt sollte sein, eine zunächst hohe **Erregung** durch (unschädliche) **kurzfristig wirksame Methoden** herabzusetzen (den »Tunnelblick« überwinden), um **dann** (schon entspannter) den **gedanklichen Prozess fortzusetzen**, wie die Situation zu bewerten ist und **welche die besten Strategien zur Bewältigung sind**. Die Leistungsfähigkeit ist erst dann optimal, wenn eine mittelmäßige Anspannung bzw. Aktivierung vorliegt.

Positive und negative Empfindungen scheinen oft »zwei Seiten einer Medaille« zu sein: Wer sich nicht angemessen ärgern kann, empfindet weniger Freude – wer nicht traurig sein kann, erfährt weniger Fröhlichkeit. Steigt die **Stresskurve** anhaltend zu hoch, ist das **Herunterregulieren umso schwerer**. Jetzt kann **Suchtverlangen** verstärkt in Erscheinung treten, »hakt sich da ein«. Der Gedanke »Oh, das hat mir gerade noch gefehlt« ist hilfreich. Die Zielsetzung ist, die Empfindungen offen auszusprechen und hilfreiche Methoden einzusetzen, die Anspannung zu reduzieren und die »Stresskurve« zukünftig eher »abzuknicken« (◘ Abb. 5.1).

Stress runterregulieren

Zwei Strategien, die die Stresssituation insgesamt zu verbessern

- **Bewältigungsstrategien ausbauen**: Das (überhöhte) Niveau zu senken und **sich am höchsten Punkt abzuholen,** z. B. durch **selbst gewählten Stress** (sportliche Wettkämpfe, Joggen, sich auf eigene Interessen und Vorhaben stark konzentrieren), sowie Wachsamkeit gegenüber Suchtstoffen/Suchtverhalten zeigen, die haben eine sehr »durchschlagende«, aber nur kurzfristige und verhängnisvolle Wirkung
- Die Kurve vorzeitig abknicken: etwa durch **Reduktion des eigenen Engagements**, die **Änderung der Bewertung/Einstellung zu**

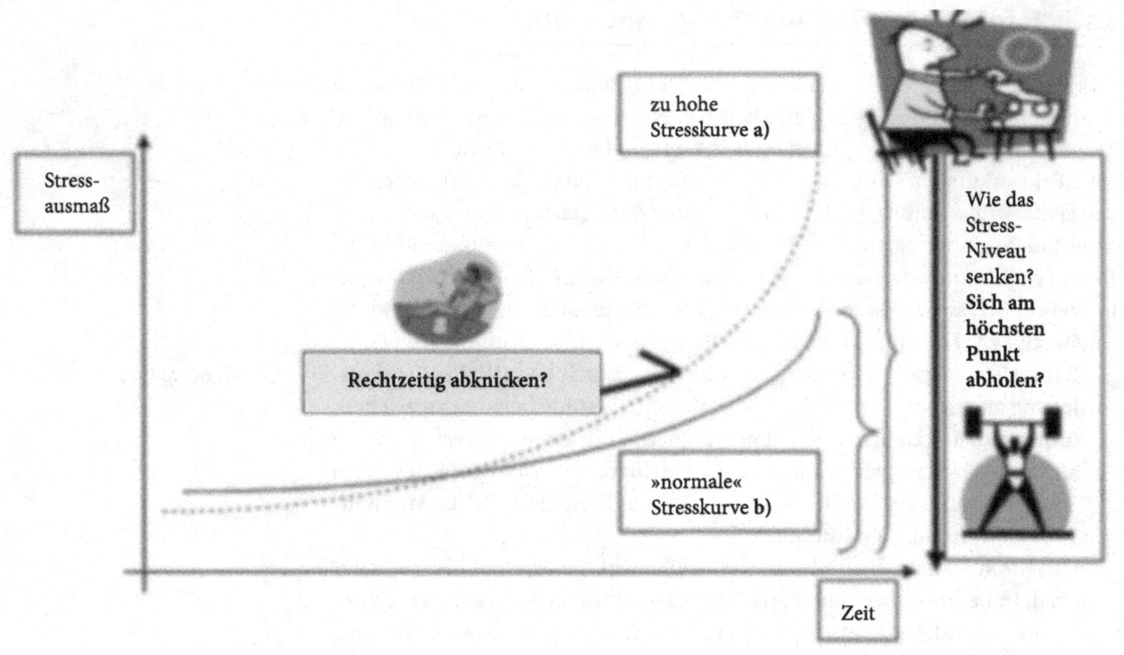

Abb. 5.1 Stressausmaß und Bewältigung

besonderen Pflichten und Aufgaben (z. B. Perfektionismus hinterfragen, »Nein sagen«, ausgewogene Lebensgestaltung anstreben, Pausen und Entspannungsphasen einhalten und vieles mehr (▶ Selbsteinschätzungsbogen).

Positive Wirkung von selbstauferlegtem »gut dosierten Stress«

Während **unkontrollierbare Belastungen eine** häufige **Ursache für Rückfälligkeit und psychische Störungen** sind, bewirkt **selbst auferlegter**, »gut dosierter »**Stress**« (z. B. Wettkampfsport, dosiertes An-eigene-Grenzen-Gehen, intensives »Tüfteln« an Problemen, kreatives Gestalten) oft genau das Gegenteil: Er steigert die Belastungsfähigkeit und **fördert und stabilisiert** die **Gesundheit in besonderer Weise**.

Aufgabenstellung

a. Nachfolgend wählen Sie aus der umfangreichen Liste von Möglichkeiten in dem Selbsteinschätzungsbogen **»Methoden zur Stressbewältigung, Entspannung und zum Wohlfühlen«** diejenigen aus, **die sie bisher schon anwenden** oder noch **intensiver einsetzen möchten**.
b. Der nächste Schritt ist, dazu **konkrete Übungsmöglichkeiten festzulegen.**
c. Die nächste Aufgabe besteht darin, **ihre persönlichen Stresssituationen** herauszufinden.
d. Nun unternehmen Sie den Versuch, den festgehaltenen persönlichen **Stresssituationen die von Ihnen bearbeiteten Bewältigungsstrategien zuzuordnen.**

Treten Verständnisprobleme bei Frage- und Aufgabenstellungen auf, leisten Mitpatienten und Mitarbeiter gerne Hilfestellung, und es entwickelt sich häufig eine für alle lohnende Diskussion.

Arbeitsblatt 5.6: Selbsteinschätzungsbogen

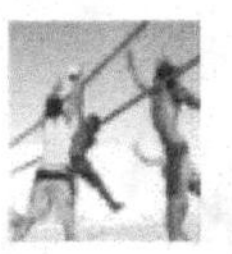

Methoden zur Stressbewältigung, Entspannung und zum Wohlfühlen

- ***Gedanken* und *Verhaltensweisen,* die eine »innere« Anspannnung reduzieren sollen.**

Schätzen Sie bitte nachfolgende **Strategien zur Stressbewältigung (Gedanken und Verhaltensweisen)** danach ein, in wieweit Sie diese **einsetzen und ob Sie den Wunsch haben, eine Strategie mehr anzuwenden.** Machen Sie dazu jeweils **ein Kreuz auf den Ziffern 1 (gering) bis 5 (stark).** Halten sie am **linken Rand Fragen** und **persönliche Bemerkungen** fest. Pro Sitzungseinheit ca. 10–15 Punkte bearbeiten.

	Wie stark ich diese Strategie einsetze **gering stark**	**Wunsch, diese Strategie mehr anzuwenden als bisher** **gering stark**
1. Bewegung	**1 – 2 – 3 – 4 – 5**	**1 – 2 – 3 – 4 – 5**
2. Sport	**1 – 2 – 3 – 4 – 5**	**1 – 2 – 3 – 4 – 5**
3. Humor, schwarzer Humor	**1 – 2 – 3 – 4 – 5**	**1 – 2 – 3 – 4 – 5**
4. Unangenehme Gefühle (Ängste, Ärger, Traurigkeit) zunächst an sich heranlassen	**1 – 2 – 3 – 4 – 5**	**1 – 2 – 3 – 4 – 5**
5. Gefühl anfangs möglichst neutral bewerten (»oh, ärgere mich«, »ah, da ist Angst«)	**1 – 2 – 3 – 4 – 5**	**1 – 2 – 3 – 4 – 5**
6. Richtigen Zeitpunkt und gute Ausdrucksform finden, sich (z. B. Ärger) mitzuteilen	**1 – 2 – 3 – 4 – 5**	**1 – 2 – 3 – 4 – 5**
7. Negative Erlebnisse nicht so lange in sich »hineinfressen«	**1 – 2 – 3 – 4 – 5**	**1 – 2 – 3 – 4 – 5**
8. Andere einbeziehen, »woher kommt der Stress«	**1 – 2 – 3 – 4 – 5**	**1 – 2 – 3 – 4 – 5**
9. Rat annehmen können	**1 – 2 – 3 – 4 – 5**	**1 – 2 – 3 – 4 – 5**
10. Es kann einem nicht immer gut gehen	**1 – 2 – 3 – 4 – 5**	**1 – 2 – 3 – 4 – 5**
11. Gewisse Schwankungen sind normal	**1 – 2 – 3 – 4 – 5**	**1 – 2 – 3 – 4 – 5**
12. Trainieren, mit Stresssituationen besser umzugehen	**1 – 2 – 3 – 4 – 5**	**1 – 2 – 3 – 4 – 5**
13. Einen »Tunnelblick« vermeiden (Stress kann die Wahrnehmung stark einengen)	**1 – 2 – 3 – 4 – 5**	**1 – 2 – 3 – 4 – 5**
14. Ruhe bewahren, um Lösungsmöglichkeiten nicht zu übersehen	**1 – 2 – 3 – 4 – 5**	**1 – 2 – 3 – 4 – 5**
15. Erholungsrituale nie aufgeben, damit sie in schwierigen Situationen zur Verfügung stehen	**1 – 2 – 3 – 4 – 5**	**1 – 2 – 3 – 4 – 5**
16. Das Gleichgewicht zwischen Belastung und Entspannung im Auge behalten	**1 – 2 – 3 – 4 – 5**	**1 – 2 – 3 – 4 – 5**
17. Mit unangenehmen Gefühlen bewusst auseinandersetzen (Ursache/Bewältigungsstrategie?)	**1 – 2 – 3 – 4 – 5**	**1 – 2 – 3 – 4 – 5**
18. Auch in der Freizeit eine gewisse Struktur einhalten (nicht ständig ins Blaue hinein leben)	**1 – 2 – 3 – 4 – 5**	**1 – 2 – 3 – 4 – 5**
19. Stress hoch, mit der Freizeitgestaltung besonders viel Mühe geben	**1 – 2 – 3 – 4 – 5**	**1 – 2 – 3 – 4 – 5**

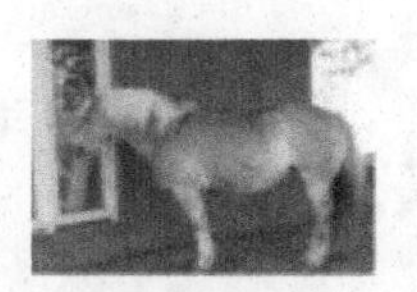

Nicht mit dem Kopf durch die Wand gehen!	**Wie stark ich diese Strategie einsetze** **gering stark**	**Wunsch, diese Strategie mehr anzuwenden als bisher** **gering stark**
20. Mal für einen richtigen Adrenalinschub (z.B. sportlicher Wettkampf) sorgen	**1 – 2 – 3 – 4 – 5**	**1 – 2 – 3 – 4 – 5**
21. »Selbstauferlegter Stress« durch positive Aktivitäten (mal gut dosiert an Grenzen gehen), damit die Sorgen in den Hintergrund treten	**1 – 2 – 3 – 4 – 5**	**1 – 2 – 3 – 4 – 5**
22. Sich bei vorhandenem Stressniveau abholen, für gleiche »Dosis Ausgleich« sorgen	**1 – 2 – 3 – 4 – 5**	**1 – 2 – 3 – 4 – 5**
23. Sofa, Fernsehen und PC-Spiele nur, wenn andere Aktivitäten nicht zu kurz kommen	**1 – 2 – 3 – 4 – 5**	**1 – 2 – 3 – 4 – 5**
24. Ein hohes Stressniveau ist nicht mit »Füße hochlegen« auszugleichen	**1 – 2 – 3 – 4 – 5**	**1 – 2 – 3 – 4 – 5**
25. Selbst auferlegter Stress (z. B. Joggen, kreatives Gestalten etc.) kann in positiver Weise wie eine »Droge« wirken und eine wichtige Alternative zum Suchtverhalten sein	**1 – 2 – 3 – 4 – 5**	**1 – 2 – 3 – 4 – 5**
26. Beim Kreativ sein (z. B. »was tüfteln«, gestalten) vergeht die Zeit am schnellsten	**1 – 2 – 3 – 4 – 5**	**1 – 2 – 3 – 4 – 5**
27. Sich auf eine »wohltuende Tätigkeit« stark konzentrieren, lässt Sorgen und Nöte vergessen	**1 – 2 – 3 – 4 – 5**	**1 – 2 – 3 – 4 – 5**
28. Unangenehme Dinge zuerst erledigen, sonst schleppt man sie zu lange mit sich herum	**1 – 2 – 3 – 4 – 5**	**1 – 2 – 3 – 4 – 5**
29. Manchmal vergeht ein schlechtes Gefühl (»drüber schlafen«) von selbst	**1 – 2 – 3 – 4 – 5**	**1 – 2 – 3 – 4 – 5**
30. Lasse mich nicht so leicht schrecken und gehe auf stressige Situationen zu	**1 – 2 – 3 – 4 – 5**	**1 – 2 – 3 – 4 – 5**
31. Nicht jede Situation meiden, die Ärger oder Angst hervorruft	**1 – 2 – 3 – 4 – 5**	**1 – 2 – 3 – 4 – 5**
32. Bei Konflikten die aufgetretenen Gefühle und Probleme besprechen	**1 – 2 – 3 – 4 – 5**	**1 – 2 – 3 – 4 – 5**
33. »Aller Anfang ist schwer« – und oft wird es danach besonders gut	**1 – 2 – 3 – 4 – 5**	**1 – 2 – 3 – 4 – 5**
34. In Gesellschaft ist alles leichter zu ertragen, bloß nicht verkriechen	**1 – 2 – 3 – 4 – 5**	**1 – 2 – 3 – 4 – 5**
35. Traurig oder depressiv, Kontakte suchen und darüber sprechen	**1 – 2 – 3 – 4 – 5**	**1 – 2 – 3 – 4 – 5**
36. Negative Gefühle als Herausforderung annehmen	**1 – 2 – 3 – 4 – 5**	**1 – 2 – 3 – 4 – 5**
37. Vorausschauen, welche Belastungen sind zu erwarten und wie sind sie zu bewältigen	**1 – 2 – 3 – 4 – 5**	**1 – 2 – 3 – 4 – 5**
38. Erholungsphasen einplanen, in denen sich die »Batterie« wieder auflädt (z. B. dazu Musizieren oder Musik hören, Lesen)	**1 – 2 – 3 – 4 – 5**	**1 – 2 – 3 – 4 – 5**
39. Für die notwendige Distanz sorgen und den Verstand einschalten	**1 – 2 – 3 – 4 – 5**	**1 – 2 – 3 – 4 – 5**
40. Hände weg von schnellen »Beruhigungsmitteln«, die abhängig machen	**1 – 2 – 3 – 4 – 5**	**1 – 2 – 3 – 4 – 5**
41. Mal richtig vor sich hinschimpfen und kräftig ausatmen (puh, prr-machen)	**1 – 2 – 3 – 4 – 5**	**1 – 2 – 3 – 4 – 5**
42. Auf verträgliche Art Dampf ablassen: »Das macht mich jetzt ärgerlich« (ängstlich, traurig)	**1 – 2 – 3 – 4 – 5**	**1 – 2 – 3 – 4 – 5**

Nicht so leicht aus der Bahn werfen lassen!	Wie stark ich diese Strategie einsetze gering stark	Wunsch, diese Strategie mehr anzuwenden als bisher gering stark
43. Nicht alles zu ernst nehmen und sich hineinsteigern	1 – 2 – 3 – 4 – 5	1 – 2 – 3 – 4 – 5
44. »Nein« sagen können	1 – 2 – 3 – 4 – 5	1 – 2 – 3 – 4 – 5
45. Sich nicht für alles verantwortlich fühlen	1 – 2 – 3 – 4 – 5	1 – 2 – 3 – 4 – 5
46. Ich kann nur mein Bestes geben	1 – 2 – 3 – 4 – 5	1 – 2 – 3 – 4 – 5
47. Ruhephasen und Fernsehen erst durch aktivere Freizeitaktivitäten verdienen	1 – 2 – 3 – 4 – 5	1 – 2 – 3 – 4 – 5
48. Möglichkeiten ausschöpfen, Arbeitsbedingungen selbst mitzubestimmen	1 – 2 – 3 – 4 – 5	1 – 2 – 3 – 4 – 5
49. Professionelle Hilfe rechtzeitig in Anspruch nehmen	1 – 2 – 3 – 4 – 5	1 – 2 – 3 – 4 – 5
50. Nicht alle negativen Empfindungen sind sinnlos	1 – 2 – 3 – 4 – 5	1 – 2 – 3 – 4 – 5
51. Ärger kann den Anstoß dazu geben, eigene Interessen besser zu behaupten	1 – 2 – 3 – 4 – 5	1 – 2 – 3 – 4 – 5
52. Stress kann den Anstoß geben, die Leistung zu steigern (z. B. Prüfung bewältigen)	1 – 2 – 3 – 4 – 5	1 – 2 – 3 – 4 – 5
53. Schuldgefühle führen zur Überprüfung, »ist das moralisch richtig«, was ich mache	1 – 2 – 3 – 4 – 5	1 – 2 – 3 – 4 – 5
54. Traurigkeit kann Verluste verarbeiten helfen	1 – 2 – 3 – 4 – 5	1 – 2 – 3 – 4 – 5
55. Depressivität kann zur Folge haben sich im Leben stärker neu zu orientieren	1 – 2 – 3 – 4 – 5	1 – 2 – 3 – 4 – 5
56. Sich Mut machen (habe doch einiges erreicht, lasse mich nicht unterkriegen)	1 – 2 – 3 – 4 – 5	1 – 2 – 3 – 4 – 5
57. Sich fragen, ist meine Lebensgestaltung ausgewogen (Verhältnis: Belastung/Entlastung)	1 – 2 – 3 – 4 – 5	1 – 2 – 3 – 4 – 5
58. Es gibt in ausreichendem Maße eine Aussprache über das Tagesgeschehen	1 – 2 – 3 – 4 – 5	1 – 2 – 3 – 4 – 5
59. Ich kann Unterstützung und Hilfe einfordern	1 – 2 – 3 – 4 – 5	1 – 2 – 3 – 4 – 5
60. Ich kann Unterstützung und Hilfe gewähren	1 – 2 – 3 – 4 – 5	1 – 2 – 3 – 4 – 5
61. Erleichternde Gespräche sind besonders wichtig	1 – 2 – 3 – 4 – 5	1 – 2 – 3 – 4 – 5
62. Offen zu eigenen Fehlern stehen	1 – 2 – 3 – 4 – 5	1 – 2 – 3 – 4 – 5
63. Sich von belastenden Gefühlen ablenken und an eine positiv erregende Situation denken	1 – 2 – 3 – 4 – 5	1 – 2 – 3 – 4 – 5
64. Veränderungsideen (was lässt sich verbessern) entwickeln	1 – 2 – 3 – 4 – 5	1 – 2 – 3 – 4 – 5
65. An Umsetzbarkeit von Zielen (wie lässt es sich verwirklichen) arbeiten	1 – 2 – 3 – 4 – 5	1 – 2 – 3 – 4 – 5

Arbeitsblatt 5.7: Auswertung Ihrer Einschätzungen zu den Stressbewältigungsstrategien

Ermitteln Sie bitte, **bei welchen Strategien Sie den größten Wunsch haben, Ihre Fähigkeiten zur Stressbewältigung weiter auszubauen:** Prüfen Sie die **Unterschiede** zwischen Einsatz der Strategien und Wunsch nach stärkerer Anwendung.

Bei **drei und mehr Punkten** Unterschied, kennzeichnen Sie diese Strategien bitte (unten) durch **Einkreisen der jeweiligen Nummer.**

Auswertung:

1, 2, 3, 4, 5, 6, 7, 8, 9, 10, 11, 12, 13, 14, 15, 16, 17, 18, 19, 20, 21, 22, 23, 24, 25, 26, 27, 28, 29, 30, 31, 32, 33, 34, 35, 36, 37, 38, 39, 40, 41, 42, 43, 44, 45, 46, 47, 48, 49, 50, 51, 52, 53, 54, 55, 56, 57, 58, 59, 60, 61, 62, 63, 64, 65

Wählen Sie dann **aus den eingekreisten Strategien diejenigen aus**, die Sie noch weiter bearbeiten möchten. Setzen Sie sich mit der Frage auseinander, wie Sie die gewünschten Strategien trainieren können:

Nr.:	Trainingsmöglichkeiten

Arbeitsblatt 5.8: Persönliche Stresssituationen und Maßnahmen zur Bewältigung

In welchen **Situationen entsteht am ehesten das Gefühl, »das wird mir zu viel, die Belastung ist zu hoch«**? Hierbei sind besonders die **Situationen** zu berücksichtigen, **die sich häufiger wiederholen** und in denen es teilweise schwierig ist, die **Anfänge rechtzeitig** zu **bemerken**. Nicht übersehen werden sollte, dass sogenannte Kleinigkeiten in stärkerer Häufung belastend sind. Überanstrengungen sind nicht nur bei anspruchsvollen oder **besonders schwierigen Aufgabenstellungen** zu erwarten, sondern auch bei **Monotonie** und Überforderungen (z. B. zu geringe personelle Besetzung, hohe Stückzahl/in geringer Zeit). Alle Lebensbereiche (Familie, soziales Umfeld, Arbeit, Freizeit, Gesundheit etc.) sind in die Überlegungen einzubeziehen.

Tragen Sie bitte zunächst die **belastenden Situationen** in der Tabelle ein und danach halten Sie in der rechten Spalte fest, mit welchen **Strategien** (auf den vorherigen Katalog zurückgreifen) Sie diese **Situationen** nun möglicherweise **besser bewältigen oder** ihre Entstehung **verhindern können.**

Falls Sie bei dieser Bearbeitung auf **bisher nicht berücksichtigte Möglichkeiten zur Reduktion der Anspannungen** stoßen, sind diese selbstverständlich sehr willkommen und besonders zu kennzeichnen. Auf diese Weise findet eine ständige Erweiterung und Verbesserung des Arbeitsmaterials statt.

Wiederkehrende zu hohe Belastungen:	Strategien zur Bewältigung:

Literatur

Fliegel S, Kämmerer A (2006) Psychotherapeutische Schätze. dgvt, Tübingen

Legenbauer T, Vocks S (2006) Manual der kognitiven Verhaltenstherapie bei Anorexie und Bulimie. Springer, Berlin Heidelberg New York Tokio

Steiner GM, Perry P (1999) Emotionale Kompetenz. dtv, München

Geld zum Thema machen

Meinolf Bachmann, Andrada El-Akhras

M. Bachmann, A. El-Akhras, *Lust auf Abstinenz – Ein Therapiemanual bei Alkohol-, Medikamenten- und Drogenabhängigkeit*,
DOI 10.1007/978-3-642-54575-7_6,

Einführung

Jeder kennt die Aussagen, »Haus und Hof vertrunken« zu haben. Unter Alkoholeinfluss regiert oft der Leichtsinn: Es werden Runden ausgegeben, Barbesuche finden statt und zusätzliches Geld wird für Taxifahrten, Rauchen und Essen gehen ausgegeben. Drogen sind häufig nur durch illegale Handlungen finanzierbar. Finanzielle Schwierigkeiten und Schulden werden verdrängt, und der Suchtmittelkonsum hilft, die Realität nicht wahrzunehmen. Das Bewusstsein geht verloren, dass Geld den Gegenwert meist harter Arbeit darstellt. Die nachfolgenden Arbeitsmaterialien setzen sich mit Einstellungen und problematischen Verhaltensweisen zum Geld auseinander und ermöglichen eine bessere Planung. Vor allem in der Familie ist Geld ein Auslöser für Konflikte: Sind bestimmte Anschaffungen notwendig? Lohnt sich tatsächlich zusätzliches Arbeiten (häufige Überstunden), um einen Kauf zu tätigen? Kann ein Verzicht gar ein Gewinn sein? Sind solche Überlegungen vor der Geldausgabe wichtig? Eine bedeutende Frage ist zudem, ob es sinnvoll ist, sich einen genaueren Überblick über Einnahmen und Ausgaben zu verschaffen, etwa durch das Führen von Haushaltsplänen und täglichen Ausgabenprotokollen. Wie hoch sollte das »Taschengeld« für den persönlichen Gebrauch sein?

Geld als Auslöser für Konflikte

Bei größeren Schulden kann die Hilfe von Experten (z. B. Schuldnerberatung) unumgänglich sein. Falsche Schamgefühle sind beim Thema Geld fehl am Platze! Auch Fragen danach, wie viel etwas kostet und ob man es sich leisten kann, sollten keine Tabus sein!

Arbeitsanweisung

Die nachfolgenden Selbsteinschätzungen bilden eine gute Grundlage für eine Gruppendiskussion oder Gespräche mit vertrauten Personen. Im ▶ Arbeitsblatt 6.2 (»Was möchte ich im Umgang mit dem Geld konkret verbessern?«) können dann konkrete Veränderungswünsche festgehalten werden. Hierzu kann auch das ▶ Infoblatt 6.1 (»Geld zum Thema machen«) herangezogen werden. Falls notwendig, sind mit den Arbeitsblättern zur Schuldenbilanz und Regulierung, zum Tagesausgabenprotokoll und zu Monatsausgaben Arbeitsmaterialien vorhanden, um sich einen Überblick über Schulden, tägliche und monatliche Ausgaben zu verschaffen.

Arbeitsblatt 6.1: Bewertungen und Einstellungen zum Thema Geld

Kreuzen Sie bitte jeweils an, in welchem Maße eine Aussage für Sie zutrifft:

	trifft gar nicht zu … trifft sehr stark zu
01. Geld ist Macht/Einfluss/Prestige.	1 – 2 – 3 – 4 – 5 – 6 – 7
persönliche Notizen (eigene Gedanken und Gefühle dazu):	
02. Geld ist Kontaktmittel.	1 – 2 – 3 – 4 – 5 – 6 – 7
persönliche Notizen (eigene Gedanken und Gefühle dazu):	
03. Freizeitgestaltung und Hobbys sind teuer.	1 – 2 – 3 – 4 – 5 – 6 – 7
persönliche Notizen (eigene Gedanken und Gefühle dazu):	
04. Bei Geld denke ich an Schulden.	1 – 2 – 3 – 4 – 5 – 6 – 7
persönliche Notizen (eigene Gedanken und Gefühle dazu):	
05. Konto überzogen.	1 – 2 – 3 – 4 – 5 – 6 – 7
persönliche Notizen (eigene Gedanken und Gefühle dazu):	
06. Gerichtsvollzieher.	1 – 2 – 3 – 4 – 5 – 6 – 7
persönliche Notizen (eigene Gedanken und Gefühle dazu):	
07. Schlaflose Nächte.	1 – 2 – 3 – 4 – 5 – 6 – 7
persönliche Notizen (eigene Gedanken und Gefühle dazu):	
08. Fördert die Gier/Besessenheit.	1 – 2 – 3 – 4 – 5 – 6 – 7
persönliche Notizen (eigene Gedanken und Gefühle dazu):	
09. Bedeutet Luxus.	1 – 2 – 3 – 4 – 5 – 6 – 7
persönliche Notizen (eigene Gedanken und Gefühle dazu):	
10. Geld sparen für Notlagen.	1 – 2 – 3 – 4 – 5 – 6 – 7
persönliche Notizen (eigene Gedanken und Gefühle dazu):	
11. Geld macht zufrieden.	1 – 2 – 3 – 4 – 5 – 6 – 7
persönliche Notizen (eigene Gedanken und Gefühle dazu):	
12. Geld macht überheblich/Größenwahn.	1 – 2 – 3 – 4 – 5 – 6 – 7
persönliche Notizen (eigene Gedanken und Gefühle dazu):	
13. Geld macht leichtsinnig.	1 – 2 – 3 – 4 – 5 – 6 – 7
persönliche Notizen (eigene Gedanken und Gefühle dazu):	
14. Fördert Streit/Auseinandersetzungen.	1 – 2 – 3 – 4 – 5 – 6 – 7
persönliche Notizen (eigene Gedanken und Gefühle dazu):	

	trifft gar nicht zu … trifft sehr stark zu
15. Denke an Beschaffungskriminalität. ____	1 – 2 – 3 – 4 – 5 – 6 – 7
persönliche Notizen (eigene Gedanken und Gefühle dazu):	
16. Geiz ist geil. ____	1 – 2 – 3 – 4 – 5 – 6 – 7
persönliche Notizen (eigene Gedanken und Gefühle dazu):	
17. Schulden begleichen. ____	1 – 2 – 3 – 4 – 5 – 6 – 7
persönliche Notizen (eigene Gedanken und Gefühle dazu):	
18. Shoppen gehen. ____	1 – 2 – 3 – 4 – 5 – 6 – 7
persönliche Notizen (eigene Gedanken und Gefühle dazu):	
19. Geld schafft Selbstwertgefühl. ____	1 – 2 – 3 – 4 – 5 – 6 – 7
persönliche Notizen (eigene Gedanken und Gefühle dazu):	
20. Gibt Sicherheit und Unabhängigkeit. ____	1 – 2 – 3 – 4 – 5 – 6 – 7
persönliche Notizen (eigene Gedanken und Gefühle dazu):	
21. Macht begehrenswert. ____	1 – 2 – 3 – 4 – 5 – 6 – 7
persönliche Notizen (eigene Gedanken und Gefühle dazu):	
22. Kredit und Ratenkäufe. ____	1 – 2 – 3 – 4 – 5 – 6 – 7
persönliche Notizen (eigene Gedanken und Gefühle dazu):	
23. Rechnungen und Mahnungen. ____	1 – 2 – 3 – 4 – 5 – 6 – 7
persönliche Notizen (eigene Gedanken und Gefühle dazu):	
24. Verleitet, unüberlegte Dinge zu tun. ____	1 – 2 – 3 – 4 – 5 – 6 – 7
persönliche Notizen (eigene Gedanken und Gefühle dazu):	
25. Geld verleihen. ____	1 – 2 – 3 – 4 – 5 – 6 – 7
persönliche Notizen (eigene Gedanken und Gefühle dazu):	
26. Verträge (Handy) abschließen. ____	1 – 2 – 3 – 4 – 5 – 6 – 7
persönliche Notizen (eigene Gedanken und Gefühle dazu):	
27. Freundschaft und Zuneigung erkaufen. ____	1 – 2 – 3 – 4 – 5 – 6 – 7
persönliche Notizen (eigene Gedanken und Gefühle dazu):	
28. Kredithaie. ____	1 – 2 – 3 – 4 – 5 – 6 – 7
persönliche Notizen (eigene Gedanken und Gefühle dazu):	
29. Geld vermehren. ____	1 – 2 – 3 – 4 – 5 – 6 – 7
persönliche Notizen (eigene Gedanken und Gefühle dazu):	
30. Börsengeschäfte. ____	1 – 2 – 3 – 4 – 5 – 6 – 7
persönliche Notizen (eigene Gedanken und Gefühle dazu):	

	trifft gar nicht zu	trifft sehr stark zu

31. Mit wenig Einsatz viel Geld machen. ____ 1 – 2 – 3 – 4 – 5 – 6 – 7
persönliche Notizen (eigene Gedanken und Gefühle dazu):

32. Geld heißt Erfolg. ____ 1 – 2 – 3 – 4 – 5 – 6 – 7
persönliche Notizen (eigene Gedanken und Gefühle dazu):

33. Altersvorsorge. ____ 1 – 2 – 3 – 4 – 5 – 6 – 7
persönliche Notizen (eigene Gedanken und Gefühle dazu):

34. Anschaffungen, sich etwas gönnen. ____ 1 – 2 – 3 – 4 – 5 – 6 – 7
persönliche Notizen (eigene Gedanken und Gefühle dazu):

35. Prestigekonsumgüter sind für mich wichtig. ____ 1 – 2 – 3 – 4 – 5 – 6 – 7
persönliche Notizen (eigene Gedanken und Gefühle dazu):

Bewertungen und Einstellungen, die bisher nicht genannt wurden:

____

____

____

____

____

Infoblatt: Geld zum Thema machen

- Rückhaltlose Bilanz der aktuellen finanziellen Verhältnisse
- Notwendigen Beratungsbedarf in Anspruch nehmen
- Überblick über Ausgaben verschaffen
- Anschaffungen an das Ende des Monats legen (Haushaltsbuch, kontrollierte Ausgaben, Einkaufzettel etc.)
- Rücklagen bilden – Geld nie bis auf null ausgeben
- Keine spontanen oder sinnlosen Einkäufe
- Keine unüberlegten Kredite und vorsichtig sein beim Geldverleihen
- Unnötige Kosten vermeiden (Größe des Autos, Wohnung, Telefon, Strom etc.)
- Guthabenkonto
- Nicht über die eigenen Verhältnisse leben
- Bei Bedarf professionelle Schuldnerberatung
- Rechnungen und Schulden bezahlen
- Vorsicht bei Rateneinkäufen
- Klare Absprachen über Einnahmen und Ausgaben mit dem Lebenspartner treffen
- Altersvorsorge treffen
- Verzichten lernen, sich trotzdem etwas gönnen
- Lernen, zu sparen
- Überblick über Kreditkarten behalten
- Finanzielle Freiräume für Hobbys einplanen
- Höhe des eigenen Taschengeldes abwägen
- Wenn notwendig: vorübergehende Fremdverwaltung des Geldes
- Überflüssige Kreditkarten und Konten aufgeben
- Untereinander keine »Deals«, gemeinsame »Geschäfte«, Verträge o. Ä.

Arbeitsblatt 6.2: Was möchte ich im Umgang mit dem Geld konkret verbessern?

01. ______
02. ______
03. ______
04. ______
05. ______
06. ______
07. ______
08. ______
09. ______
10. ______
11. ______
12. ______
13. ______
14. ______
15. ______
16. ______
17. ______
18. ______
19. ______
20. ______

Arbeitsblatt 6.3: Schuldenbilanz und Regulierung

Name: ____________________ Datum: ____________________

Alle Gläubiger Name/Institut	Schulden zum jetzigen Zeitpunkt	augenblickliche Regelung	neue Regelung	tatsächlich gezahlte Monatsraten					
				Monat:	Monat:	Monat:	Monat:	Monat:	Restschuld
			Gesamt						

Arbeitsblatt 6.4: Den Überblick behalten/Tagesausgabenprotokoll und Monatshaushaltsplan

Tagesausgabenprotokoll

Name: ________________________ Datum: ____________

Einnahmen	Ausgaben	Einnahmen	Ausgaben
Vorhandenes Taschengeld: ______ € Zusätzlich eingenommen: ______ €	Tabakwaren: ______ € Kaffee: ______ € Lebensmittel: ______ € Essen gehen: ______ € Kino/Veranst.: ______ € Kleidung: ______ € Toilettenartikel: ______ € Zeitungen: ______ € Bücher: ______ € sonst. Anschaff. ______ € Sonstiges: ______ €	Vorhandenes Taschengeld: ______ € Zusätzlich eingenommen: ______ €	Tabakwaren: ______ € Kaffee: ______ € Lebensmittel: ______ € Essen gehen: ______ € Kino/Veranst.: ______ € Kleidung: ______ € Toilettenartikel: ______ € Zeitungen: ______ € Bücher: ______ € sonst. Anschaff. ______ € Sonstiges: ______ €
Gesamtsumme: ______ €	Gesamtsumme: ______ €	Gesamtsumme: ______ €	Gesamtsumme: ______ €

Gesamtsumme: ____________ € Gesamtsumme: ____________ €

./. Ausgaben ____________ € ./. Ausgaben ____________ €

Tagesausgabenprotokoll

Übertrag: ______________________ €
für nächsten Plan

Name: ____________________________ Datum: ______________

Einnahmen	Ausgaben	Einnahmen	Ausgaben
Vorhandenes Taschengeld: ______ €	Tabakwaren: ______ €	Vorhandenes Taschengeld: ______ €	Tabakwaren: ______ €
	Kaffee: ______ €		Kaffee: ______ €
	Lebensmittel: ______ €		Lebensmittel: ______ €
	Essen gehen: ______ €		Essen gehen: ______ €
	Kino/Veranst.: ______ €		Kino/Veranst.: ______ €
	Kleidung: ______ €		Kleidung: ______ €
Zusätzlich eingenommen: ______ €	Toilettenartikel: ______ €	Zusätzlich eingenommen: ______ €	Toilettenartikel: ______ €
	Zeitungen: ______ €		Zeitungen: ______ €
	Bücher: ______ €		Bücher: ______ €
	sonst. Anschaff. ______ €		sonst. Anschaff. ______ €
	Sonstiges: ______ €		Sonstiges: ______ €
Gesamtsumme: ______ €	Gesamtsumme: ______ €	Gesamtsumme: ______ €	Gesamtsumme: ______ €

Gesamtsumme: ______________________ € Gesamtsumme: ______________________ €

./. Ausgaben ______________________ € ./. Ausgaben ______________________ €

Monatshaushaltsplan

Name: ____________________ Datum: ____________

Einnahmen	Ausgaben
regelmäßig ________ € Übergangsgeld/Krankengeld/Sozialhilfe etc. zusätzliche Einnahmen: ________ €	Familie: ________ € Versorgung, Unterhalt, Kinder Miete/ Nebenkosten ________ € Versicherungen Beiträge, Vereine etc. ________ € Abzahlungen: Schulden, Kredite, Raten ________ €
monatliche Gesamteinnahmen: ________ €	feste monatliche Gesamtausgaben: ________ €

Gesamteinnahmen ____________ €

./. Gesamtausgaben ____________ €

____________________ €

Überschuss ____________ €

monatliches Taschengeld ____________ €
(mit dem zuständigen Bezugstherapeuten abgesprochen)

Welchen Betrag ____________ € kann man unbedenklich mit sich führen?

Rückfallverhütung

Meinolf Bachmann, Andrada El-Akhras

M. Bachmann, A. El-Akhras, *Lust auf Abstinenz – Ein Therapiemanual bei Alkohol-, Medikamenten- und Drogenabhängigkeit*,
DOI 10.1007/978-3-642-54575-7_7,

Einführung

Ein großer Teil der Forschung in der Suchttherapie konzentriert sich auf die Rückfallverhütung. Zunächst mag es unangenehm sein, sich mit dieser Fragestellung auseinanderzusetzen. Da Suchtverhalten wegen des weiterhin aktiven »Suchtgedächtnisses« nicht geheilt, sondern »nur« zum Stillstand gebracht werden kann, besteht die Gefahr des Rückfalls nach einer Therapie fort.

Vom Leichtsinn bis zu schwierigen Problemsituationen

Es gibt verschiedene Modelle, wie es zu Rückfälligkeit kommt. Die Ursachen können vielfältig sein und vom Leichtsinn bis hin zu schwierigen Problemsituationen und einem unausgewogenen Lebensstil reichen. Oft steuert man dann nicht direkt, sondern eher »um sechs Ecken« auf das Suchtmittel zu.

Die Krankheitseinsicht kann verloren gehen (»Es tut nichts mehr weh, warum soll man es dann nicht mit einem kleinen Schluck oder etwas Dope versuchen?«).

Ein wichtiger Grundsatz lautet, dass das gewünschte Verhalten, die Abstinenz, nur beibehalten wird, wenn die Vorteile überwiegen. Eine Auseinandersetzung mit bisherigen Erkenntnissen und Gedanken aus der Fachliteratur zur Rückfallverhütung findet statt.

Es geht bei diesem Projekt in erster Linie darum, persönliche Gefahrensituationen zu erkennen und dafür Bewältigungsstrategien zu entwickeln. An Hand eines anschließenden Fallbeispiels ist eine konkrete Rückfallanalyse durchzuführen.

Auf einer Notfallkarte werden zum Ende der Arbeitseinheit Strategien festgehalten, eine akute Krisensituation zu bewältigen. Der regelmäßige Besuch von Selbsthilfegruppen ist generell eine der wichtigsten Verhütungsmaßnahmen eines Rückfalls.

7.1 Rückfallmodell: Möglicher Verlauf bei einer Rückfallgefährdung (Marlatt 1985)

▪ Arbeitsanweisung

Bitte studieren und diskutieren Sie zunächst den Ablauf des Modells und halten weitere Beispiele dazu fest (◘ Abb. 7.1).

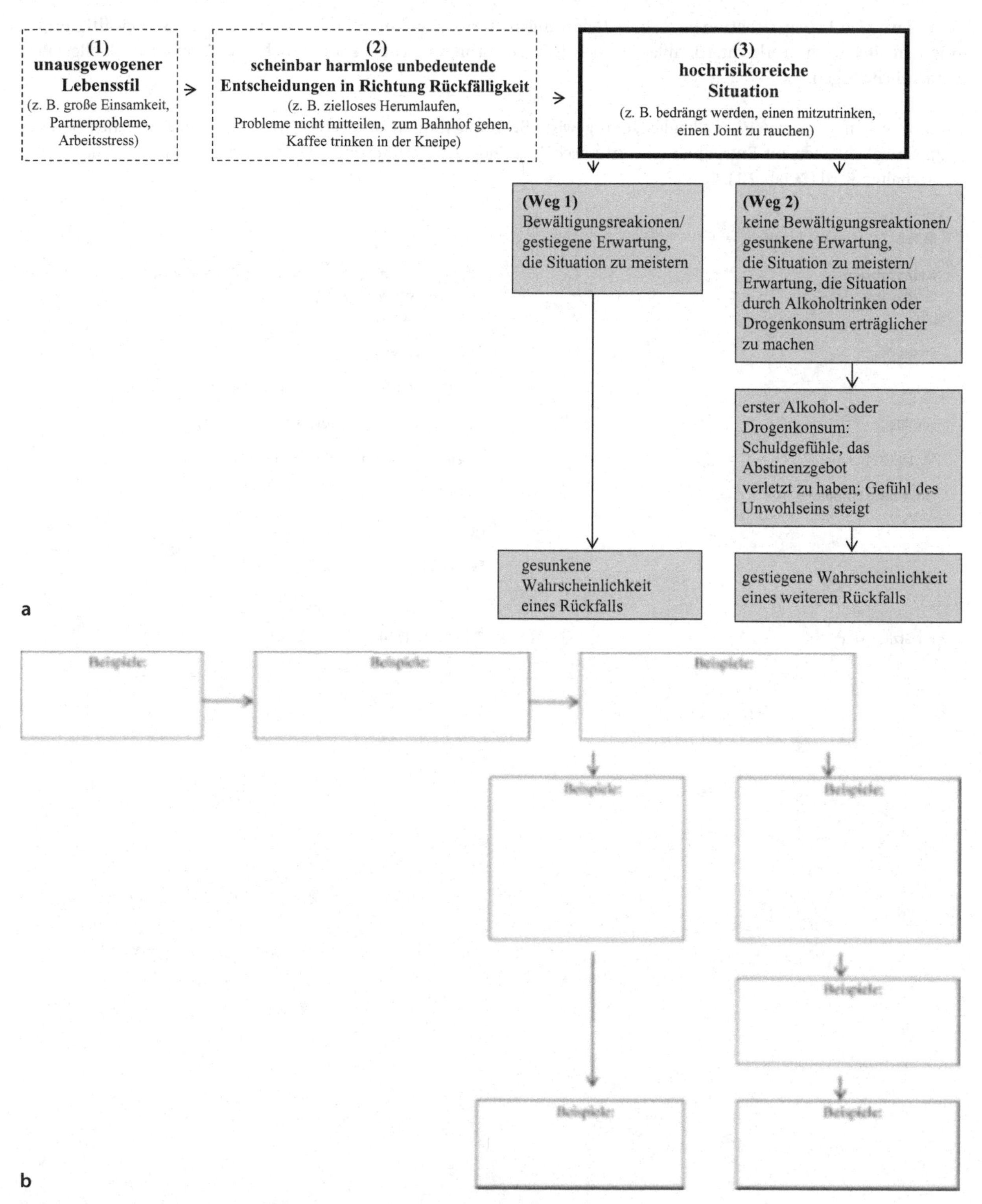

◘ **Abb. 7.1a,b** Möglicher Ablauf bei einer Rückfallgefährdung. **a** Modell, **b** Eigene Beispiele

Arbeitsblatt 7.1: Ausgewogener Lebensstil

Dieses Arbeitsblatt dient der Vertiefung des ersten Punktes (»unausgewogener Lebensstil«) nach dem Rückfallmodell von Marlatt (1985).

Verändern sich Lebenssituationen so, dass **Belastungsfaktoren zunehmen** und notwendige (Stress-)**Bewältigungsmöglichkeiten** (sich zu erleichtern/entlasten) sich diesen nicht anpassen oder sogar **abnehmen**, kann die Rückfallgefahr beträchtlich steigen.

Für die meisten Menschen ist es alltäglich, eine gewisse Belastung (Stress) zu verarbeiten. Demgegenüber stehen Bewältigungsmöglichkeiten zur Entspannung, zum Abschalten und zur Erleichterung, damit ein inneres Gleichgewicht aufrechterhalten wird (Tab. 7.1).

Tab. 7.1. Im Gleichgewicht sein

Belastungen (Stressniveau steigt)	**Möglichkeiten zur Erleichterung, Entspannung und Stressbewältigung** (Stressniveau sinkt)
Stress durch:	Entlastung durch:
Beruf	Gespräche mit Vorgesetzten und Kollegen
Familie	Aussprache über Probleme (Psychohygiene)
Soziale Kontakte	Zusammensein mit Familie, Freunden
Finanzielle Probleme	Sport
	Hobby
	Selbsthilfegruppe
Zusätzliche Punkte:	Zusätzliche Punkte:

Bitte erarbeiten Sie Beispiele, wie das **Gleichgewicht** durch negative Veränderungen gestört wird.

1. Aufgabe: Beispiele für eine denkbare **Belastungszunahme**

Beruf (z. B. Arbeitsplatzverlust)	Auswirkungen auf Gedanken/Gefühle
__________	__________
__________	__________
__________	__________

Familie (z. B. Schulprobleme)	Auswirkungen auf Gedanken/Gefühle
__________	__________
__________	__________
__________	__________

Soziale Kontakte (z. B. Umziehen)	Auswirkungen auf Gedanken/Gefühle
__________	__________
__________	__________
__________	__________

Finanzielle Probleme (z. B. Scheidung, Hausbau)	Auswirkungen auf Gedanken/Gefühle
__________	__________
__________	__________
__________	__________

2. Aufgabe: Welche negativen Ereignisse können in den genannten Bereichen auftreten, so dass sich die Möglichkeiten zur **Erleichterung** und **Entspannung verringern**?

Gespräche mit Vorgesetzten und Kollegen (z. B. ein guter Kollege wird versetzt)	Auswirkungen auf Gedanken/Gefühle
__________	__________
__________	__________
__________	__________

Aussprache über Probleme (z. B. bester Freund/beste Freundin lernt einen neuen Partner kennen und hat keine Zeit mehr)	Auswirkungen auf Gedanken/Gefühle
______________________	______________________
______________________	______________________
______________________	______________________
Zusammensein mit Familie, Freunden (z. B. Zeit fehlt wegen Schichtarbeit)	Auswirkungen auf Gedanken/Gefühle
______________________	______________________
______________________	______________________
______________________	______________________
Sport (z. B. Verletzung)	Auswirkungen auf Gedanken/Gefühle
______________________	______________________
______________________	______________________
______________________	______________________
Hobby (z. B. Geld fehlt)	Auswirkungen auf Gedanken/Gefühle
______________________	______________________
______________________	______________________
______________________	______________________
Selbsthilfegruppe (z. B. zu viele »rückfällige« Mitglieder)	Auswirkungen auf Gedanken/Gefühle
______________________	______________________
______________________	______________________
______________________	______________________
zusätzliche Punkte	Auswirkungen auf Gedanken/Gefühle
______________________	______________________
______________________	______________________
______________________	______________________

7.2 Rückfall »um sechs Ecken«

Arbeitsblatt 7.2: Scheinbar unbedeutende Entscheidungen

Dieses Aufgabenblatt dient zur Vertiefung des Punktes »Scheinbar unbedeutende Entscheidungen« nach dem Rückfallmodell (Marlatt 1985).

Wie bahnt sich ein Rückfall an? Meist steuert man nicht direkt auf das Suchtverhalten zu, sondern es werden scheinbar unbedeutende Entscheidungen getroffen und Verhaltensweisen ausgeübt, durch die man sich quasi »um sechs Ecken« einem Rückfall nähert. Wenn die einzelnen Verhaltensweisen zur Sprache kämen, würde man wahrscheinlich sogar leugnen (Selbsttäuschung?), es habe etwas mit dem Suchtverhalten zu tun.

Bitte geben Sie zu den einzelnen Punkten **eigene Beispiele** an und vergleichen diese dann mit früheren Arbeitsergebnissen von Mitpatienten (▶ Abschnitt »Ergebnisse früherer Gruppen«).

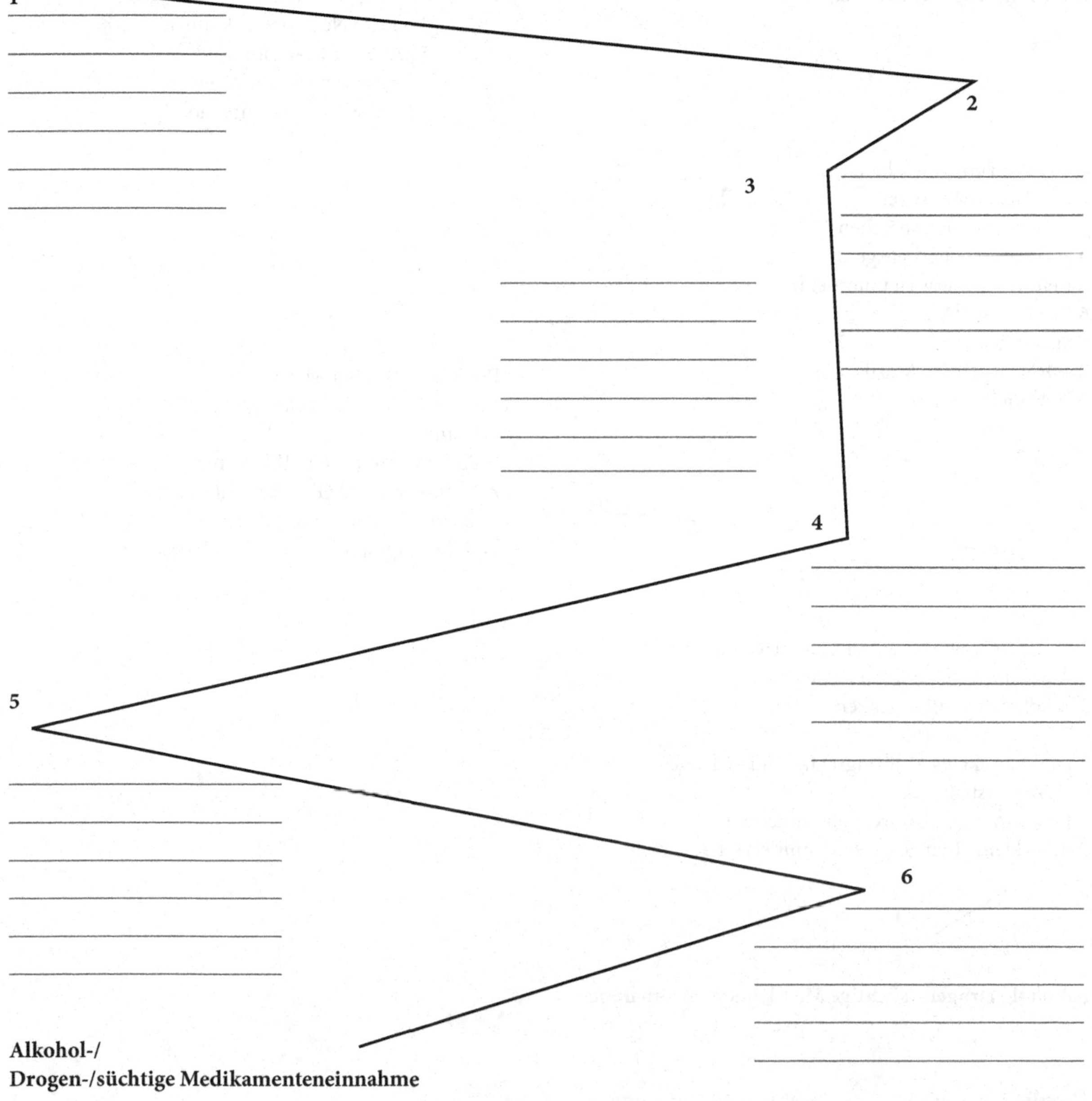

Alkohol-/ Drogen-/süchtige Medikamenteneinnahme

Ergebnisse früherer Gruppen

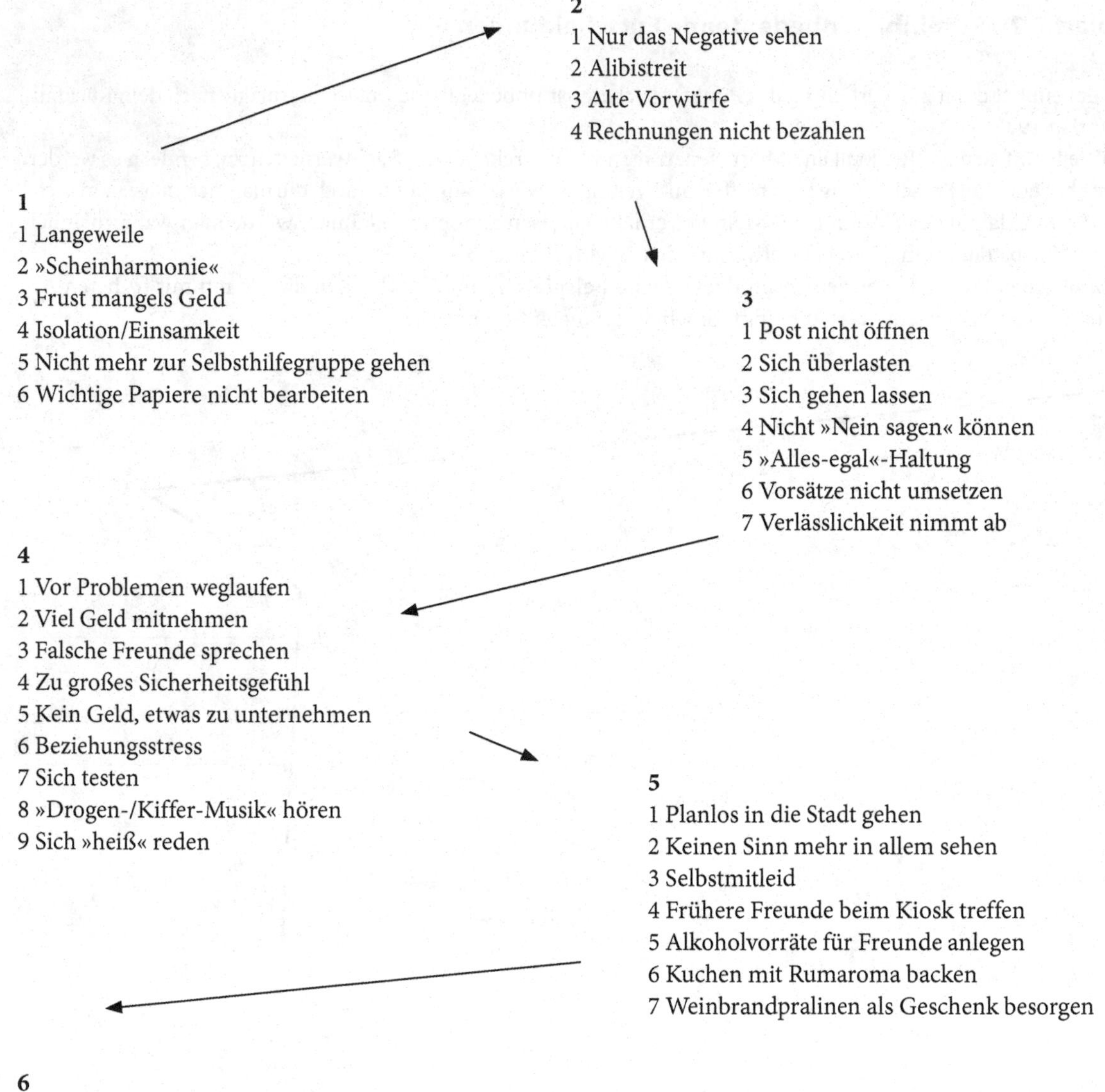

6

1 In die Kneipe oder zum Dealer-Treff gehen, »nur« um Leute dort zu treffen
2 Alkoholfreies Bier trinken
3 Schnapspreise studieren
4 Flasche Sekt als Mitbringsel für andere kaufen
5 »Einmal ist keinmal«
6 Bratensoße mit Rotwein abschmecken
7. Eine kleine Menge des Suchtmittels schadet nicht

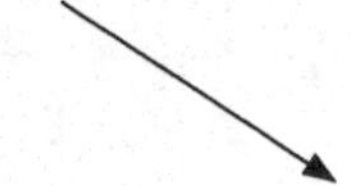

Alkohol-/Drogen-/süchtige Medikamenteneinnahme

7.3 Rückfallmodell: Fehlende Krankheitseinsicht/Wachsamkeit (Bachmann 1993)

Arbeitsblatt 7.3: Krankheitseinsicht und Wachsamkeit

Arbeitsanweisung: Bitte lesen und diskutieren Sie zunächst den Ablauf des Modells und halten auf der nächsten Seite Beispiele dazu fest.

(1)
Fehlende oder zurückgehende Krankheitseinsicht, fehlende oder sinkende Wachsamkeit, scheinbar unbedeutende Entscheidungen

(2)
Aufsuchen einer Rückfall risikoreichen Situation

(3)
Erwartung, dass eine kleine Menge des Suchtmittels nicht schadet

(4)
Erster Rückfall

(5)
Feststellung, subjektive Bewertung, dass kein Kontrollverlust eintritt, das Suchtverhalten nicht (bewusst) zunimmt; Bestätigung, dass keine Krankheit mehr vorliegt

(6)
Erwartung, dass auch bei weiterer Ausübung des Suchtverhaltens die Kontrolle erhalten bleibt

(7)
Das Suchtverhalten nimmt zu

(8)
Rückfall in altes Suchtverhalten

Arbeitsanweisung: Schreiben Sie nun zu jedem Punkt einige Beispiele auf.

(1)

Beispiele: ____________________

____

(2)

Beispiele: ____________________

____

(3)

Beispiele: ____________________

____

(4)

Beispiele: ____________________

____

(5)

Beispiele: ____________________

____

(6)

Beispiele: ____________________

____

(7)

Beispiele: ____________________

____

(8)

Rückfall in altes Suchtverhalten

7.4 Entscheidungssituation bei Rückfälligkeit

Arbeitsblatt 7.4: Vorteile der Abstinenz in die Waagschale werfen

In diesem Aufgabenblatt geht es darum, die **kurzfristige positive Wirkung des Suchtmittels** (wie z. B. sich nach dem Trinken von Alkohol lockerer und entspannter zu fühlen) und die **langfristige positive Wirkung der Abstinenz** (wie z. B. wieder arbeits- und beziehungsfähig zu sein, Schuld- und Schamgefühle abzubauen) gegenüberzustellen. Das gewünschte Verhalten, die Abstinenz, wird nur beibehalten, wenn die Vorteile überwiegen. Die Überlegungen sind in Stichworten auf der nachfolgenden »Waage« festzuhalten, dann mit den Ergebnissen früherer Arbeitsgruppen zu vergleichen und in der Gruppe oder mit anderen wichtigen Personen zu diskutieren. Die positiven Folgen der Abstinenz sollten möglichst konkret formuliert werden, sozusagen »von Herzen kommend«. Sie sollten emotional nachzuempfinden sein, damit sie in einer kritischen Situation den Ausschlag geben, sich für die richtige Seite zu entscheiden.

langfristige positive Folgen der Abstinenz

kurzfristige positive Wirkung des Suchtmittelkonsums konsums

<u>nur in Stichworten</u>:

<u>nur in Stichworten</u>:

• konkret • konkret • konkret • konkret • konkret • konkret • konkret • konkret • konkret •

Persönliche Schlussfolgerungen aus dem Arbeitsergebnis:

Ergebnisse früherer Gruppen

langfristige positive Folgen der Abstinenz

kurzfristige positive Wirkung des Suchtmittelkonsums

- Miteinander reden
- Gesteigertes, reales Selbstwertgefühl
- In der Realität leben
- Vertrauenswürdigkeit zurückerlangen
- Steigerung des Selbstbewusstseins/ Stolz auf sich sein
- Man wird ernst genommen und geachtet
- Selbstständigkeit
- Mehr Kreativität
- Mehr Spaß/Freude
- Bessere Gefühlswahrnehmung
- Besserer Umgang mit Geld
- Keine Selbstvorwürfe
- Neuer Umgang
- Belastbarer sein
- Durchsetzungsvermögen
- Sein Leben mehr annehmen
- Anderen helfen und Hilfe akzeptieren
- Geregeltes/befriedigenderes Sexualleben
- Disziplin
- Ehrlichkeit
- Positives Verausgaben
- Bestätigung durch Andere

- Verdrängen/Vergessen von Problemen
- Spannung, Nervenkitzel
- »Kick«, Glücksgefühl
- Langeweile vertreiben
- Selbstwerterhöhung
- Kompetenzgefühl
- Flucht vor der Realität/Konflikten
- Traum vom besseren Leben
- Enthemmung
- »Bist einer von uns«
- Zuwendung über Mitleid
- Depressive Stimmung in positive Gefühle umwandeln
- Schnelle Stimmungsveränderung
- Ersatzbefriedigung
- In Phantasien leben

langfristige positive Folgen der Abstinenz

kurzfristige positive Wirkung des Suchtmittelkonsums

- Arbeitsplatz ist sicherer
- Entspannen/Genießen
- Regelmäßiges Essen/Schlafen
- Sich selbst mögen und lieben lernen
- Gesundes Leben
- Struktur
- Sorgenfreier sein
- Sozialeres Verhalten
- Genuss an den kleinen Dingen des Lebens
- Pläne
- Ziele/Zukunftsperspektiven
- Alternativen
- Besseres Körpergefühl
- Körperpflege
- Mehr Ausgeglichenheit
- Mehr Selbstvertrauen
- Stärke
- Familie
- Engere, nähere Beziehungen
- Abstinenzerleben
- Mehr Interessen
- Persönlichkeitsentwicklung
- Positives Denken
- Vorbild für Andere
- Ansprechendes Äußeres
- Klares Auftreten und Ansprechen bei Kontaktaufnahme/Flirten

- Krankheit herunterspielen
- Sich frei fühlen
- Flucht vor Verantwortung
- Ruhe bekommen
- Aussteigen
- Weg vom Grübeln
- Gefühle, z. B. Ängste, Unterdrücken
- Angenehme Atmosphäre
- Gewohnheit (bequem)
- Belohnung
- »Einen draufmachen«
- Schmerz unterdrücken
- Besseres Schlafen
- Abenteuer
- Leichter Flirten
- Schutzmauer
- Sich in Selbstmitleid »suhlen«
- Einfache Geselligkeit
- Kurzfristige soziale Kontakte
- Scheinbar hohes Selbstvertrauen

7.5 Erkenntnisse und Gedanken zur Rückfallprävention (Lindenmeyer 2005; Meyer u. Bachmann 2011)

Angehörige haben oft beträchtliche **Angst** vor Rückfälligkeit, da sie in der Vergangenheit häufig enttäuscht wurden. Die Suchtkranken sind leicht enttäuscht, wenn man ihnen noch nicht gleich wieder vertraut. Sie befürchten z. B., wenn sie über eigene Rückfallrisiken sprechen, würden die Angehörigen noch misstrauischer und die Beziehung zusätzlich belastet.

Arbeitsblatt 7.5: Wie kann man einem Rückfall vorbeugen?

In welchen **Situationen** tritt Misstrauen auf? Wie kann neues **Vertrauen** entstehen?

____

____

Wie bahnt sich eine erhöhte **Rückfallgefahr** an? Vor einer Rückfälligkeit gibt es oft erste Warnsignale, z. B. die Vernachlässigung der Selbsthilfegruppe: Man lässt sich »hängen«, vernachlässigt Ordnung und Sauberkeit, ist unruhiger, schiebt wichtige Angelegenheiten vor sich her, hat weniger Lust auf Dinge, die bisher Spaß gemacht haben (Sport/Freunde treffen/Hobbys).

Nennen Sie bitte konkrete Beispiele für eigene »frühe Warnsignale«! Welche **Anzeichen** gibt es, woran andere (Freunde/Verwandte) die Gefahr ebenfalls erkennen?

____

____

Rückfälle werden oft als unvermeidbares Ereignis empfunden (»Weiß auch nicht wie es kam«), was bedeutet, dass es immer wieder wie »aus heiterem Himmel« passieren könnte. Rückfallrisiken sind aber gezielt reduzierbar. Je länger die Abstinenz dauert, umso geringer ist die Rückfallgefahr. Innerhalb der ersten drei Monate nach der Therapie ist die Gefahr am größten. Dann gibt es noch relativ viele Rückfälle im ersten Jahr. Es sind nicht immer Krisensituationen, Schicksalsschläge, sondern manchmal ganz alltägliche Situationen, die zum Problem werden.

Was wären für Sie (alltägliche) **Probleme**, in denen das Rückfallrisiko steigt?

____

____

Das Suchtgedächtnis: Viele Prozesse im Gehirn laufen automatisch ab, wie die Wahrnehmung von bestimmten Gegenständen, Geräuschen und Gerüchen. Der Handlungsspielraum und die Problemlösefähigkeiten sind unter Belastungen eingeschränkt. Stimmungen und körperlicher Zustand sind verändert, so als ob bereits die Wirkung des Suchtmittels zu spüren ist. Dadurch ist es erheblich schwerer, in einer Risikosituation abstinent zu bleiben.

Es werden dann Ausreden gesucht, sich einen Rückfall zu erlauben (»Ein bisschen kann ich ja, muss ja nicht mehr sein«).

Die meisten Suchtkranken hatten kurze oder längerfristige Abstinenzzeiten. Bitte stellen Sie dar, wie es dann zu »Rückfälligkeit« kam, welche **Gedanken**, **Gefühle** oder **Umstände** dazu beigetragen haben:

____

____

Es ist den Einzelnen oft nicht bewusst, dass man sich durch Unaufmerksamkeit, Selbstüberschätzung oder Bequemlichkeit selbst in **Gefahr** bringen kann.

In welchen **Situationen** wäre für Sie die Gefahr vorhanden, es an Vorsicht und Wachsamkeit fehlen zu lassen und sich selbst zu überschätzen?

____

____

Schock nach dem Rückfall:
- Verdorbene Stimmung (Enttäuschung, Niedergeschlagenheit), weil man das Abstinenzvorhaben gebrochen hat,
- »Alles-egal«-Gefühle (»Jetzt kommt es nicht mehr darauf an«),
- Enttäuschung und Verzweiflung der Angehörigen,
- Eigene Verzweiflung.

Die Schwere eines Rückfalls kann jedoch unterschiedlich sein. Deshalb ist es wichtig, bei Rückfälligkeit **nicht völlig in »altes« Suchtverhalten zurückzufallen**!

Wie würden Sie sich nach einem Rückfall fühlen und verhalten?

____

____

Verhaltenstipps für den Umgang mit Rückfallgefahren

- In Risikosituationen auf einen Rückfall vorbereitet sein.
- Den Risikosituationen durch gezielte Abstinenzgedanken entgegenwirken (Vorteile der Abstinenz durch persönliche überzeugende Argumente und Gründe hervorheben).
- Verlangen lässt nach, wenn man dem in der Risikosituation nicht nachgibt.
- Jeder weitere Verzicht stärkt das Selbstbewusstsein und die weitere Abstinenz.
- Risikosituationen durch spezielles Training bewältigen lernen.
- Angebote zurückweisen lernen.
- Sich nach einem Rückfall so schnell wie möglich jemandem anvertrauen und über einen Notfallplan (Notfallkarten: Ziel des Projekts!) zur Abstinenz zurückkehren.
- Abstinenzzuversicht zurückgewinnen.

7.6 Rückfallauslöser

In ◘ Tab. 7.2 sind die Ergebnisse unterschiedlicher Studien zu den häufigsten rückfallauslösenden Faktoren wiedergegeben. Es wird zwischen Faktoren, die **in der Person** liegen, und solchen, die im **zwischenmenschlichen Bereich** liegen, unterschieden (Körkel u. Lauer 1992; Körkel u. Schindler 2003). Bitte diskutieren Sie die Ergebnisse und denken dabei an eigene Rückfallauslöser!

◘ **Tab. 7.1** Studien zu Rückfallauslösern

Hauptrückfallauslöser (in %)	USA (Marlatt 1979)	Schweden (Sandahl 1984)	Österreich (Scholz 1983)	Deutschland (Körkel u. Schindler 2003)
In der Person liegende Faktoren	**61**	**50**	**92**	**67,5**
1. Unangenehme Gefühlszustände (Ängste, Depressivität, Ärger, Kränkungen)	38	40	50	42,5
2. Unangenehme körperliche Zustände (Schlaflosigkeit, Schmerzen)	3	2	7	2,5
3. Angenehme Gefühlszustände (Zufriedenheit, Stolz, Freude)	0	2	4	5
4. Versuch, Suchtverhalten zu kontrollieren	9	2	28	12,5
5. Suchtdruck	11	4	3	5
Im zwischenmenschlichen Bereich liegende Faktoren	**39**	**50**	**8**	**32,5**
6. Zwischenmenschliche Konflikte (Streit, Spannungen)	18	31	5	17,5
7. Zusammensein mit Menschen, die zum Suchtverhalten auffordern	18	17	3	15
8. Angenehme Gefühlszustände beim Zusammensein mit anderen	3	2	1	0

7.7 Rückfallrisiken und ihre Bewältigung

Auf den nächsten beiden Arbeitsblättern sind Rückfallsituationen und Strategien zu deren Bewältigung aufgeführt.

Es sind zwei Aufgabenschritte auszuführen:

- Lesen Sie bitte die einzelnen Punkte gemeinsam in der Kleingruppe und kreuzen dann individuell die Ziffer an, welche **Bedeutung die betreffende Aussage für Sie persönlich hat** (sowohl beim Arbeitsblatt zu den persönlichen Rückfallrisiken als auch beim Arbeitsblatt zur Rückfallrisikobewältigung).

Verbinden Sie die einzelnen Ankreuzungen mit unterschiedlichen Farben, so dass ein **persönliches Profil** entsteht (beim Arbeitsblatt zu den Risiken mit einem roten und bei dem zur Rückfallrisikobewältigung mit einem grünen Textmarker) und diskutieren das Ergebnis.

Arbeitsblatt 7.6: Was sind persönliche Rückfallrisiken?

Bitte kreuzen Sie jeweils auf einer Ziffer an, wie groß Sie die **Bedeutung der jeweiligen Risikosituation** für sich persönlich einschätzen.

Selbsteinschätzung der Bedeutung für Sie

0 – 1 - 2 – 3 – 4 – 5 – 6
keine sehr hohe

Risikosituationen:

Stress mit Eltern/Bekannten . . . . 0 - 1 - 2 - 3 - 4 - 5 - 6
Stress mit dem Partner . . . . 0 - 1 - 2 - 3 - 4 - 5 - 6
Misserfolg bei der Arbeit . . . . 0 - 1 - 2 - 3 - 4 - 5 - 6
Sozialer Abstieg . . . . 0 - 1 - 2 - 3 - 4 - 5 - 6
Gesellschaftlicher Druck . . . . 0 - 1 - 2 - 3 - 4 - 5 - 6
Werbung . . . . 0 - 1 - 2 - 3 - 4 - 5 - 6
Verführung beim Einkaufen . . . . 0 - 1 - 2 - 3 - 4 - 5 - 6
Sich zu sicher fühlen . . . . 0 - 1 - 2 - 3 - 4 - 5 - 6
Bestimmte Orte . . . . 0 - 1 - 2 - 3 - 4 - 5 - 6
Altes soziales Umfeld . . . . 0 - 1 - 2 - 3 - 4 - 5 - 6
Einsamkeit . . . . 0 - 1 - 2 - 3 - 4 - 5 - 6
Trennung . . . . 0 - 1 - 2 - 3 - 4 - 5 - 6
Trauer/Tod . . . . 0 - 1 - 2 - 3 - 4 - 5 - 6
Isolation . . . . 0 - 1 - 2 - 3 - 4 - 5 - 6
Sportschau . . . . 0 - 1 - 2 - 3 - 4 - 5 - 6
Aggression/Wut . . . . 0 - 1 - 2 - 3 - 4 - 5 - 6
Erfolg . . . . 0 - 1 - 2 - 3 - 4 - 5 - 6
Belohnungssituation . . . . 0 - 1 - 2 - 3 - 4 - 5 - 6
Sich nicht verstanden fühlen . . . . 0 - 1 - 2 - 3 - 4 - 5 - 6
Vereinsleben/Fahrten . . . . 0 - 1 - 2 - 3 - 4 - 5 - 6
Feiern . . . . 0 - 1 - 2 - 3 - 4 - 5 - 6
Urlaub . . . . 0 - 1 - 2 - 3 - 4 - 5 - 6
Essen gehen . . . . 0 - 1 - 2 - 3 - 4 - 5 - 6
Meinung, es gehe kontrolliert . . . . 0 - 1 - 2 - 3 - 4 - 5 - 6
Perspektivlosigkeit . . . . 0 - 1 - 2 - 3 - 4 - 5 - 6
Vorhaben nicht umsetzen . . . . 0 - 1 - 2 - 3 - 4 - 5 - 6
Sportliche Höhepunkte . . . . 0 - 1 - 2 - 3 - 4 - 5 - 6
Krankheit/Schmerzen . . . . 0 - 1 - 2 - 3 - 4 - 5 - 6
Mobbing . . . . 0 - 1 - 2 - 3 - 4 - 5 - 6
Diskriminierung . . . . 0 - 1 - 2 - 3 - 4 - 5 - 6
Kränkung . . . . 0 - 1 - 2 - 3 - 4 - 5 - 6
Selbstmitleid . . . . 0 - 1 - 2 - 3 - 4 - 5 - 6
Flucht vor Problemen . . . . 0 - 1 - 2 - 3 - 4 - 5 - 6
Unzufriedenheit . . . . 0 - 1 - 2 - 3 - 4 - 5 - 6
Frust . . . . 0 - 1 - 2 - 3 - 4 - 5 - 6
Keine Liebe . . . . 0 - 1 - 2 - 3 - 4 - 5 - 6
Glücksgefühle . . . . 0 - 1 - 2 - 3 - 4 - 5 - 6
Ängste . . . . 0 - 1 - 2 - 3 - 4 - 5 - 6
Depressive Stimmung . . . . 0 - 1 - 2 - 3 - 4 - 5 - 6
Schlechte Nachrichten . . . . 0 - 1 - 2 - 3 - 4 - 5 - 6
Sich nicht wehren können . . . . 0 - 1 - 2 - 3 - 4 - 5 - 6

Sich nicht entspannen können	0 - 1 - 2 - 3 - 4 - 5 - 6
Den Kick zu suchen	0 - 1 - 2 - 3 - 4 - 5 - 6
Leicht verdientes Geld	0 - 1 - 2 - 3 - 4 - 5 - 6
Finanzieller Engpass	0 - 1 - 2 - 3 - 4 - 5 - 6
Viel Geld zur Verfügung	0 - 1 - 2 - 3 - 4 - 5 - 6
Stress mit Kollegen/Vorgesetzten	0 - 1 - 2 - 3 - 4 - 5 - 6
Alles geht mir auf die Nerven	0 - 1 - 2 - 3 - 4 - 5 - 6
Gleichgültig sein	0 - 1 - 2 - 3 - 4 - 5 - 6
Die Kinder nicht sehen können	0 - 1 - 2 - 3 - 4 - 5 - 6
Schlechter Rat	0 - 1 - 2 - 3 - 4 - 5 - 6
Ziele aus den Augen verloren	0 - 1 - 2 - 3 - 4 - 5 - 6
Heute läuft alles schief	0 - 1 - 2 - 3 - 4 - 5 - 6
Es klappt alles zu gut	0 - 1 - 2 - 3 - 4 - 5 - 6
Verliebt sein	0 - 1 - 2 - 3 - 4 - 5 - 6
Minderwertigkeitsgefühle	0 - 1 - 2 - 3 - 4 - 5 - 6

Falls Sie weitere Ideen haben:

______	0 - 1 - 2 - 3 - 4 - 5 - 6
______	0 - 1 - 2 - 3 - 4 - 5 - 6
______	0 - 1 - 2 - 3 - 4 - 5 - 6
______	0 - 1 - 2 - 3 - 4 - 5 - 6
______	0 - 1 - 2 - 3 - 4 - 5 - 6
______	0 - 1 - 2 - 3 - 4 - 5 - 6
______	0 - 1 - 2 - 3 - 4 - 5 - 6
______	0 - 1 - 2 - 3 - 4 - 5 - 6
______	0 - 1 - 2 - 3 - 4 - 5 - 6
______	0 - 1 - 2 - 3 - 4 - 5 - 6
______	0 - 1 - 2 - 3 - 4 - 5 - 6
______	0 - 1 - 2 - 3 - 4 - 5 - 6

Arbeitsblatt 7.7: Wie sind Risiken zu bewältigen?

Bitte kreuzen Sie jeweils auf einer Ziffer an, wie groß Sie die **Bedeutung der jeweiligen Bewältigungsstrategie** für sich persönlich einschätzen.

Selbsteinschätzung der Bedeutung für Sie

0 – 1 - 2 – 3 – 4 – 5 – 6
keine **sehr hohe**

Bewältigungsstrategien:

Eher kurzfristige Strategien
Viel Wasser, Tee trinken . . . . 0 - 1 - 2 - 3 - 4 - 5 - 6
Etwas gutes Essen . . . . 0 - 1 - 2 - 3 - 4 - 5 - 6
Sich belohnen . . . . 0 - 1 - 2 - 3 - 4 - 5 - 6
Etwas verschenken . . . . 0 - 1 - 2 - 3 - 4 - 5 - 6
Mit sich selbst reden . . . . 0 - 1 - 2 - 3 - 4 - 5 - 6
Sich selbst loben . . . . 0 - 1 - 2 - 3 - 4 - 5 - 6
Ins Kino gehen . . . . 0 - 1 - 2 - 3 - 4 - 5 - 6
Ablenkung . . . . 0 - 1 - 2 - 3 - 4 - 5 - 6
Entspannungsbad . . . . 0 - 1 - 2 - 3 - 4 - 5 - 6
Sauna . . . . 0 - 1 - 2 - 3 - 4 - 5 - 6
Spazieren gehen . . . . 0 - 1 - 2 - 3 - 4 - 5 - 6
Sachen in Ordnung bringen . . . . 0 - 1 - 2 - 3 - 4 - 5 - 6
Einkaufsbummel . . . . 0 - 1 - 2 - 3 - 4 - 5 - 6
»Werde aktiv, unternehme etwas« . . . . 0 - 1 - 2 - 3 - 4 - 5 - 6
Duschen . . . . 0 - 1 - 2 - 3 - 4 - 5 - 6
Freunde anrufen . . . . 0 - 1 - 2 - 3 - 4 - 5 - 6
In die Therapieaufzeichnungen schauen . . . . 0 - 1 - 2 - 3 - 4 - 5 - 6
Probleme und Konflikte zeitnah lösen . . . . 0 - 1 - 2 - 3 - 4 - 5 - 6
Holz hacken . . . . 0 - 1 - 2 - 3 - 4 - 5 - 6
In den Park gehen . . . . 0 - 1 - 2 - 3 - 4 - 5 - 6
Sich etwas von der Seele reden . . . . 0 - 1 - 2 - 3 - 4 - 5 - 6
Haushaltsarbeiten . . . . 0 - 1 - 2 - 3 - 4 - 5 - 6
Aufräumen . . . . 0 - 1 - 2 - 3 - 4 - 5 - 6

Eher mittelfristige Strategien
Klärendes Gespräch führen . . . . 0 - 1 - 2 - 3 - 4 - 5 - 6
Gründe aufklären . . . . 0 - 1 - 2 - 3 - 4 - 5 - 6
Sich Konflikten stellen . . . . 0 - 1 - 2 - 3 - 4 - 5 - 6
Ehrlichkeit gegenüber sich und anderen . . . . 0 - 1 - 2 - 3 - 4 - 5 - 6
An die Familie denken . . . . 0 - 1 - 2 - 3 - 4 - 5 - 6
An die Folgen des Rückfalls denken . . . . 0 - 1 - 2 - 3 - 4 - 5 - 6
Freizeit/Ruhephasen einplanen . . . . 0 - 1 - 2 - 3 - 4 - 5 - 6
Akzeptieren, dass es mal schlechter geht . . . . 0 - 1 - 2 - 3 - 4 - 5 - 6
Wegfahren . . . . 0 - 1 - 2 - 3 - 4 - 5 - 6
Ausflug . . . . 0 - 1 - 2 - 3 - 4 - 5 - 6
Urlaub . . . . 0 - 1 - 2 - 3 - 4 - 5 - 6
Wohnung einrichten . . . . 0 - 1 - 2 - 3 - 4 - 5 - 6
Sich Mut machen: »Du schaffst es« . . . . 0 - 1 - 2 - 3 - 4 - 5 - 6
»Ich lasse mich nicht unterkriegen« . . . . 0 - 1 - 2 - 3 - 4 - 5 - 6

»Ich mache mich gut zurecht« . . . . . 0 - 1 - 2 - 3 - 4 - 5 - 6
Sexualität . . . . . 0 - 1 - 2 - 3 - 4 - 5 - 6
Autogenes Training . . . . . 0 - 1 - 2 - 3 - 4 - 5 - 6
Sport treiben . . . . . 0 - 1 - 2 - 3 - 4 - 5 - 6
Laufen . . . . . 0 - 1 - 2 - 3 - 4 - 5 - 6
Fußball . . . . . 0 - 1 - 2 - 3 - 4 - 5 - 6
Tischtennis . . . . . 0 - 1 - 2 - 3 - 4 - 5 - 6
Billard . . . . . 0 - 1 - 2 - 3 - 4 - 5 - 6
Badminton . . . . . 0 - 1 - 2 - 3 - 4 - 5 - 6
Tennis . . . . . 0 - 1 - 2 - 3 - 4 - 5 - 6
Radfahren . . . . . 0 - 1 - 2 - 3 - 4 - 5 - 6
Aquaristik . . . . . 0 - 1 - 2 - 3 - 4 - 5 - 6
Gartenpflege . . . . . 0 - 1 - 2 - 3 - 4 - 5 - 6
Hilfe suchen . . . . . 0 - 1 - 2 - 3 - 4 - 5 - 6
Kaffee trinken . . . . . 0 - 1 - 2 - 3 - 4 - 5 - 6
Leute anschauen . . . . . 0 - 1 - 2 - 3 - 4 - 5 - 6
Malen . . . . . 0 - 1 - 2 - 3 - 4 - 5 - 6
Lesen . . . . . 0 - 1 - 2 - 3 - 4 - 5 - 6
Flirten . . . . . 0 - 1 - 2 - 3 - 4 - 5 - 6
Bestimmte Rituale . . . . . 0 - 1 - 2 - 3 - 4 - 5 - 6
Frage: »Wie geht's?« . . . . . 0 - 1 - 2 - 3 - 4 - 5 - 6
Begrüßungs- und Abschiedskuss . . . . . 0 - 1 - 2 - 3 - 4 - 5 - 6
Gemeinsames Kaffeetrinken . . . . . 0 - 1 - 2 - 3 - 4 - 5 - 6
Glauben, Beten . . . . . 0 - 1 - 2 - 3 - 4 - 5 - 6
Essen gehen . . . . . 0 - 1 - 2 - 3 - 4 - 5 - 6
Etwas Besonderes kochen . . . . . 0 - 1 - 2 - 3 - 4 - 5 - 6
Tanzen . . . . . 0 - 1 - 2 - 3 - 4 - 5 - 6
Auto fahren . . . . . 0 - 1 - 2 - 3 - 4 - 5 - 6
Dampf ablassen . . . . . 0 - 1 - 2 - 3 - 4 - 5 - 6
Sich was gönnen . . . . . 0 - 1 - 2 - 3 - 4 - 5 - 6

Eher langfristige Strategien
Partner mit einbeziehen . . . . . 0 - 1 - 2 - 3 - 4 - 5 - 6
Positive Gedanken umsetzen . . . . . 0 - 1 - 2 - 3 - 4 - 5 - 6
Hobby ausüben . . . . . 0 - 1 - 2 - 3 - 4 - 5 - 6
Kontakte knüpfen . . . . . 0 - 1 - 2 - 3 - 4 - 5 - 6
Wachsam bleiben . . . . . 0 - 1 - 2 - 3 - 4 - 5 - 6
Sich nicht selbst aufgeben . . . . . 0 - 1 - 2 - 3 - 4 - 5 - 6
Freizeitaktivitäten . . . . . 0 - 1 - 2 - 3 - 4 - 5 - 6
Nein sagen lernen . . . . . 0 - 1 - 2 - 3 - 4 - 5 - 6
Selbsthilfegruppe aufsuchen . . . . . 0 - 1 - 2 - 3 - 4 - 5 - 6
Ziele setzen (realistische) . . . . . 0 - 1 - 2 - 3 - 4 - 5 - 6
In kleinen Schritten denken . . . . . 0 - 1 - 2 - 3 - 4 - 5 - 6
Umsetzung von Zielen . . . . . 0 - 1 - 2 - 3 - 4 - 5 - 6
Umwelt verändern . . . . . 0 - 1 - 2 - 3 - 4 - 5 - 6
Sich verlieben . . . . . 0 - 1 - 2 - 3 - 4 - 5 - 6
In Ruhe genießen . . . . . 0 - 1 - 2 - 3 - 4 - 5 - 6
Alkoholfreie Cocktails mixen . . . . . 0 - 1 - 2 - 3 - 4 - 5 - 6
Arbeiten . . . . . 0 - 1 - 2 - 3 - 4 - 5 - 6
Sich mögen, akzeptieren . . . . . 0 - 1 - 2 - 3 - 4 - 5 - 6
Partnerschaft aufbauen . . . . . 0 - 1 - 2 - 3 - 4 - 5 - 6
Geregelt schlafen . . . . . 0 - 1 - 2 - 3 - 4 - 5 - 6
Zeit gut einteilen . . . . . 0 - 1 - 2 - 3 - 4 - 5 - 6

Tag gut strukturieren . . . . 0 - 1 - 2 - 3 - 4 - 5 - 6
Disziplin zeigen . . . . 0 - 1 - 2 - 3 - 4 - 5 - 6
Kurse der Volkshochschule besuchen . . . . 0 - 1 - 2 - 3 - 4 - 5 - 6
Eine Fremdsprache lernen . . . . 0 - 1 - 2 - 3 - 4 - 5 - 6
Genießen lernen . . . . 0 - 1 - 2 - 3 - 4 - 5 - 6
Sich um die Kinder kümmern . . . . 0 - 1 - 2 - 3 - 4 - 5 - 6
Gesunde Ernährung . . . . 0 - 1 - 2 - 3 - 4 - 5 - 6

Falls Sie weitere Ideen haben:

____________________ 0 - 1 - 2 - 3 - 4 - 5 - 6

____________________ 0 - 1 - 2 - 3 - 4 - 5 - 6

____________________ 0 - 1 - 2 - 3 - 4 - 5 - 6

____________________ 0 - 1 - 2 - 3 - 4 - 5 - 6

____________________ 0 - 1 - 2 - 3 - 4 - 5 - 6

____________________ 0 - 1 - 2 - 3 - 4 - 5 - 6

____________________ 0 - 1 - 2 - 3 - 4 - 5 - 6

____________________ 0 - 1 - 2 - 3 - 4 - 5 - 6

____________________ 0 - 1 - 2 - 3 - 4 - 5 - 6

____________________ 0 - 1 - 2 - 3 - 4 - 5 - 6

____________________ 0 - 1 - 2 - 3 - 4 - 5 - 6

____________________ 0 - 1 - 2 - 3 - 4 - 5 - 6

7.8 Rückfallanalyse

Ein 20-jähriger Patient aus einem ganztägig ambulanten Suchtbereich hat um Silvester vier Tage Urlaub. Er lebt bei seinen Eltern und hat eine neun Jahre ältere Schwester, die mit ihrem Ehemann zusammenlebt (◘ Tab. 7.3).

◘ Tab. 7.3 Ein Rückfall

Situation	Gedanken	Gefühle	Bemerkungen
Donnerstag fahre ich zu meiner Schwester, um dort Silvester zu feiern. Die Eltern fahren in Urlaub. Bei der Schwester angekommen. Sie kommandiert herum. Ich soll dieses und jenes tun, sie formuliert clever (»Wir tun dies und das.«), ohne mich zu fragen, und bestimmt für mich mit. Freitag. Heute ist die Silvesterparty. Gemeinsames Beisammensein. Es wird lange über Immobilien geredet. Später am Abend – der Alkoholpegel der anderen ist gestiegen und die Themen haben sich geändert. Gegen 24 Uhr.	»Das wird bestimmt besser als zu Hause. Vorsatz: Ich werde keine Suchtmittel nehmen!« »Wenn ich da mitfahre, muss ich auch mithelfen bei der Organisation der Feier.« Unterschwellig: »Das passt mir nicht, ich bin hier auch Gast.« »Ich versuche, Anschluss zu finden. Es klappt nicht. Wann werden die endlich betrunken und reden über was anderes?« »Das ist ja noch schlimmer. Die labern nur dummes Zeug.« »Die Feier dauert ewig.« »Gleich wird geböllert.«	Gefreut. Hingenommen. Gereizt. Einsamkeit. Abneigung. Ungeduld. Gefreut.	Eigentlich wollte ich zu Hause feiern, da ich dort das Rückfallrisiko als sehr hoch einstufte, habe ich anders entschieden. Planen mit Frauen ist schwierig. Das gibt bestimmt Stress. Meine Schwester ist meinem Vater sehr ähnlich – der ist so dominant!! Ich helfe wie immer mit. Hoffentlich hört das bald auf. Ich rede weniger. Ich bin außen vor und gebe auf, mich mit denen auseinanderzusetzen.
24 Uhr Knallerei. Kurz danach: Ein Gast verkündet in dem neuen Jahr keinen Alkohol mehr zu trinken. Meine Schwester sagt darauf: »Was ist das denn für ein Blödsinn, trink doch!« 0:30-01:00 Uhr 03:00 Uhr Nachbarn kommen. 04:00 Uhr. Ein Pärchen auf der Party kriegt kein Taxi mehr. Ich räume das Wohnzimmer und schlafe auf der alten Luftmatratze. Höre nachts lautes Schnarchen. Samstags morgens. Aufräumen. 14 Uhr. Draußen gibt es viel Eis auf dem Bürgersteig. Es soll geschlagen werden. Ich soll wieder helfen. Meine Schwester organisiert eine Schneeschüppe für mich.	»Das macht Spaß – endlich raus«. »Und sie meint, ich soll clean bleiben. Sie misst mit zweierlei Maß. Irgendwie geheuchelt.« »Ich könnte jetzt schlafen!« »Auch das noch – wird wohl nichts aus dem Schlafen.« »Kein Verständnis dafür.« »Das auch noch. Ich fresse mal wieder alles rein.« »Ich bin total müde, habe keine Lust dazu.«	Gefreut. Fühle mich verraten. Müde. Knatschig. Kopf- und Nackenschmerzen. Müde, fertig. Ungerecht. Ärger.	Kann ihr nicht mehr glauben. Ich soll auf einer harten Federkernmatratze im Wohnzimmer schlafen. Ich muss mal wieder nachgeben. Schlafe schlecht. Allen anderen geht es besser als mir, obwohl ich keinen Alkohol getrunken habe. Helfe wieder mit.
Nachdem ich fertig bin, sehe ich meine Schwester faul auf dem Sofa liegen. »Ich habe gesagt, andere Frauen hätten auch geholfen. Wieso du nicht?« Sie antwortet: »Ich hatte eine 50-Stunden-Woche und brauche mich nicht zu rechtfertigen.« »Ich nehme einen Zug später als geplant.« Samstagabend Ankunft zu Hause. Keiner ist da. Ich rufe meinen Kumpel an. Wir treffen uns. Gucken einen Film. Ich frage, ob wir einen rauchen. Er sagt ja. Cannabis geraucht. 30 Minuten später	»Das ist ja wohl das letzte.« »Ich kann doch nicht einfach so früh abhauen. Das gehört sich nicht. Höflichkeit.« »Herrlich!!!« Gedanken kreisen. Ich könnte ja meinen Kumpel treffen. »Gehe ich einen Joint rauchen oder nicht?« »Alle zwei Minuten kommt der Gedanke wieder. Ich kann nichts dagegen tun.« »Endlich. Ich gebe nach.« Erste Gewissensbisse. Ausrede: Scheiß Silvester.	WUT. Noch mehr Wut auf sie. Ärger auf mich selbst. Freiheit. Druck. Pochen. Unsicherheit. Völlige Entspannung. Ungewissheit. Schuldgefühle.	Immerhin habe ich was gesagt. Handele wieder gegen meine Bedürfnisse. Dröhnung: Ich drehe erst mal den Fernseher auf, schalte den Computer an. Ich will das doch nicht. Hintertürchen. Er weiß nichts von meiner Therapie und dass ich nicht mehr konsumieren will ... hihi. Was sage ich bloß meinen Eltern?

Arbeitsblatt 7.8: Analyse der Rückfallgeschichte

1. Bitte lesen Sie die Rückfallgeschichte in der Kleingruppe gemeinsam durch und halten fest, wo Sie Rückfallrisiken sehen.

2. Was hätten die Beteiligten besser machen können, um den Rückfall zu vermeiden?

3. Haben Sie persönlich eine ähnliche Situation erlebt?

7.9 Zusammenfassung Rückfallgefährdung/Bewältigungsstrategien

Arbeitsblatt 7.9: Abschließende Ergebnisse

Bitte gehen Sie die bereits bearbeiteten Aufgabenblätter des Kapitels nochmals durch und halten auf den folgenden Zeilen die wichtigsten Ergebnisse fest.

Konkrete Situationen, in denen bei mir ein **Rückfallrisiko** vorhanden ist	**Möglichkeiten,** die ich dann zur **Bewältigung** einsetze

7.10 Planung und Ausarbeitung einer Notfallkarte

Es hat sich als sinnvoll erwiesen, sich auf kritische Situationen vorzubereiten, für die akute Risikosituation eine Notfallkarte **griffbereit** zu haben und sie immer bei sich zu tragen (z. B. Geldbörse, Handtasche etc.). Auf dieser Karte sind z. B. zu vermerken:

- wichtige Telefonnummern von Personen, die Hilfe gewähren,
- Beschreibungen von Gefühlen, Gedanken und Verhaltensalternativen, die in diesem Augenblick Halt und Unterstützung geben sowie Rückfälligkeit verhindern.

Die vorliegenden Anregungen und Beispiele am Ende des Kapitels bieten eine Orientierung, eine eigene Karte anzufertigen. Entscheidend ist, der Karte eine eigene, ganz **persönliche Note** zu geben und einen Text zu wählen, der Sie innerlich bewegt und anspricht!

Ganz persönliche Note

Im **ersten Arbeitsblatt** geht es um das Auffinden kurzfristiger Strategien, die helfen, eine möglicherweise zu einem Rückfall führende Situation so schnell wie möglich aufzufangen. Im **zweiten Arbeitsblatt** geht es dagegen um eine eher längerfristige Stabilisierung und Behebung der Ursachen. Im **dritten Arbeitspapier** sind Techniken zur Gestaltung der Karte und zahlreiche Karten-Beispiele festgehalten, die von Patienten angefertigt wurden.

Arbeitsanweisungen

Schauen Sie sich zunächst alle Materialien genau an und beginnen dann mit den ersten Arbeitsblättern, indem Sie Ihren Text zunächst auf den unteren Zeilen (jeweils etwa zehn) festhalten und anschließend den endgültigen Inhalt Ihrer Karte zusammenstellen.

Im Folgenden handelt es sich um Anregungen, die in eine persönliche und möglichst konkrete Form gebracht werden sollen.

7

Arbeitsblatt 7.10: Kurzfristiges Auffangen gefährlicher Situationen (1. Sitzung)

Was sage ich mir oder spreche nach Möglichkeit laut aus?
- Ich habe Probleme!
- Ich habe Verlangen nach Alkohol, Drogen, suchtbezogenen Medikamenten!
- Nicht unüberlegt handeln!
- Lass es sein!
- Wie blöd musst du sein!
- Willst du wieder ein Versager sein?

Denk an die Folgen!
- Riskiere nicht, was du bisher erreicht hast!
- Denke daran, wie weit du gekommen bist!
- Vergiss deine Ziele nicht!
- Lass die Familie nicht im Stich!
- Setze die Familie nicht aufs Spiel!

Auf Sicherheit gehen!
- Vermeide Trinkorte/Drogenplätze!
- Meide Trinkkumpane/Drogenabhängige!

Hilfesuche
- Vertrauensperson anrufen.
- Mit Freund sprechen.
- Kontakt mit Beratungsstelle aufnehmen.
- Selbsthilfegruppe einschalten.

Mein persönlicher Text für das Notfallkärtchen aus diesen Bereichen:

____

____

____

____

____

____

____

____

Arbeitsblatt 7.11: Längerfristige Stabilisierung und Behebung der Ursachen (2. Sitzung)

Ablenkung suchen!
- Sport
- Aktiv sein
- Fitnesstraining
- Anderen Nervenkitzel/Kick suchen
- Autogenes Training
- Fahrrad fahren
- Joggen
- Arbeit am Computer
- Lesen
- Hobby

Alternativen – sich trösten
- Etwas Alkoholfreies trinken.
- Etwas Schönes essen.
- Etwas einkaufen.
- Jemandem etwas schenken.
- Jemandem eine Freude machen.
- Wie geht es weiter?
- Rest des Tages gut planen.

Ursachen für die Krise herausfinden.
- Was hat mich da hineingebracht?
- Was mache ich zukünftig anders?
- Neue Tagesstruktur?
- Mehr reden?
- Wieder alles geschluckt?

Mein persönlicher Text für das Notfallkärtchen aus diesen Bereichen:

____

____

____

____

____

____

____

____

Infoblatt 7.1: Gestaltung der Notfallkarten und praktische Beispiele

Zur Erstellung einer Notfallkarte sind mehrere Schritte notwendig:

- **1. Schritt:** Erstellen eines Word-Dokuments. Hierzu ist in dem Zeichenprogramm die Funktion »Textfeld« aufzurufen. Danach sind zwei Textfelder (Vorder- und Rückseite der Karte) mit den Maßen 7,7 × 5,0 cm zu ziehen.
- **2. Schritt:** Der persönliche Text ist in die Textfelder zu schreiben. Hervorhebungen von wichtigen Begriffen (z. B. durch unterschiedliche Schriftarten, Unterstreichungen, Kursivausrichtung oder verschiedene Farben etc.) geben der Karte eine besondere Note. Danach folgen das Ausdrucken der Vorder- und Rückseite sowie das Ausschneiden der Textfelder.
- **3. Schritt:** Eine Folie mit den Maßen 8,6 × 5,5 cm wird benötigt. Die Vorder- und Rückseite hintereinander anordnen, so dass die Seiten durch Umdrehen zu lesen sind, und in die Folie legen. Die Folie mithilfe eines Laminiergeräts einschweißen. Fertig ist die eigene Notfallkarte!

Kartengestaltung

1. Schritt	1. Schritt
Textfeld Vorderseite der Notfallkarte (Papier) Größe 7,7 cm × 5,0 cm Originalgröße	Textfeld Rückseite der Notfallkarte (Papier) Größe 7,7 cm × 5,0 cm Originalgröße

Vorderseite	Rückseite
2. Schritt	**2. Schritt**
Persönlicher Text in folgenden Bereichen:	**Persönlicher Text in folgenden Bereichen:**
Was sage ich mir oder spreche nach Möglichkeit aus?	Ablenkung suchen.
Denk an die Folgen!	Alternativen.
Auf Sicherheit gehen!	***Sich trösten.***
Hilfesuche.	***Ursache für die Krise herausfinden.***

Muster: eine Schriftart in verschiedenen Schriftgrößen und Applikationen

Ausrichtung links – **Fett Größe 12**
Times New Roman Times New Roman
Times New Roman Times New Roman
Times New Roman 12 unterstrichen
Times New Roman 10 Fett unterstrichen
Times New Roman 12 Fett unterstrichen
Times New Roman 12 Fett kursiv
Times New Roman 10 Fett Kuriv
Times New Roman 18 Fett

Jetzt **Vorder- und Rückseite** ausdrucken und ausschneiden!

3. Schritt
Folie benutzen
Größe 8,6 × 5,5 cm.
Danach Vorder- und Rückseite richtig angeordnet in die Folie legen und mit dem Laminiergerät einschweißen.

Fertig ist das Kärtchen!

Beispiele zur Gestaltung einer Notfallkarte: Zum Vergleich kann man sich im Folgenden die hier jeweils »linke« und die jeweils »rechte« Karte ansehen. Es sind Karten mit gleichen Texten, aber unterschiedlichen Schriften.

Ich bin süchtig nach Alkohol und kann **nicht** kontrolliert trinken! Sei ehrlich und sensibel gegenüber dir selbst und bescheiß dich nicht wieder! Zieh die Abstinenz durch und verspiele nicht wieder dein Leben! **Denk an die Folgen** und das Gewesene!

Ruf an: **Tel.-Nr. Freund !**

Oder gehe zur Selbsthilfegruppe und setz dich in Bewegung! **Komm in die Hufe!**

Ich bin süchtig nach Alkohol und kann *nicht* kontrolliert trinken! Sei ehrlich und sensibel gegenüber dir selbst und bescheiß dich nicht wieder! Zieh die Abstinenz durch und verspiele nicht wieder dein Leben! *Denk an die Folgen* und das *Gewesene*!

Ruf an: *Tel.-Nr. Freund !*

Oder gehe zur Selbsthilfegruppe und setz dich in Bewegung! *Komm in die Hufe!*

Gehe an den Strand und danach noch einen Tee trinken! Genieße die Natur, das Meer, die Wellen und die Freiheit! Mache Sport, **bleibe aktiv** und falle nicht wieder in die alte Lethargie zurück! Denk positiv an die Monate **zufriedener Abstinenz**, das Trinken macht dich nicht glücklicher! Verabrede dich für heute Abend mit jemandem zum Kino oder Fußball oder zum Reden! **Beweg Dich!**

Gehe an den Strand und danach noch einen Tee trinken! Genieße die Natur, das Meer, die Wellen und die Freiheit! Mache Sport, **bleibe aktiv** und falle nicht wieder in die alte Lethargie zurück! Denk positiv an die Monate zufriedener Abstinenz, das Trinken macht dich nicht glücklicher! Verabrede dich für heute Abend mit jemandem zum Kino oder Fußball oder zum Reden! Beweg Dich!

Du willst trinken?

1. Schmeiß dein Leben weg!
2. Mach aus dir wieder den Versager!
3. Denk an die Folgen!

Ruf an:

Familie	Tel. ##########
Freund	Tel. ##########
Suchtberatungsstelle	Tel. ##########

Plane den Tag bis du ins Bett gehst!
Du schaffst es!

Du willst trinken?

1. Schmeiß dein Leben weg!
2. Mach aus dir wieder den Versager!
3. Denk an die Folgen!

Ruf an:

Familie	Tel. ##########
Freund	Tel. ##########
Suchtberatungsstelle	Tel. ##########

Plane den Tag bis du ins Bett gehst!

Verhalte dich wie folgt:

- Bis jetzt hast du viel erreicht!
- Vergiss deine Ziele nicht!
- Setz dein Leben nicht aufs Spiel!

Was kann ich machen?

- Kino
- Einkaufen
- Fahrrad fahren, Fitness
- Am Rhein spazieren gehen
- Essen gehen
- Cafébesuch

Verhalte dich wie folgt:

- **Bis jetzt hast du viel erreicht**
- **Vergiss deine Ziele nicht.**
- **Setz dein Leben nicht aufs Spiel.**
- **Was kann ich machen?**
  - Kino
  - Einkaufen
  - Fahrrad fahren, Fitness
  - Am Rhein spazieren gehen
  - Essen gehen
  - Cafébesuch

Notfallkarten von Patienten

Vorderseite	Rückseite
Alkohol: Ich kann auch ohne und ich will auch ohne! **Ich will meine Frau, andere und mich nicht enttäuschen. Ich lasse es nicht noch einmal so weit kommen.** **Ich will es schaffen!** **K r e u z b u n d 17# 3#######**	Aktiv sein. Fahrrad fahren Lesen. Sich was Gutes tun. A l k o h o h l f r e i e s Trinken. ***Den Tag planen.*** Positiv Denken ! Sich nicht aus der **Ruhe** bringen lassen. S e l b s t h i l f e g r u p p e beibehalten.
Alkohol? – Nein!!! Er hilft dir nicht!!! *Du hast dir Alkohol selber verboten.* *Denke an die negativen Folgen und die guten Erfolge ohne Alkohol. Du wirst dich hassen, wenn du jetzt den klaren Kopf verlierst. Ich will meine Familie und Freunde nicht verlieren. Rufe Vater an: 01## #####. Papa ist dein Vorbild, und denke an seine Enttäuschung. Ich bin stark und schaffe es auch ohne. Du bist überzeugt, dass du diesen Schritt gar nicht willst.*	*Schnapp dir dein Rad.* *Lese dein Buch zu Ende.* *Trinke etwas A l k o h o l f r e i e s.* *Gestalte deinen Tag anders.* *Denke über das »W A R U M« nach.* *Gönn dir was Gutes.* *Gehe mit dir selbst ins Gericht.* *Nimm ein Entspannungsbad.*
Quo Vadis? Du warst doch schon da! Belüge Dich nicht! Alkohol u. Drogen haben Dich belogen. **Sei zufrieden mit dir.** Tel. Mäuschen 017# / 4# ### ## **Vergiss deine Ziele nicht!**	Etwas von der Seele schreiben *Geh etwas schönes Essen.* Du bist wertvoll. ***Enttäusche Dich nicht!*** **DU BIST, WIE DU BIST !**

Vorderseite	**Rückseite**
Ich habe Probleme, jetzt nicht unüberlegt handeln. *Meine Ziele nicht vergessen!* Bis jetzt bin ich so weit gekommen. Warum alles riskieren, was ich erreicht habe? Denke daran: **Trinken = Probleme**. An meine Familie denken.	Ablenkung! Sport jeder Art. Eventuell Lesen oder Wandern. Etwas A L K O H O L F R E I E S trinken. Meiner Familie eine Freude machen. *Was kann ich künftig verbessern ?* Mit vertrauter Person ein Gespräch suchen. Ich möchte Vorbild für meine Kinder sein.
Willst du nach dem Kiffen wieder im Kopf ein Lulli sein. Deine Ziele/den Sinn in deinem Leben verlieren? Mach dir dein Vertrauen in der Familie nicht wieder kaputt. Vermeide Kiffer/Diskotheken in …	*Geh joggen!* *Male ein Bild!* *Iss Nutella mit Rosinenbrot!* *Deine Struktur hilft dir!* *Gönn dir ne Pause!*
Denk daran Rückfall = Straffälligkeit Erinnere dich an die 18 Monate in der JVA Bochum! Vermeide den Kontakt zu alten Drogenkumpels! Rufe Herrn X an, Tel.: ____________ 2#########	Melde dich im Fitnessstudio an und halte es durch. Tritt wieder in die D L R G ein. Hör wieder deine Lieblingsmusik! Lerne, anderen Menschen zu vertrauen, und werde *nicht* gleich wieder aggressiv. **Besuch regelmäßig die Selbsthilfegruppe.**

Literatur

Bachmann M (1993) Rückfallmodell – fehlende Krankheitseinsicht/Wachsamkeit. Unveröffentl. Manuskript. Bernhard-Salzmann-Klinik, Gütersloh

Körkel J, Lauer G (1992) Der Rückfall des Alkoholabhängigen: Einführung in die Thematik. In: Körkel J (Hrsg) Der Rückfall des Suchtkranken. Springer, Berlin Heidelberg New York Tokio, S 6–122

Körkel J, Schindler C (2003) Rückfallprävention mit Alkoholabhängigen. Ein strukturiertes Trainingsprogramm. Springer, Berlin Heidelberg New York Tokio

Lindenmeyer J (2005) Lieber schlau als blau. Beltz PVU, Weinheim

Marlatt GA (1979) A cognitive-behavioral model of the relapse process. In: Krasnegor N (ed) Behavioral analysis and treatment of substant abuse. National Institute on Drug Abuse Research Monograph Series 25. Government Printing Office, Washington/DC, pp 191–200

Marlatt GA (1985) Relapse prevention: theoretical rationale and overview of the model. In: Marlatt GA, Gordon JR (eds) Relapse prevention: Maintance strategies in the treatment of addictive behaviours. Guilford, New York, pp 3–70

Meyer G, Bachmann M (2011) Spielsucht. Ursachen und Therapie, 3. Aufl. Springer, Berlin Heidelberg New York Tokio

Sandahl C (1984) Determinants of relapse among alcoholics: A cross-cultural replication study. International Journal of the Addictions 19: 833–848

Scholz H (1983) Der Rückfall in der Alkoholabhängigkeit: Auslösende Faktoren und Prävention. Neuropsychiatrica Clinica 2: 209–221

Alternativen zum Suchtverhalten: Struktur und Aktivitätsplan

Meinolf Bachmann, Andrada El-Akhras

M. Bachmann, A. El-Akhras, *Lust auf Abstinenz – Ein Therapiemanual bei Alkohol-, Medikamenten- und Drogenabhängigkeit*,
DOI 10.1007/978-3-642-54575-7_8,

Einführung

Wie oft gab es schon den Vorsatz, das Suchtverhalten einzustellen? Abhängigkeit bedeutet, viele andere Dinge nicht zu tun. Erst die Ausbildung von Alternativen eröffnet dauerhaft die Chance, auf das Suchtmittel zu verzichten und zufrieden abstinent zu sein.
Hier ein kleines »Experiment«: Wenn man sich mehrmals vorsagt: »Ich esse keine Apfelsine«, stellen die meisten Menschen fest, dass auch bei dem »Verzichtgedanken« der übliche Speichelfluss in Gang gesetzt wird. Besser ist es, an etwas zu denken, das positive Erwartungen weckt und sich tatsächlich verwirklichen lässt!
In diesem Kapitel sind Informationen über diese Zusammenhänge dargestellt. Es werden konkrete Pläne entwickelt, den Tagesablauf sinnvoll zu strukturieren, einen regen Gesprächsaustausch zu pflegen, alltäglich für Ausgleich und Entspannung zu sorgen – Höhepunkte (Highlights) nicht zu vergessen –, sodass nicht der »graue Alltag« Einzug hält und die Frage aufkommt: »Was darf ich überhaupt noch?« Nicht da, »wo es wehtut«, geht es lang, sondern dort, wo durch eigene Initiative und gute Vorausschau Pflichten und eine interessante, abwechslungsreiche Tages- und Wochengestaltung in einem ausgewogenen Verhältnis stehen. Ein wichtiger Schritt aus der Abhängigkeit ist, an vielen anderen Lebensaspekten wieder Interesse, Spaß und Freude zu haben.
Nach der Erstellung konkreter Ziele, Tages- und Wochenplanungen kommt es letztlich darauf an, die guten Vorsätze zu verwirklichen. Der letzte Abschnitt des Kapitels beschäftigt sich deshalb mit der Frage, was dazu führt, dass es oft an der Umsetzung gesundheitsrelevanter Ziele mangelt, Initiativen aufgeschoben werden und »altes« Problemverhalten wieder vorherrscht. Verschiedene Methoden sind zu diskutieren und bearbeiten, den »inneren Schweinehund« zu besiegen.

Abwechslungsreiche Tages und Wochengestaltung

8.1 Ausblick

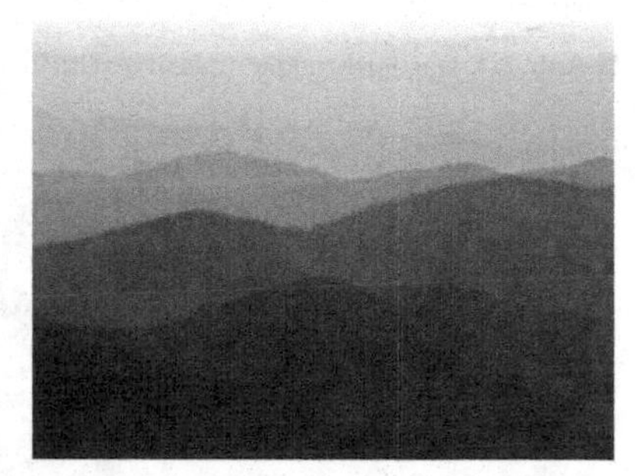

Sucht bedeutet, keine ausreichenden Alternativen mehr zu haben. Eine ausgewogene und abwechslungsreiche Lebensgestaltung, eine gute Tagesstruktur unter Einbeziehung wichtiger Basisfunktionen (z. B. Haushalt, Ordnung) und Highlights schaffen die Voraussetzung, das Suchtgedächtnis zu überschreiben (■ Abb. 8.1), die Energie dort herauszuziehen. Auf diese Weise ist das Belohnungszentrum umzustrukturieren, die Abhängigkeit zu überwinden und die Freude am Leben zurückzugewinnen. Dieses Kapitel dient dazu, Vorstellungen und konkrete Pläne neuer (Alltags-)Strukturen und Alternativen zu erstellen. Letztlich geht es um die Umsetzung der eigenen Ideen und Wünsche. Entwerfen Sie Ihre eigene Pyramide und stellen Sie diese in einer Collage zum Ende des Projekts bildhaft dar (■ Abb. 8.2).

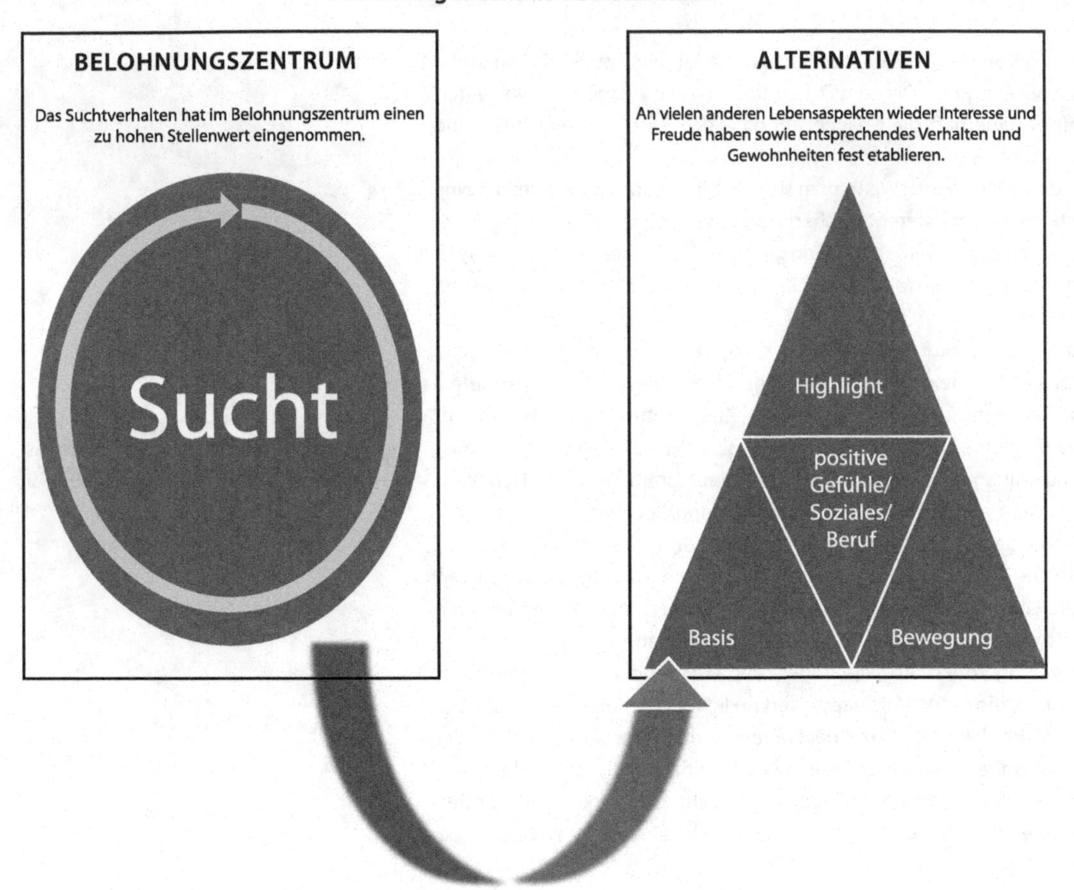

Abb. 8.1 Das Suchtgedächtnis überschreiben

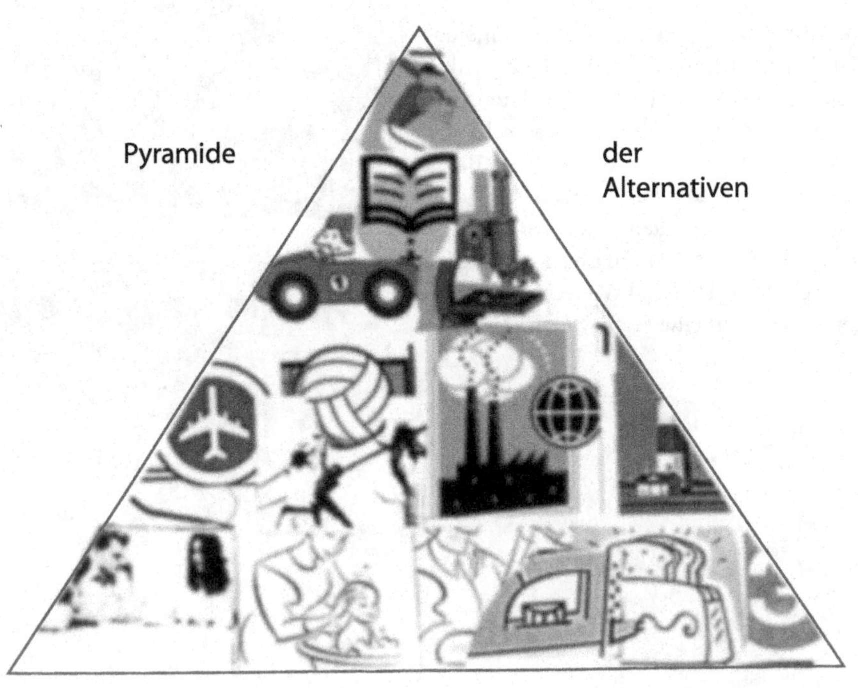

Abb. 8.2 Pyramide der Alternativen

8.2 Info- und Arbeitsblätter mit Beispielen

Infoblatt 8.1: Struktur- und Aktivitätsplan – Alternativen zum Suchtverhalten

(M. Bachmann unter Mitarbeit von A. El-Akhras und A. Obeloer)

Diskutieren Sie dieses Infoblatt in der »Kleingruppe«. Unterstreichen Sie Textstellen, die besonders interessant für Sie sind, und schreiben dazu Bemerkungen an den Rand.

Die Fragestellung lautet, was man zukünftig anders machen möchte, was die **Alternativen** sind, um das Suchtmittel zu ersetzen. Neben der möglichst **konkreten Zielsetzung** steht die **Umsetzung** der Vorhaben im Mittelpunkt der Betrachtung.

Warum ließ sich der bei vielen oft gehegte Wunsch, das Suchtverhalten einzustellen, bisher nicht realisieren? Nicht das Verzichten (»Ich darf oder will ein bestimmtes Verhalten nicht mehr ausüben«) ist der entscheidende Gesichtspunkt. Vielmehr kommt es darauf an, neue Verhaltensweisen zu entwickeln, einschließlich auf Ressourcen (günstiges Verhalten, das man schon früher ausgeübt hat) zurückzugreifen, um den Stellenwert des Suchtverhaltens insgesamt stark zu reduzieren.

Dabei geht es um mehr **Vielfältigkeit** und **Abwechslung** in den Verhaltensmöglichkeiten. Nur wenn die Abstinenz letztlich einen Vorteil gegenüber der Ausübung des Suchtverhaltens darstellt, wird sie langfristig beibehalten. Wichtige Voraussetzungen für eine **zufriedene Abstinenz** sind

- eine gute Tagesstruktur mit viel Abwechslung,
- ein gewisses Maß an Herausforderung,
- eine sinnvolle Beschäftigung,
- soziale Kontakte,
- körperliche Bewegung (an Licht und Luft) und
- eine gute Zusammenstellung dieser Möglichkeiten.

Die **Einplanung von Highlights** (Höhepunkten) – besondere Vorhaben und Ereignisse – führt zudem zu einer Unterbrechung des Alltags. Die Vorfreude auf solche Vorhaben kann alltägliche Pflichten erleichtern und zu Stetigkeit und Durchhaltevermögen beitragen. Man sollte an dem anknüpfen, was schon früher als positiv empfunden wurde. Es muss nicht alles neu sein!

Von großer Bedeutung ist, Vorausschau zu betreiben, wissen was auf einen zukommt. Sind mit bestimmten Situationen oder Ereignissen negative Erwartungen und Rückfallrisiken verbunden? Wie ist dem entgegenzuwirken? Besteht die Möglichkeit, mit jemandem über diese Situation zu reden?

Ein gutes Beispiel ist, wie sich der Rennfahrer auf eine Rennstrecke vorbereitet, die schwierigsten Kurven simultan, in seiner Vorstellung, durchfährt. In gleicher Weise kann ich mich auf den nächsten Tag, die Woche, das Wochenende und besondere Situationen einstellen. Keine Gefahrenpunkte übersehen (»Sich nicht überschlagen und aus der Kurve gleiten«), notwendige Erholungsphasen und Abwechslung einplanen. Nicht vom Ausruhen ausruhen, sondern Aktivitätsphasen folgen Passivzeiten – dies möglichst in Zeitabständen von ca. einer drei Viertel Stunde bis zu eineinhalb Stunden, dabei sollte man ab und zu zwischen geistiger und körperlicher Tätigkeit wechseln. Am besten kann man von einer Sache abschalten, wenn man sich auf eine andere stark konzentriert. Wirkliche Erholung ist oft nicht ohne Anstrengung und Mühe zu erreichen. Nur neue, gut ausgeprägte Gewohnheiten sind dazu in der Lage, das Suchtverhalten zu ersetzen und ein neues Belohnungssystem aufzubauen.

Arbeitsanweisungen:

Viel Gewicht auf die Entspannung und den Ausgleich legen!

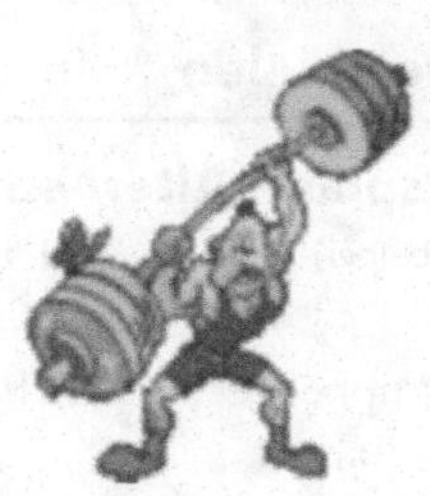

Zu **Arbeitsblatt 8.1 (1. und 2. Sitzung)**. Bitte halten Sie zunächst auf dem Arbeitsblat fest, welche **Interessen**, **Hobbys** und andere günstige Verhaltensweisen es noch **vor** und **während** der aktiven **Suchtphase** gab, die sich wieder aufgreifen und ausbauen lassen. Beachten Sie bitte die Frage, welche Aktivitäten vielleicht schon früher bei Ihnen zur Folge hatten, das Suchtverhalten zu reduzieren oder sogar zeitweise einzustellen.

Zu **Arbeitsblatt 8.2 (3. und 4. Sitzung)**. Bitte halten Sie nun auf dem Arbeitsblatt fest, welche **neuen** Verhaltensalternativen Sie zukünftig (Die Zukunft beginnt heute!) aufbauen möchten, um den Tag möglichst sinnvoll zu strukturieren und auszufüllen. Nachdem Sie dies zunächst frei, nach eigenen Ideen, gestaltet haben, gehen Sie dazu auch den Katalog durch und ergänzen das Arbeitsblatt mit den neu gefundenen Alternativen. Dabei ist zu unterscheiden, ob es sich eher um alltägliche Aktivitäten oder besondere Ereignisse (»Highlights«) handelt.

Bewerten Sie die Vorschläge auf dem Arbeitsblatt 8.1 und 8.2 danach, ob das Kosten-Nutzen-Verhältnis stimmt.

Arbeitsblatt 8.1: Alternativen, die es schon vor der Suchtproblematik gab

Auflistung der **ersten 20 Alternativen**: günstige Verhaltensweisen, Interessen, Hobbys, die es schon **vor** und noch **während** der Suchtentwicklung gab. Bitte in konkrete »Kleinigkeiten« und Einzelheiten gehen!

Alternativen: **»alltägliche Aktivitäten«**	**Kosten** **günstig mittel teuer** **1 ---------2 -------- 3**	**Nutzen** **kurz- mittel- langfristig** **1 ---------2 -------- 3**
1	1 ---------2 -------- 3	1 ---------2 -------- 3
2	1 ---------2 -------- 3	1 ---------2 -------- 3
3	1 ---------2 -------- 3	1 ---------2 -------- 3
4	1 ---------2 -------- 3	1 ---------2 -------- 3
5	1 ---------2 -------- 3	1 ---------2 -------- 3
6	1 ---------2 -------- 3	1 ---------2 -------- 3
7	1 ---------2 -------- 3	1 ---------2 -------- 3
8	1 ---------2 -------- 3	1 ---------2 -------- 3
9	1 ---------2 -------- 3	1 ---------2 -------- 3
10	1 ---------2 -------- 3	1 ---------2 -------- 3
11	1 ---------2 -------- 3	1 ---------2 -------- 3
12	1 ---------2 -------- 3	1 ---------2 -------- 3
13	1 ---------2 -------- 3	1 ---------2 -------- 3
14	1 ---------2 -------- 3	1 ---------2 -------- 3
15	1 ---------2 -------- 3	1 ---------2 -------- 3
16	1 ---------2 -------- 3	1 ---------2 -------- 3
17 **Highlights (Höhepunkte)**	1 ---------2 -------- 3	1 ---------2 -------- 3
18	1 ---------2 -------- 3	1 ---------2 -------- 3
19	1 ---------2 -------- 3	1 ---------2 -------- 3
20	1 ---------2 -------- 3	1 ---------2 -------- 3

Arbeitsblatt 8.2: Auflisten von neuen Alternativen

Auflistung von **20 neuen Alternativen**: günstige Verhaltensweisen, Interessen, Hobbys, die Sie möglichst ab jetzt ausüben möchten. Bitte in konkrete »Kleinigkeiten« und Einzelheiten gehen und die Anregungen aus der Aktivitätenliste heranziehen!

Alternativen: **»alltägliche Aktivitäten«**	**Kosten** **günstig mittel teuer** **1 ---------2 -------- 3**	**Nutzen** **kurz- mittel- langfristig** **1 ---------2 -------- 3**
1	1 ---------2 -------- 3	1 ---------2 -------- 3
2	1 ---------2 -------- 3	1 ---------2 -------- 3
3	1 ---------2 -------- 3	1 ---------2 -------- 3
4	1 ---------2 -------- 3	1 ---------2 -------- 3
5	1 ---------2 -------- 3	1 ---------2 -------- 3
6	1 ---------2 -------- 3	1 ---------2 -------- 3
7	1 ---------2 -------- 3	1 ---------2 -------- 3
8	1 ---------2 -------- 3	1 ---------2 -------- 3
9	1 ---------2 -------- 3	1 ---------2 -------- 3
10	1 ---------2 -------- 3	1 ---------2 -------- 3
11	1 ---------2 -------- 3	1 ---------2 -------- 3
12	1 ---------2 -------- 3	1 ---------2 -------- 3
13	1 ---------2 -------- 3	1 ---------2 -------- 3
14	1 ---------2 -------- 3	1 ---------2 -------- 3
15	1 ---------2 -------- 3	1 ---------2 -------- 3
16	1 ---------2 -------- 3	1 ---------2 -------- 3
17 **Highlights (Höhepunkte)**	1 ---------2 -------- 3	1 ---------2 -------- 3
18	1 ---------2 -------- 3	1 ---------2 -------- 3
19	1 ---------2 -------- 3	1 ---------2 -------- 3
20	1 ---------2 -------- 3	1 ---------2 -------- 3

Infoblatt 8.2: Auflistung von alltäglichen Aktivitäten (Beispiele)

- Persönliche Gespräche führen (+++) und auf Folgendes achten: Evtl. Zeitpunkt festlegen, wann Konflikte angesprochen werden – z.B. Tag nie mit Anspannungen beenden (+++); Suchtdruck gegenüber mir und anderen laut aussprechen (+++); Positive und negative Gefühle adäquat ausdrücken (+++)
- Unterhaltung (+, ++ bis sogar +++)
- Papiere ordnen (++)
- Finanz- und Haushaltsplanung (++)
- Essensplan (+)
- Regelmäßige Mahlzeiten (++)
- Kochen (+, ++ bis sogar +++)
- Für andere Kochen (+, ++ bis sogar +++)
- Jemandem eine Freude machen (+, ++ bis sogar +++)
- Aufräumen, Putzen, Waschen (++)
- Geschmackvoll anziehen (++)
- Andere um Rat fragen, was einem steht (+)
- Kleidung am Abend zuvor bereitlegen
- Auf eine gute Balance zwischen Arbeit und Freizeit achten (+++)
- Auto fahren
- Sehenswürdigkeiten besichtigen (+)
- Vereinsleben mitgestalten (++)
- Selbsthilfegruppe (+++)
- Musik hören (+)
- Musik machen (+++)
- Entspannungsübungen (+)
- Politik (+, ++ bis sogar +++)
- Diskutieren (+, ++ bis sogar +++)
- Sport in den Medien verfolgen
- Sportveranstaltungen besuchen (+)
- Sport treiben, einschließlich Sportgruppe, z. B. Tennis, Minigolf, Badminton, Schwimmen, Fußball, Kampfsport (+++)

Interessierende Sportarten:

____

____

____

____

____

____

____

- Lesen, z. B. Literatur, Zeitungen, Zeitschriften, Fachliteratur (+, ++ bis sogar +++)
- Fahrrad fahren (+, ++ bis sogar +++)
- Motorrad, Moped, Roller fahren (+, ++ bis sogar +++)
- Tanzschule (+++)
- Kanu fahren (++)
- Trainer sein (+++)
- Schiedsrichter sein (++)
- Abendschule/Fortbildung (+++)
- Kino (+)
- Fernsehen
- Beim Fernsehen unterhalten (+)
- Spazieren gehen (+)
- Ausflug ins Grüne (+)
- Im Park spazieren gehen
- Grillen
- Picknick (+)
- Himmel beobachten (Teleskop)
- Mit dem Hund spazieren gehen
- Malen/Zeichnen (++ bis sogar +++)
- Fotografieren (+)
- Filmen (+)
- Puzzle (+)
- Kreuzworträtsel (+)
- Fitnesscenter/Kraftsport (+)
- Gartenarbeit (+, ++ bis sogar +++)
- Haus und Hof in Ordnung halten (++)
- Kaffeeklatsch mit Freunden (+++)
- Cafébesuch (+)
- Planen, wann bestimmte Probleme erledigt werden (+++)
- Stadtbummel ohne Einkauf (+)
- Einkaufsbummel
- Sauna/Solarium
- Inline skaten (+)
- Sexualität (+, ++ bis sogar +++)
- Videoabend
- Essengehen
- Ausstellung/Messe (+)
- Pilze suchen/Beeren sammeln (+)
- Freundschaften und Bekanntschaften schließen (+, ++ bis sogar +++)
- Angeln (+)
- Hochseeangeln (+)
- Kegeln/Bowling (+)
- Schlittschuh laufen (+)
- Schreiben: Briefe/Tagebuch (+++)
- Meditation/Autogenes Training (+)
- Einkaufen
- Trödelmarkt besuchen
- Trödel anbieten (+)
- Oldtimer-Markt besuchen
- Mittagsschlaf
- Camping (+)
- Was Leckeres, Süßes einkaufen
- In Stresssituationen (Nichtalkoholisches) trinken

- Nach Stresssituationen oder nach der Arbeit Obst essen
- Besuche anmelden (+, ++ bis sogar +++)
- Besuche (+, ++ bis sogar +++)
- Etwas reparieren (+, ++ bis sogar +++)
- Auto waschen
- Anstreichen/Tapezieren (+)
- Sammeln (+, ++ bis sogar +++)
- Entspannungsbad
- Massage
- Massieren (+)
- Karaoke
- Freizeitreiten

Zusätzliche eigene Ideen:

Mit ...
geht alles
besser!

Infoblatt 8.3: Auflistung von Highlights (Beispiele)

- In der Disco (z. B. »Disco über 30«) tanzen (+++)
- Standardtanzen (+++)
- Wohnung neu gestalten (+++)
- Freizeitpark (+)
- Theater (++)
- Theater spielen (+++)
- Kinder betreuen (+)
- Ballon fahren (+)
- Konzert (++)
- Ahnenforschung (+)
- Suchtgeschichte in der Familie erforschen (+)
- Wochenendtrip (+++)
- Was konstruieren/erfinden (+++)
- Modellbau (++)
- In Urlaub fahren (+, ++ oder sogar +++)
- Kosmetik und Wellness (++)
- Party ohne Suchtmittel (+++)
- Kirche/Religion/Philosophieren (+, ++ oder sogar +++)
- Naturerlebnisse (++)

Zusätzliche eigene Ideen:

____

____

____

____

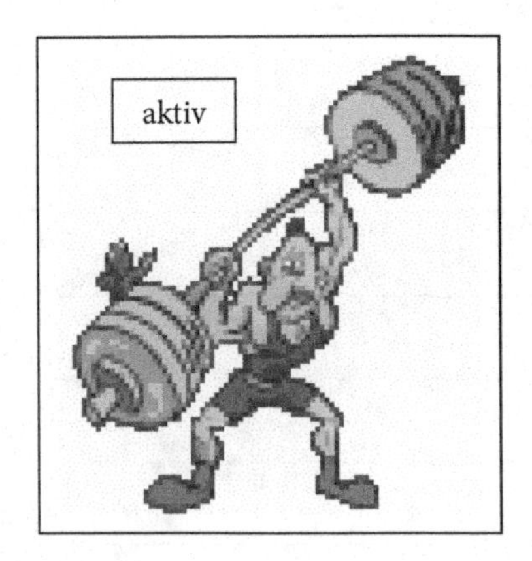

Eine gute Balance finden!

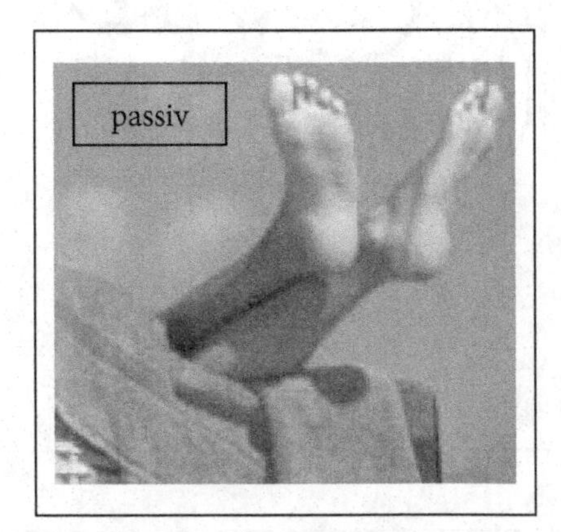

Arbeitsblatt 8.3: Viele Dinge tun, die wenig mit dem Suchtverhalten vereinbar sind oder wenig Ähnlichkeit damit haben

Welche Möglichkeiten bieten sich z. B., wenn ich einem **Sportverein beitrete? Bitte schätzen Sie die dargestellten Vor- und Nachteile ein (1–4) und diskutieren Sie Ihre Bewertung in der Kleingruppe.**

Zunächst die Vorteile:

Bitte schätzen Sie bei jedem Punkt ein, **welche Bedeutung** von 1 (geringer Vorteil) bis 4 (großer Vorteil) **diese Aussage für Sie persönlich hat.**

	Bedeutung für mich
	gering **groß**
Soziale Kontakte	1-----------2-----------3----------- 4
Motivation etwas zu unternehmen	1-----------2-----------3----------- 4
Disziplin üben	1-----------2-----------3----------- 4
Geregelter Tagesablauf, mehr Struktur	1-----------2-----------3----------- 4
Selbstbewusstsein	1-----------2-----------3----------- 4
Neue Bekanntschaften/Freundschaften	1-----------2-----------3----------- 4
Ausgleich	1-----------2-----------3----------- 4
Teamfähigkeit	1-----------2-----------3----------- 4
Regelmäßige Termine	1-----------2-----------3----------- 4
Gruppenzusammenhalt	1-----------2-----------3----------- 4
Zusätzliche Interessen (über Sport hinaus) finden	1-----------2-----------3----------- 4
Körperlich, psychische Ausgeglichenheit	1-----------2-----------3----------- 4
Konfliktfähigkeit verbessern	1-----------2-----------3----------- 4
Ehrgeiz zeigen	1-----------2-----------3----------- 4
Grenzen wahrnehmen	1-----------2-----------3----------- 4
Nicht »rumhängen«	1-----------2-----------3----------- 4
»Wettkampf« erleben	1-----------2-----------3----------- 4
Glückshormone »selbst herstellen«	1-----------2-----------3----------- 4
Spaß am Leben/Lebensfreude	1-----------2-----------3----------- 4
Runter vom Sofa	1-----------2-----------3----------- 4
Tapetenwechsel	1-----------2-----------3----------- 4
Gruppendynamik	1-----------2-----------3----------- 4
Psychisch ausgeglichener, stabiler	1-----------2-----------3----------- 4
Aggressionen herauslassen	1-----------2-----------3----------- 4
Innere Ruhe finden	1-----------2-----------3----------- 4
Gewinnen und verlieren lernen	1-----------2-----------3----------- 4
Gesundheit/länger leben	1-----------2-----------3----------- 4

Bisher nicht genannte Vorteile

____ 1-----------2-----------3----------- 4

____ 1-----------2-----------3----------- 4

Welche Nachteile könnten auftreten?

Bitte wieder von 1 (geringer Nachteil) bis 4 (großer Nachteil) einschätzen.

	Bedeutung für mich
	gering **groß**
Termingebunden	**1----------2----------3---------- 4**
Kosten	**1----------2----------3---------- 4**
Gefährdung durch Alkohol	**1----------2----------3---------- 4**
Verkehrsanbindung?	**1----------2----------3---------- 4**
Suchtverlagerung	**1----------2----------3---------- 4**
Verletzungsgefahr	**1----------2----------3---------- 4**
Streitigkeiten	**1----------2----------3---------- 4**
Überaktiv sein	**1----------2----------3---------- 4**
Vernachlässigung anderer Sachen	**1----------2----------3---------- 4**
Zeitaufwand	**1----------2----------3---------- 4**
Sport hat mit Gewinnen und Verlieren zu tun	**1----------2----------3---------- 4**
Wetterabhängigkeit	**1----------2----------3---------- 4**
Innerer »Schweinehund«	**1----------2----------3---------- 4**
Monotonie/Langeweile	**1----------2----------3---------- 4**
Sich nicht integrieren können	**1----------2----------3---------- 4**
Meinungsverschiedenheiten/Konflikte	**1----------2----------3---------- 4**
Weniger Zeit für die Familie	**1----------2----------3---------- 4**
Leistungsdruck	**1----------2----------3---------- 4**
Wieder Versagensgefühle, weil man nicht durchhält	**1----------2----------3---------- 4**

Bisher nicht genannte Nachteile

____ **1----------2----------3---------- 4**

____ **1----------2----------3---------- 4**

8.3 Zwischenbilanz und Eintragung in die Wochenpläne

Arbeitsblatt 8.4: Eine Zwischenbilanz

Beim **Planen**, **Strukturieren** und **Vorausschauen** treten oft die meisten Widerstände auf, hier fehlt häufig stark die Übung. Gerade dann, wenn die **Lebensumstände** schwierig sind, z. B. bedingt durch Schichtarbeit oder problematische Familienverhältnisse, ist die Planung von Erholungsmöglichkeiten und eines guten Ausgleichs besonders wichtig. Bitte diskutieren Sie den Sinn und die Zweckmäßigkeit des Planens und der Vorausschau. Halten Sie das Ergebnis in **Stichpunkten** fest:

- Ist es mit Gefahren verbunden, zu sehr »in den Tag hineinzuleben«?
  (Zu viel Fernsehen, Langeweile, Nicht-Nein-sagen-Können, Überforderung, Wichtiges liegen lassen, »innerer Schweinehund«)

  ___

- Mit dem Partner, den Kindern, Freunden oder Bekannten möglichst täglich über das Erlebte sprechen: Sind spezielle Zeiten (»die Arbeit mal beiseite legen«) dafür günstig und möglichst beizubehalten?
  (Nach dem Abendbrot ca. 30 Min. lang den Fernseher aus oder leiser stellen. Was ist heute passiert? Gab's Ärger? Sich Sorgen von der Seele reden.)

  ___

- Wie kann eine gute Planung aussehen, ohne dass Spontaneität fehlt?
  (Sich auf besondere Umstände einstellen, z. B. Wetter, kurzfristige Absagen; Alternativen einplanen)

  ___

- Gibt es Tage, an denen das Bedürfnis besonders hoch ist, etwas Besonderes (ein »Highlight«) zu erleben?
  (Nach einem Erfolgserlebnis, Freitag, Sonntag, nach einer anstrengenden Woche, Geburtstag, Feiertage)

  ___

- Unter welchen Umständen ist eine gute Tagesstruktur besonders wichtig?
  (Schwierige Arbeitsverhältnisse, Arbeitslosigkeit, viele Überstunden, unregelmäßige Zeiten, auf Abruf bereit sein, Trennung, Unglücksfall, Einsamkeit)

  ___

- Wie müsste die Wochengestaltung aussehen, dass man an Ihrem Verhalten feststellen könnte, um welchen Tag es sich handelt?
  (Selbsthilfegruppe, Sport an bestimmten Tagen, Einkaufs-, Putz-, Waschtag, Sauna-/Badetag)

  ___

Ausfüllen der Wochenpläne und Aufteilung der Sitzungen
Sie können Pläne für verschiedene Situationen (Therapiezeit oder für danach) erstellen. Planen Sie so, dass weder Unter- noch Überforderungen eintreten und genügend Ausgewogenheit und Abwechslung entstehen.
Tragen Sie die Aktivitäten bitte in den Wochenplan ein, z. B.:

- 1. Sitzung: z. B. nur den Freitag – was ist das Besondere am Freitag?
- 2. Sitzung: z. B. Samstag und Sonntag
- 3. Sitzung: z. B. Montag und Dienstag
- 4. Sitzung: z. B. Mittwoch und Donnerstag
- 5. Sitzung: Vergleich mit »Idealplan« und evtl. Vornahme von Korrekturen/Ergänzungen

8.4 Struktur- und Aktivitätsplan

Aus der vorhandenen Ideensammlung stellen Sie nun einen **Wochenplan** zusammen. Halten Sie die vorgenommene Bewertung von null bis drei Pluszeichen fest sowie ein R, wenn regelmäßige Rituale daraus werden sollen.

Sie sollten eine möglichst gute Verteilung unterschiedlicher Aktivitäten auf die Woche vornehmen.

Nicht ins »Blaue« hinein leben

Besprechen Sie den Plan mit anderen: Ihrem Partner, Ihrer Gruppe oder Ihrem Therapeuten.

Haben Sie keine Scheu, Änderungen vorzunehmen, bis Sie eine »**gute Mischung**« von Möglichkeiten zusammengestellt haben.

Vergessen Sie nicht, ab und zu einen »Höhepunkt« einzuplanen.

Bitte unterstreichen Sie die Aktivitäten, mit denen Sie sofort beginnen können.

Vergleichen Sie Ihr Ergebnis mit dem sich anschließenden »**Idealbeispiel**« für einen Struktur- und Aktivitätsplan (► Abschn. 8.5), und nehmen Sie eventuell noch Ergänzungen vor.

Arbeitsblatt 8.5: Wochenplan

Name:	Vorname:	Datum:	Gruppe:
Bitte ankreuzen:	( ) während des Klinikaufenthalts	( ) während der ambulanten Behandlung	( ) nach der Therapie

Montag			Dienstag		
von bis	Bezeichnung der Aktivität	+++ R	von bis	Bezeichnung der Aktivität	+++ R

Mittwoch			Donnerstag		
von bis	Bezeichnung der Aktivität	+++ R	von bis	Bezeichnung der Aktivität	+++ R

Freitag			Samstag			Sonntag		
von bis	Bezeichnung der Aktivität	+++ R	von bis	Bezeichnung der Aktivität	+++ R	von bis	Bezeichnung der Aktivität	+++ R

8.5 »Idealbeispiel« für einen Struktur- und Aktivitätsplan

Montag

Uhrzeit	Aktivität
06:00	Frühstück (beim Frühstück hinsetzen; verschiedene Sorten Müsli, etwas Obst, Tee, Kaffee)
07:00 12:00–13:00 (Ruhephase; Kurzschlaf) 16:00	Arbeit Integrationsmaßnahme, (Wiedereingliederung ins Berufsleben) Arbeitslosenselbsthilfegruppe Ehrenamtliche Arbeit
16:00–17:00	Ruhephase (Kurzschlaf)
17:00–18:00	Sport (Verein) ☺
18:00–19:30	Abendbrot Wäsche waschen Anfallende Hausarbeiten
19:30–21:00	Persönliches Gespräch mit dem Partner, Freunden oder anderen Bezugspersonen zur »Psychohygiene« (psychisches »Saubermachen«) oder Selbsthilfegruppe
21:00–21:30	Lesen Fernsehen (dabei bzw. danach über das Gesehene sprechen)
21:30–22:30	Tagebuch Vorbereitungen für den nächsten Tag (Sachen zurechtlegen, Brote schmieren, aufräumen)
22:30	Schlafenszeit

Dienstag

Uhrzeit	Aktivität
06:00	Frühstück (Zeitung)
07:00 12:00–13:00 (Ruhephase; Kurzschlaf) 16:00	Arbeit Integrationsmaßnahme (Wiedereingliederung ins Berufsleben) Arbeitslosenselbsthilfegruppe Bewerbungen Ehrenamtliche Arbeit
16:00–17:00	Wichtige Telefonate erledigen! Anfallende Hausarbeiten Vorbereitung für den nächsten Tag Schnelles Gehen
17:00–18:00	Ruhephase (Rest der Zeitung lesen)
18:00–19:45	Abendbrot Persönliches Gespräch Tagebuch
19:45–22:30	Kinotag nutzen ☺
22:30–23:00	Über den Film diskutieren!
23:00	Schlafenszeit

Mittwoch

Uhrzeit	Aktivität
06:00–7:00	Körperpflege Frühstück (Zeitung lesen)
07:00 12:00–13:00 (Ruhephase; Kurzschlaf) 16:00	Arbeit für Arbeitssuchende: Arztbesuch Integrationsmaßnahme, (Wiedereingliederung ins Berufsleben) Arbeitslosenselbsthilfegruppe Ehrenamtliche Arbeit
16:00–17:00	Sport (Verein) Kreativität, z. B. Heimwerken/Musik machen/Malen Gespräch in der Beratungsstelle
17:00–18:00	Ruhephase (Rest der Zeitung lesen)
18:00–20:30	Abendbrot Vorkochen Entrümpeln/«Altes« aussortieren
20:30–22:00	Persönliches Gespräch mit dem Partner, Freunden oder anderen Bezugspersonen zur »Psychohygiene«
22:00–22:30	Tagebuch Vorbereitungen für den nächsten Tag (Sachen zurechtlegen, Brote schmieren etc.)
22:30–23:00	Lesen
23:00	Schlafenszeit

Donnerstag

Uhrzeit	Aktivität
06:00	Frühstück (in Ruhe hinsetzen; verschiedene Sorten Obst, Müsli, etwas Obst, Tee, Kaffee)
07:00 12:00–13:00 (Ruhephase; Kurzschlaf) 16:00	Arbeit Integrationsmaßnahme (Wiedereingliederung ins Berufsleben) Arbeitslosenselbsthilfegruppe Ehrenamtliche Arbeit Bewerbungen
16:00–18:00	Behördengänge Für Arbeitende: Arztbesuch Einkaufen
18:00–19:30	Ausruhen Abendbrot Anfallende Hausarbeiten
19:30–20:30	Selbsthilfegruppe
20:30–21:30	Musik hören ♫ ♫ ♫ Tagebuch Vorbereitungen für den nächsten Tag (Sachen zurechtlegen, Brote schmieren etc.)
21:30–22:30	Gespräch mit Bezugspersonen
22:30	Bettruhe

Freitag

Uhrzeit	Aktivität
06:00	Frühstück (Zeitung lesen)
07:00 12:00–13:00 (Ruhephase; Kurzschlaf) 16:00	Arbeit Integrationsmaßnahme (Wiedereingliederung ins Berufsleben) Arbeitslosenselbsthilfegruppe Ehrenamtliche Arbeit
16:00–16:30	Ruhephase/Kurzschlaf (Rest der Zeitung)
16:30–18:00	Hausputz Reinigung der Wohnanlage
18:00–19:00	Persönliches Gespräch mit dem Partner, Freunden oder anderen Bezugspersonen zur »Psychohygiene« (psychisches »Saubermachen«) oder Selbsthilfegruppe
19:00–20:00	Tagebuch Körperpflege
20:00–01:30	☼ Highlight ☼ Essen gehen – Discobesuch – Sauna ☺
01:30	Schlafenszeit

Samstag

Uhrzeit	Aktivität
10:00–11:00	Besonderes Frühstück (Brötchen, Ei, Obst, Gemüse, Fruchtsaft, Tee, Kaffee)
11:00–12:30	Wochenendplanung und -vorbereitung Markttag
12:30–13:30	Mittagsruhe
13:30–14:30	beim Kochen experimentieren, z. B. Internationales!
14:30–15:30	Gartenarbeit/Haus- oder Hofreinigung
15:30–17:30	Sport/Kreativität
17:30–18:30	Ruhephase
18:30–19:30	Abendessen Tagebuch
19:30–23:00	☼ Highlight ☼ Theater/Konzert ☺ Gespräch über die Erlebnisse des Tages
23:30	Bettruhe

Sonntag

Uhrzeit	Aktivität
09:30–11:00	Brunchen mit Freunden
11:00–12:30	Papiere erledigen Finanzplanung
12:30–14:00	Mittagsruhe
14:00–14:30	Langfristige Planung für Kurzurlaube, zukünftige Wochenenden, Urlaub
14:30–18:30	☼ Highlight ☼ Ausflug, z. B. Zoo, Freibad, Sauna, Natur, Ausstellungen etc. ☺
18:30–19:00	Abendessen
19:00–20:00	Gespräch mit dem Partner oder anderen wichtigen Personen Wochenendrückblick
20:00–22:00	Lesen Fernsehen (dabei bzw. danach über das Gesehene sprechen)
22:00–22:30	Vorbereitung für den nächsten Tag Tagebuch
22:30	Bettruhe

8.6 Gute Vorsätze verwirklichen – wo ein Wille ist, da ist noch kein Weg

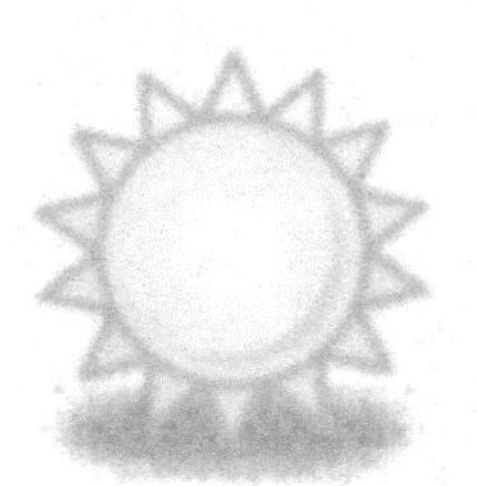

- **Einführung: Der Spaß kommt erst später**

Ein **Hauptmotiv für Aufschiebeverhalten** besteht darin, Wünsche möglichst sofort zu befriedigen, dass alles im Hier und Jetzt geschehen soll. Dabei fällt es schwerer, auf eine spätere, aber erheblich sinnvollere Zielsetzung und Belohnung hinzuarbeiten. Hinzu kommt, dass eine **gewisse Trägheit, die möglicherweise schon wegen des »Energiesparens« an sich belohnend ist**, daran hindert, neues Verhalten zu erproben.

- Generell wird eher das aufgeschoben, was keinen Spaß macht. Einige dieser Vorsätze und Pflichten belasten (z. B. Steuererklärung, Zahnarztbesuch) dann besonders das Gewissen.

Eine bedeutende Erkenntnis lautet, dass das Verschleppen letztlich mehr Energie kostet und stärker psychisch belastet als die Erledigung selbst.

Bei Startschwierigkeiten nicht aufgeben

Bei ersten »**Startschwierigkeiten**« wird leicht ein **negatives Erlebnis erwartet** (»Das schaffe ich sowieso nicht«), und man stellt die Tätigkeit leicht wieder ein. Viele **gescheiterte Versuche** beeinträchtigen dann das Selbstbewusstsein. Eine **sich selbst erfüllende Prophezeiung** (»Wenn ich diesen Vorsatz wieder nicht verwirklichen kann, fühle ich mich noch schlechter«) führt dann dazu, dass man es erst gar nicht mehr versucht.

Viele empfinden Sport als mühsam oder gar qualvoll. 70% aller Mitglieder von Fitnessclubs sind kaum je im Studio anzutreffen. Die enorm **positive Wirkung von regelmäßiger Bewegung und Sport** wird so gar nicht erst in Erfahrung gebracht. **Besonders positive und langfristig wirksame Ziele** (Kontakte aufbauen, gesunde Ernährung, Einstellung des Rauchens, neue Sportart aneignen) sind häufig mit unangenehmen **Anfangsschwierigkeiten** (»Aller Anfang ist …«) verbunden, die eine Verwirklichung behindern. Zu leicht gibt man dann dem »ersten Eindruck« nach (»Das bringt mir nichts – liegt mir nicht«), und eine Chance ist vertan, wichtige Schritte zu einer ausgewogeneren abwechslungsreichen Lebensgestaltung und verbesserten Gesundheit zu vollziehen (Steel 2011; Münchhausen 2006).

8.7 Viele »Kleinigkeiten« machen ein Viel

Das **Aufschieben von lästigen Kleinigkeiten** (z. B. Abwasch, Aufräumen, Erledigung von Papieren) hat zunächst geringe negative Konsequenzen, führt aber **in der Summe zu einer Bürde**, wenn die »Stapel« wachsen. Oft wird dann mit einer »**Hauruckmethode**« alles auf einmal erledigt. Hat dies zur Konsequenz, dass man sich dabei völlig verausgabt und sich schlecht und überlastet fühlt, werden die Tätigkeiten leicht erneut vermieden (◘ Abb. 8.3).

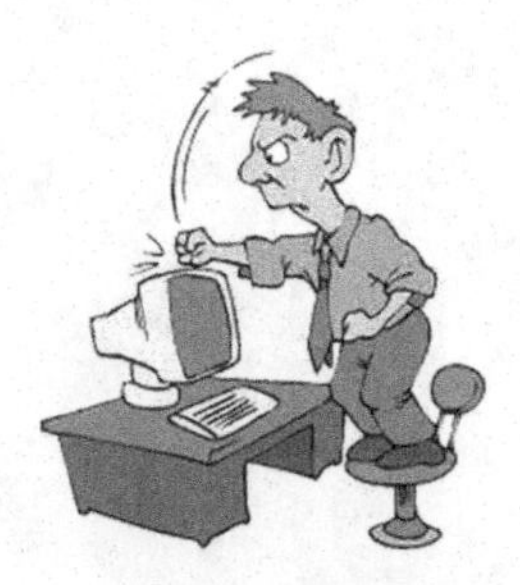

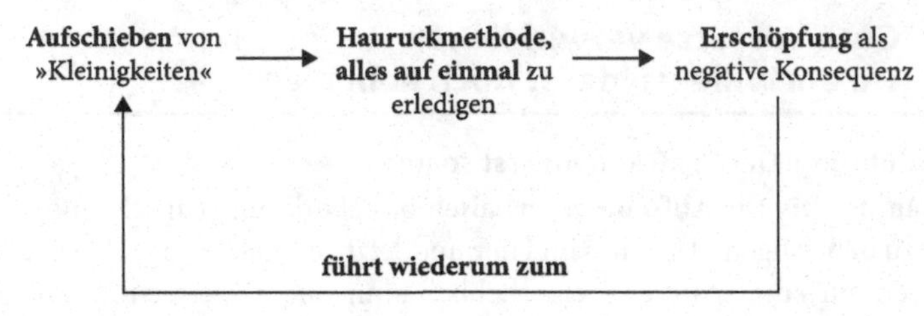

Abb. 8.3 Teufelskreis des Aufschiebens

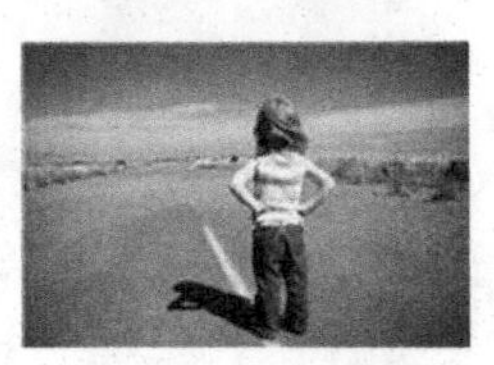

8.7.1 Ziel liegt noch in weiter Ferne

Stresskosten des Aufschiebens

Eine weitere Ursache für das Aufschieben ist der **Zeitfaktor: Ziele und Anliegen,** die **noch weit in der Zukunft liegen**, sind zu wenig erlebbar, lassen sich **nicht ausreichend vom Gefühl erfassen**. Kommt das Ereignis zeitlich näher, **nimmt die reale Empfindung** (Angst, etwas nicht zu erledigen; Hoffnung auf einen erfolgreichen Abschluss) **zu** und damit die Wahrscheinlichkeit, die Aufgabe anzugehen. Zunächst erscheinen die **momentanen Kosten** (z. B. wegen der Prüfungsvorbereitungen auf etwas zu verzichten) **schmerzhafter** als die, die erst in ferner Zukunft entstehen. Gleichzeitig stellen sich jedoch die Fragen, wie hoch die **Stresskosten des Aufschiebens** insgesamt (schlechtes Gewissen, Schuldgefühle, Ängste) zu veranschlagen sind und wie gut eine Sache in der verbleibenden Frist nach dem Aufschieben noch erfolgreich zu regeln ist.

Weil eine Rechnung nicht termingerecht bezahlt wurde, erfolgte bereits die zweite Mahnung. Die Folgen eines längeren Aufschiebens – Zahlungsbefehl und evtl. Gerichtsvollzieher – werden unmittelbarer und konkreter spürbar. Bei Nichtbezahlen drohen weitere Unannehmlichkeiten und Kosten. Möglicherweise hätte ein Telefonanruf ausgereicht, die Sache zu klären, um einen Zahlungsaufschub oder kleinere Rückzahlungsraten zu vereinbaren.

Unter Druck ist die Leistung schlechter

Unter Druck oder einer ansteigenden Konfliktsituation (eine terminabhängige Arbeit nicht erledigt oder z. B. den richtigen Zeitpunkt für eine Entschuldigung verpasst) lassen sich Aufgaben erheblich schlechter bewältigen oder regeln als in einer entspannteren Atmosphäre.

Beträchtliche Unterschiede gibt es zwischen gänzlich **freiwilligen Vorhaben** (geplantes Fitnesstraining) und **Pflichten** (angeordnete Aufgaben bei der Arbeit), die nur unter beträchtlichen Nachteilen oder Kosten (möglicherweise bis zur Kündigung) weiter aufzuschieben sind.

Arbeitsblatt 8.6: Anlässe zum Aufschieben

Auf den freien Zeilen können Sie Ergänzungen vornehmen. Unterstreichen Sie zum Schluss die Punkte, bei denen Sie sich konkrete Fortschritte bei der Umsetzung wünschen. Steel (2001) unterscheidet folgende Bereiche, in denen es zu Aufschiebeverhalten kommt:

Gesundheit

Sport, Diät ____________________

____

____

Beruf

Verbesserung der Arbeitssituation, ____________________

um eine Lohnerhöhung bemühen ____________________

____

Ausbildung

Sich zum Kurs anmelden ____________________

Prüfungsvorbereitungen, ____________________

Abschluss nicht aufschieben ____________________

Familie

Partnerschaft/Kinder ____________________

mehr Zeit nehmen, ____________________

Ausflüge, Urlaubsfahrten, ____________________

Unternehmungen ____________________

Telefongespräche führen ____________________

Kontakte, Besuche ____________________

Beziehung beenden (z. B. aus Suchtmilieu) ____________________

Geld

Schuldenregulierung ____________________

Haushaltsplanung/Altersvorsorge ____________________

Rücklagen für Anschaffungen ____________________

Freunde/Bekannte

mich verabreden ______________________________

____

____

Freizeit

Sportverein anschließen, ______________________________

Interessenspektrum erweitern ______________________________

____

Spiritualität

Kirche, Moschee besuchen, besinnen ______________________________

____

____

8.8 Infoblatt: Kleine Schritte erledigen große Aufgaben

Belohnungsfähige Nah- oder Teilziele

Bei langfristigen Zielsetzungen und Aufgabestellungen ist darauf zu achten, diese in besser überschaubare und belohnungsfähige Nah- oder Teilziele zu zerlegen, sodass schon früh spürbare positive Konsequenzen – Freude über den Anfang und die Erledigung von kleinen Schritten – **erfahrbar sind** und nicht nur eine Auseinandersetzung mit dem Fernziel stattfindet. Handelt es sich um Abgabetermine für eine umfangreiche Aufgabenstellung, sind die **Einzelschritte und Nahzielsetzungen in einer gut durchdachten Arbeitsplanung** festzuhalten:

- **positiv verstärkende Erleichterung**, mit der Aufgabe (z. B. Steuererklärung erledigen) **zu beginnen** (z. B. anfangen, die Papiere für die Steuererklärung zusammenzustellen) (■ Abb. 8.4),
- Teilziele zu setzen, das **Ende der Bearbeitung abzusehen** und die
- psychische **Belastung des Aufschiebens erst gar nicht zu erleben** (mit einer Ermahnung oder gar mit einer Steuerschätzung rechnen zu müssen).

Belastungen des Aufschiebens erst gar nicht erleben

Wie oft wurde ein Vorsatz gebrochen, ins Fitnessstudio zu gehen oder bestimmte Nahrungsmittel wie Fast Food etc., einzuschränken? Nicht selten scheinen in uns zwei Parteien miteinander zu streiten: Während die eine, »tiefere« Hirnregion (limbisches System), auf eine »**rasche Bedürfnisbefriedigung**« und **kurzfristige Belohnung** drängt (Aufnahme hochkalorienhaltiger Nahrungsmittel), hat die »höhere« Hirnregion (präfrontaler Kortex), »**Vernunft und Logik**« (»Ich wollte doch mein Gewicht reduzieren«) oft das Nachsehen.

Die tiefere Hirnregion, in der das Belohnungssystem untergebracht ist, drängt quasi reflexartig auf eine unmittelbare Bedürfnisbefriedigung und ist durch den Willen weniger zu beeinflussen.

Erledigung von Aufgaben, die in gut leistbare Nahziele unterteilt sind → **Erfolgserlebnisse** durch die Bewältigung der kleinen Schritte und den Stolz darauf, erfolgreich angefangen zu haben → Die Bearbeitung der Aufgabe hat beträchtliche **positive Konsequenzen**

↑ die positiven Konsequenzen erleichtern die Wiederaufnahme der Arbeit erheblich

■ **Abb. 8.4** Ein Verhalten, das positive Konsequenzen hat, wird generell leichter wieder aufgenommen

Arbeitsblatt 8.7: Ursachen für Aufschiebeverhalten

Machen Sie eine kleine »Selbsteinschätzung« (bitte auf den Ziffern ankreuzen)

	trifft zu				trifft nicht zu
1. Es fällt schwer, alte Gewohnheiten zu verlassen und sich neuen Zielen zuzuwenden	1	2	3	4	5
2. eher auf kurzfristige Belohnungen eingestellt sein	1	2	3	4	5
3. großes Repertoire, sich kurzfristig abzulenken	1	2	3	4	5
4. weniger Vorausschau auf zukünftige Entwicklungen (planlos)	1	2	3	4	5
5. geringere Ausrichtung auf langfristige Ziele	1	2	3	4	5
6. Ungeduld, nicht in kleinen Schritten vorgehen	1	2	3	4	5
7. Aufschiebe-Lerngeschichte (zwecklos, etwas Neues anzufangen)	1	2	3	4	5
8. Angst vor Enttäuschung, wieder zu versagen (deshalb ganz auf gute Vorsätze verzichten)	1	2	3	4	5
9. fehlendes Selbstbewusstsein (klappt sowieso nicht)	1	2	3	4	5
10. Versuch, möglichst alles alleine zu bewältigen	1	2	3	4	5
11. Anfangsschwierigkeiten nicht überwinden können	1	2	3	4	5
12. Hauruckmethode (alles auf einmal erledigen wollen und dann »bedient« sein)	1	2	3	4	5
13. Zeitfaktor bei Fernzielen unterschätzen (ist noch zu weit weg)	1	2	3	4	5
14. Schwierigkeiten bei der Arbeitsplanung:					
– keine Zeiteinteilung	1	2	3	4	5
– fehlende Teilziele	1	2	3	4	5
15. Stresskosten des Aufschiebens unterschätzen (Aufschieben stressiger als Erledigung)	1	2	3	4	5

8

8.9 Infoblatt: Angebote an schnellen (leicht erreichbar) und kurzfristigen (schnell verpufft) Verführern

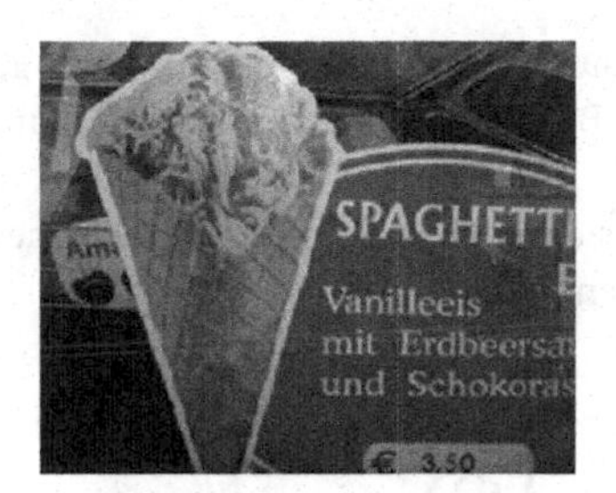

Erheblicher **Stress oder starke Müdigkeit** haben zudem zur Folge, dass das Wahrnehmungsfeld eingeengt ist, die Vernunft und Logik zu kurz kommen, sodass erst recht auf kurzfristige und **schnell, aber nicht nachhaltig wirksame, erleichternde Verhaltensweisen** zurückgegriffen wird (Fast Food, kalorienreiche Nahrung, psychisch wirksame Substanzen, viel »Sofahocken« und Fernsehen).

Das Angebot an schnellen und kurzfristigen »Verführern« war möglicherweise noch nie so hoch wie heute.

Kontakte übers Internet herstellen oder sich umständlich in ein Café oder eine Diskothek aufmachen, auf eine gesunde Ernährung achten oder sich einfach bei der Pommesbude an der Ecke zu versorgen, ein interessantes, spannendes, aktives Wochenende planen oder einfach ein paar DVDs ausleihen. Wie mühsam mag es zunächst erscheinen, einen Tennispartner anzurufen, die Sporttasche zu packen und sich auf einen sportlichen Wettkampf vorzubereiten. Ist es nicht einfacher, stattdessen ins Wettbüro zu gehen oder am Computer zu spielen? Bei gründlicher Betrachtungsweise ist kaum je zweifelhaft, was den längerfristig besseren Effekt hat. Zumal, wenn ein schwerer Arbeitsalltag (oder psychische Belastung durch Arbeitslosigkeit) zu verarbeiten und für die dringende nachhaltige Erholung zu sorgen ist.

Bei einem besonders stressigen Alltag oder bei außerordentlich belastenden Ereignissen (Wahrnehmungseinengung, hohe Energieverluste) dürfte das Bedürfnis nach **schneller Energieaufladung** und **kurzfristiger Entspannung** erheblich ansteigen. Unter diesen Umständen ist besondere Vorsicht geboten, um langfristig wirksamere Zielsetzungen nicht aus dem Auge zu verlieren.

Bei der Wahl des Verhaltens ist mitentscheidend, was eine Person in der **Vergangenheit** eingeübt hat, was früh zur **Gewohnheit** geworden ist und welche **Vorbilder** es gab.

Niemand ist davon ausgeschlossen, den inneren »Schweinehund« erfolgreich zu überlisten und effektivere Bewältigungsstrategien zu entwickeln. Es kommt darauf an, für positive und kurzfristig wirksame Anreize zu sorgen, indem eine gute Arbeitseinteilung erfolgt sowie **Erfolgserlebnisse** und **Belohnungen** durch
- die Erledigung von Teilaufgaben und
- den Wegfall von Aufschiebestress

erlebbar sind.

Das Belohnungssystem rekonstruiert sich
- **weg** von Strategien, auf drohende Bestrafung zu reagieren (endlich anzufangen, um Schäden zu vermeiden),
- **hin** zu weniger belastenden, konstruktiveren, **sich selbst belohnenden** kleinen Schritten und erfolgreicheren Arbeitsmethoden und letztlich einer ausgewogenen Lebensgestaltung.

Den Anfang versüßen!

Arbeitsblatt 8.8: Den »inneren Schweinehund« überwinden und ein gewünschtes Verhalten im Belohnungssystem neu etablieren

Häufig stellt sich erst nach einer gewissen **Einübung** der gewünschte positive (belohnende) Effekt eines Verhaltens (z. B. einer sportlichen Aktivität) ein. Deshalb **nicht so schnell aufgeben**!

Je stärker der belohnende Effekt eines Verhaltens ist, umso mehr steigt die Wahrscheinlichkeit, dass es wieder aufgenommen wird.

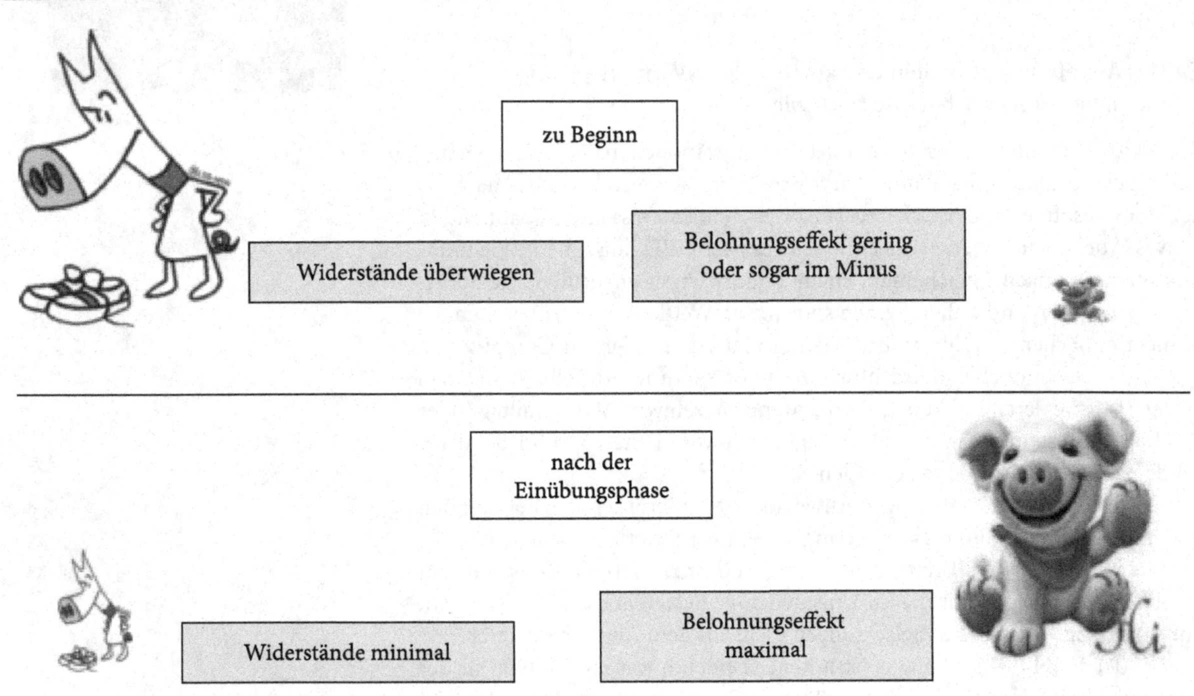

Nach einer Einübungsphase geht eine hohe Anziehungskraft von diesem Verhalten aus und die Vorfreude darauf lässt alle Widerstände in den Hintergrund treten. Aber **endgültig** ist der innere Schweinehund vielleicht doch **nicht** zu überlisten**?**

Nennen Sie Beispiele für Aktivitäten, die erst nach einer gewissen Trainingsphase als erheblich positiv und gewinnbringend empfunden werden.

Arbeitsblatt 8.9: Vorsätze, die Sie gerne umsetzen und im Verhalten verankern möchten

Ein Patient berichtete unter Tränen (es war seine dritte Therapie), dass er im Grunde ja alles wisse, aber seine Vorhaben nicht habe umsetzen können. Nennen Sie bitte die wichtigsten **guten Vorsätze**, die Sie noch nicht wie gewünscht umsetzen konnten:

1.
2.
3.
4.

Welche **Erwartungen** hatten Sie an die einzelnen Vorhaben – was sollten sie Ihnen »bringen«?

1.
2.
3.
4.

Welche **Widerstände** beziehungsweise hemmende Faktoren gab es, das gewünschte Verhalten auszuüben?

1.
2.
3.
4.

Welche neuen **Strategien** können Sie entwickeln, die Widerstände zu überwinden?

1.
2.
3.
4.

8.10 Suchtformel

Bevor es in den »Übergang« (► Kap. 9) der Nachsorge geht, bietet die nachfolgend dargestellte Suchtformel die Möglichkeit, das bisher bearbeitete Material zur Suchtentstehung (Einstiegsphase/Kontrollverlust) und zu dem therapeutischen Weg aus der Sucht (Motivation, Krankheitseinsicht, Ursachentherapie, Alternativen, Rückfallprävention) nochmals zu reflektieren (◘ Abb. 8.5).

In dem dazugehörigen ► Arbeitsblatt 8.10 sind im nächsten Schritt einige persönliche Stichworte zu den einzelnen **Stationen des Therapieverlaufs** festzuhalten.

Es bedarf der besonderen Aufmerksamkeit, dass sich **nicht alles Gelernte** eins zu eins auf die Alltagssituation **übertragen** lässt. Deshalb sind die therapeutische Nachsorge, Angehörige, Freunde und Bekannte frühzeitig in den »**Kompetenztransfer**« einzubeziehen sowie notwendige Hilfe und Unterstützung dabei einzufordern, die **gewünschten Verhaltensänderungen** tatsächlich im Alltag zu **verwirklichen.**

Ein Patient, der trotz mehrfacher längerfristiger Therapien wiederum rückfällig war, berichtete weinend: »**Ich wusste alles und konnte nichts umsetzen.**«

Suchtentstehung	=	**Einstiegsphase**	X	**Kontrollverlust**
		Vorausgehende Bedingungen; psychische, soziale, biologische »Verletzlichkeit«; gescheiterte Problemlösungen; Aufbau einer Gewöhnung		Körperliche und psychische Abhängigkeit; psycho-biologische Veränderungen im Belohnungssystem; Suchtgedächtnis; Eigendynamik; Interessenabsorbtion; psycho-soziale-Folgen.

Suchtentstehung	=	**Motivation**	X	**Krankheitseinsicht**	X	**Ursachentherapie**	X	**Alternativen**	X	**Rückfallprävention**
		Anteil Eigen-/Fremdmotivation; Bereitschaft zur umfassenden Behandlung! Abstinenz einleiten.		Eingeständnis des Kontrollverlustes; Akzeptanz eines dauerhaften »Handicaps«; Auseinandersetzung mit den Folgeerscheinungen des Suchtverhaltens; Affekregulation: Fixierung des Ausgleichs und der Entspannung auf das Suchtverhalten; Voraussetzungen für die dauerhafte Abstinenz weiter verbessern.		Gründe für den Einstieg in das Suchtverhalten einsehen und bearbeiten; psychische und soziale Belastungen, die Anlass zum Substanzkonsum gegeben haben? Was soll zukünftig anders sein? Soziale Kompetenz?		Rekonstuktion des Belohnungssystems; »Überschreiben« des Suchtgedächtnisses; Erweiterung des Interessenspektrums; Aufbau vielfältiger und differenzierter Verhaltensalternativen, sich auszugleichen, zu entspannen und den Tag sinnvoll zu strukturieren.		Trotz positiver Veränderungen in allen vorangegangenen Therapieschritten bleibt das Suchtgedächtnis weiter aktiv, wodurch frühere Konsumanreize eine Rückfallgefahr auslösen können; Erkennen von Rückfallrisiken und Einübung von Bewältigungsstrategien; ausgewogener Lebenstil.

◘ **Abb. 8.5** Suchtformel (Bachmann 2011)

Arbeitsblatt 8.10: Arbeitsblatt zur Suchtformel

Einstiegsphase × Kontrollverlust

Motivation × Krankheitseinsicht × Ursachentherapie × Alternativen × Rückfallprävention

Literatur

Bachmann M (2011) Die Suchtformel. Unveröffentlichtes Manuskript, Gütersloh
Münchhausen M v (2006) So zähmen Sie Ihren inneren Schweinehund! Campus Verlag, Frankfurt
Steel P (2011) Der Zauderberg. Lübbe Ehrenwirth, Köln

Übergang: Therapieabschluss und Nachsorge

Meinolf Bachmann, Andrada El-Akhras

M. Bachmann, A. El-Akhras, *Lust auf Abstinenz – Ein Therapiemanual bei Alkohol-, Medikamenten- und Drogenabhängigkeit*,
DOI 10.1007/978-3-642-54575-7_9, © Springer-Verlag Berlin Heidelberg 2014

Einführung

Enge Vernetzung der Suchthilfe

Die Suchtkrankenhilfe findet in enger Vernetzung statt. Häufig sind Selbsthilfegruppen, Suchtberatungsstellen und Hausärzte erste Anlaufstellen für die Betroffenen. Dorthin können Patienten, die eine (teil-)stationäre Therapie in Anspruch genommen haben, wieder zurückkehren.

Gute Nachsorge

Nur eine gute Nachsorge und eine intensive Zusammenarbeit aller Beteiligten sichern den Therapieerfolg. Es gilt besonders, intensive Hilfestellung bei der ersten Zeit danach (nach stationären Aufenthalten) zu gewähren, wenn die Rückfallgefahren am größten sind. Die Übergänge werden psychisch oft als besonders belastend erlebt und bedürfen daher der höchsten Aufmerksamkeit!

Im ersten Abschnitt des Kapitels geht es um Hilfestellungen und Zielsetzungen bezüglich der Frage, wie die Zeit nach der Therapie zu gestalten und was speziell zu beachten ist. Persönliche Gedanken und Gefühle dazu, am besten in engem Austausch mit anderen, sind festzuhalten (▶ Abschn. 9.1).

Überprüfung des eigenen Befindens nach der Therapie beibehalten

Anhand der anschließenden **Checklisten** sollten nach der Therapie Überprüfungen des eigenen **Befindens** und der **Umsetzung der Vorsätze** vorgenommen werden (▶ Abschn. 9.2). Auf dem nächsten Arbeitsblatt sind die eigenen Planungen zusammenfassend zu notieren (▶ Abschn. 9.3).

Eine der wichtigsten Maßnahmen zur Rückfallverhütung ist der regelmäßige Besuch der Selbsthilfegruppen. In ▶ Abschn. 9.4 werden einige Aspekte der Zielsetzungen, Vorgehensweisen und Rahmenbedingungen dargestellt. Nähere Informationen über die einzelnen Organisationen lassen sich aus dem Internet beziehen.

9.1 Hilfestellungen für Patienten, die eine (teil-)stationäre Therapie hinter sich haben

Arbeitsblatt 9.1: Die Zeit nach der Behandlung

Erste Sitzung
Erfahrungen zeigen, dass die erste Zeit nach der (teil-)stationären Behandlung die kritischste ist, um das Abstinenzziel zu bewahren. Die von Küfner (2003) erarbeiteten Anregungen lassen sich ohne Weiteres auf verschiedene Suchtformen anwenden. Folgende Fragestellungen sind in (Klein-)Gruppen- und in Einzelarbeit zu berücksichtigen:

1. Alles ist zunächst neu

- Dinge nun besser zu durchschauen gibt ein Gefühl von Überlegenheit.
  Persönliche Notiz (eigene Gedanken und Gefühle dazu):

  ____

  ____

- Unverständnis auf Seiten der anderen kann die harte Wirklichkeit bedeuten, erschrecken und tief schmerzen.
  Persönliche Notiz (eigene Gedanken und Gefühle dazu):

  ____

  ____

- Es gibt die Gelegenheit zu überprüfen, was oder wer zu jemandem passt und was oder wer nicht.
  Persönliche Notiz (eigene Gedanken und Gefühle dazu):

  ____

  ____

2. Die Rückkehr des Alltags

- Regelmäßigkeit und Gewohnheit bieten im Alltag Sicherheit und Stabilität.
  Persönliche Notiz (eigene Gedanken und Gefühle dazu):

  ____

  ____

- Im negativen Fall führt der Übergang aber dazu, sich zu Hause isoliert zu fühlen, weniger Unterhaltung und Geselligkeit, dafür mehr Langeweile zu haben.
  Persönliche Notiz (eigene Gedanken und Gefühle dazu):

  ____

  ____

Antworten auf folgende Fragen schaffen hier Klarheit:

- Bin ich in der Regel mit meinem Tagesablauf zufrieden?
  Persönliche Notiz (eigene Gedanken und Gefühle dazu):

- Gibt es ausreichend Struktur, aber auch Freiheit zwischen dem morgendlichen Aufstehen und dem Zu-Bett-Gehen am Abend?
  Persönliche Notiz (eigene Gedanken und Gefühle dazu):

- Stimmt für mich das Verhältnis von Bewegung und Ruhe, von Essen und Trinken, von »Sich-Pflegen« und »Über-sich-Nachdenken«?
  Persönliche Notiz (eigene Gedanken und Gefühle dazu):

Falls Sie unzufrieden sind, erstellen Sie einen neuen Plan, Ihren Tagesablauf zu gestalten (▶ Kap. 8, S. 211). Orientieren Sie sich an schon in der Therapie vorhandenen Tagesplänen, tauschen Sie sich mit anderen Mitgliedern der Selbsthilfegruppe, dem Partner, Freunden und Bekannten aus. Achten Sie auf eine gute Balance von geistiger und körperlicher Betätigung. Gut entspannen lässt es sich mit **Tätigkeiten, die Spaß machen** und trotzdem eine recht hohe **Konzentration** bzw. Aktivität erfordern. Bei neuen Hobbys kommt der positive Effekt meistens nicht sofort zur Geltung. Es ist eine Übergangszeit zu überbrücken, bis gewisse Fertigkeiten angeeignet sind, Freude und Befriedigung im Vordergrund stehen.
Persönliche Notiz (eigene Gedanken und Gefühle dazu):

Zweite Sitzung

3. Unsicherheit – kann ich das Gelernte anwenden?

- Das Selbstbewusstsein ist noch nicht ausreichend stabil.
- Eine neue Situation bringt für alle Menschen zunächst Unsicherheit.

Die Unsicherheit nicht unterdrücken, sondern offen darüber reden, bringt schon eine gewisse Entlastung. Um besser damit umzugehen, ist es hilfreich, sich klarzumachen, dass in der Therapie auch nicht immer alles völlig glattging (Mitpatienten, Therapeuten und Anforderungen wechselten) und Sie schon dort die Leistung vollbracht haben, neue Fähigkeiten unterschiedlich anzuwenden.

Persönliche Notiz (eigene Gedanken und Gefühle dazu):

---

4. Freude, etwas geschafft zu haben

- Stolz darauf sein, kein Suchtverhalten mehr auszuüben, und andere daran teilhaben lassen.

  Der Stolz hilft Ihnen über Situationen hinweg, in denen doch einmal Zweifel auftreten. Dann sagen Sie zu sich selbst: »Dieses gute Gefühl gebe ich nicht auf. Ich halte weiter an meinem Ziel fest!«

  Persönliche Notiz (eigene Gedanken und Gefühle dazu):

---

5. Erste Kontakte mit den Freunden

- Es entsteht oft zunächst ein Gefühl der Fremdheit und Verunsicherung.
- Sie fühlen sich dennoch mit Ihren Freunden verbunden und machen sich Ihre Gemeinsamkeiten mit ihnen und Vorzüge sowie Schwächen bewusst.

  Die Distanz zum Suchtverhalten, nicht ständig unter Schuldgefühlen und einem schlechten Gewissen zu leiden, führt zu einem intensiveren Erleben des Zusammenseins, an das Sie sich erst gewöhnen müssen.

  Persönliche Notiz (eigene Gedanken und Gefühle dazu):

---

6. Situationen, die an das Suchtverhalten erinnern

Ihnen begegnet ein Bekannter aus der Alkohol- und Drogenszene, Sie verkehren in der Nähe von Orten, an denen Sie früher getrunken oder Drogen genommen haben, sind in einer Gastwirtschaft Zeuge, wie getrunken wird, jemand Tabletten missbräuchlich konsumiert, oder erinnern sich durch den Umgang mit Geld an Alkohol- oder Drogeneinkäufe.

Nach einigen solchen Ereignissen reagieren Sie sicherer und lassen sich dadurch nicht mehr erschüttern. Rückfällige Patienten berichten jedoch häufig, dass Sie sich zu sicher gefühlt haben und Leichtsinn entwickelten. Sie vernachlässigten den Besuch der Selbsthilfegruppe und suchten schließlich häufiger die früheren Trinkorte und/oder Drogenorte auf. Dann schlich sich der Gedanke ein, eine geringe Menge Alkohol zu trinken oder Drogen zu nehmen, weil man annahm, »alles im Griff« zu haben – und nach kurzer Zeit kam es wieder zum Kontrollverlust. Eine gewisse Wachsamkeit und Vorsicht muss erhalten bleiben!

Persönliche Notiz (eigene Gedanken und Gefühle dazu):

Dritte Sitzung

7. Gedanken an die Vergangenheit und Zukunft

- Das Geschehene ist nicht rückgängig zu machen.

  Noch vorhandene suchtbedingte berufliche Rückschläge, familiäre Probleme oder Schulden dürfen nach der Therapie nicht zur Folge haben, überhastet alles in kürzester Zeit rückgängig machen zu wollen und anfängliche Ziele zu hoch zu stecken. Dadurch entstehen leicht eine starke Überaktivität und Überforderung, die mit früheren kritischen Situationen vergleichbar sind und erneut starke Bedürfnisse danach hervorrufen (»Suchtgedächtnis«), sich mithilfe des Suchtmittels zu entspannen und abzuschalten. Andere Aktivitäten, die Sie zum Ausgleich benötigen, werden unter diesen Voraussetzungen wieder vernachlässigt! Besser ist es, sich nicht zu stark auf die ferne Zukunft auszurichten und erst nach der Erreichung bestimmter Ziele zufrieden zu sein. Vielleicht ist es sogar einzurichten, dass jeder einzelne Tag für sich akzeptabel (»Ich habe mein Möglichstes getan«) erscheint und trotz Höhen und Tiefen eine gewisse Zufriedenheit gegeben ist. Man übernimmt nun selbst die Verantwortung dafür, dass dies geschieht. Glück und Wohlbefinden im »Hier und Jetzt« und die Ausrichtung auf die Zukunft sollten in gutem Einklang sein.

  Persönliche Notiz (eigene Gedanken und Gefühle dazu):

____

____

____

9.2 Selbsteinschätzung: Was müssen Sie beachten, wenn die Therapie zu Ende ist?

Arbeitsblatt 9.2: Stimmungsüberprüfung

Anhand dieses Fragebogens können Sie in den ersten fünf Wochen nach der Therapie einmal pro Woche Ihre Stimmung, Vorsätze und Stimmungen überprüfen.

Bitte **einmal zur Probe** ausfüllen! Wöchentliche Einschätzung: **Ziel erreicht?**

	Probe			1. Woche			2. Woche		
	Zielerreichungsgrad								
	hoch	mittel	niedrig						
	3	2	1						
01. Wachsam und vorsichtig sein	3	2	1	3	2	1	3	2	1
02. Nicht überheblich werden	3	2	1	3	2	1	3	2	1
03. Tagesplanung abwechslungsreich gestalten	3	2	1	3	2	1	3	2	1
04. Ein ausgewogenes Leben führen	3	2	1	3	2	1	3	2	1
05. Sich auch Ruhe gönnen	3	2	1	3	2	1	3	2	1
06. Geduld bei Problembewältigung bewahren	3	2	1	3	2	1	3	2	1
07. Offen reden	3	2	1	3	2	1	3	2	1
08. Über Gefühle sprechen	3	2	1	3	2	1	3	2	1
09. Konflikte nicht verschleppen	3	2	1	3	2	1	3	2	1
10. Gute Vorsätze umsetzen	3	2	1	3	2	1	3	2	1
11. Ziele nicht zu hoch stecken	3	2	1	3	2	1	3	2	1
12. Über die Sucht offen sprechen – keine Schuldgefühle	3	2	1	3	2	1	3	2	1
13. Mit Misstrauen rechnen	3	2	1	3	2	1	3	2	1
14. Ein günstiges Umfeld schaffen	3	2	1	3	2	1	3	2	1
15. Über Rückfallängste sprechen	3	2	1	3	2	1	3	2	1
16. Selbsthilfegruppe nicht vernachlässigen	3	2	1	3	2	1	3	2	1
17. Risikosituationen meiden	3	2	1	3	2	1	3	2	1
18. Über den vergangenen Tag nachdenken und darüber sprechen	3	2	1	3	2	1	3	2	1
19. Auf den nächsten Tag gut vorbereiten und einstellen	3	2	1	3	2	1	3	2	1
20. Stolz auf jeden abstinenten Tag sein	3	2	1	3	2	1	3	2	1

	3. Woche			4. Woche			5. Woche		
01. Wachsam und vorsichtig sein	3	2	1	3	2	1	3	2	1
02. Nicht überheblich werden	3	2	1	3	2	1	3	2	1
03. Tagesplanung abwechslungsreich gestalten	3	2	1	3	2	1	3	2	1
04. Ein ausgewogenes Leben führen	3	2	1	3	2	1	3	2	1
05. Sich auch Ruhe gönnen	3	2	1	3	2	1	3	2	1
06. Geduld bei Problembewältigung bewahren	3	2	1	3	2	1	3	2	1
07. Offen reden	3	2	1	3	2	1	3	2	1
08. Über Gefühle sprechen	3	2	1	3	2	1	3	2	1
09. Konflikte nicht verschleppen	3	2	1	3	2	1	3	2	1
10. Gute Vorsätze umsetzen	3	2	1	3	2	1	3	2	1
11. Ziele nicht zu hoch stecken	3	2	1	3	2	1	3	2	1
12. Über die Sucht offen sprechen – keine Schuldgefühle	3	2	1	3	2	1	3	2	1
13. Mit Misstrauen rechnen	3	2	1	3	2	1	3	2	1
14. Ein günstiges Umfeld schaffen	3	2	1	3	2	1	3	2	1
15. Über Rückfallängste sprechen	3	2	1	3	2	1	3	2	1
16. Selbsthilfegruppe nicht vernachlässigen	3	2	1	3	2	1	3	2	1
17. Risikosituationen meiden	3	2	1	3	2	1	3	2	1
18. Über den vergangenen Tag nachdenken und darüber sprechen	3	2	1	3	2	1	3	2	1
19. Auf den nächsten Tag gut vorbereiten und einstellen	3	2	1	3	2	1	3	2	1
20. Stolz auf jeden abstinenten Tag sein	3	2	1	3	2	1	3	2	1

Zusätzliches Arbeitsblatt 9.3: Vervielfältigung

	__Woche			__Woche			__Woche		
01. Wachsam und vorsichtig sein	3	2	1	3	2	1	3	2	1
02. Nicht überheblich werden	3	2	1	3	2	1	3	2	1
03. Tagesplanung abwechslungsreich gestalten .	3	2	1	3	2	1	3	2	1
04. Ein ausgewogenes Leben führen	3	2	1	3	2	1	3	2	1
05. Sich auch Ruhe gönnen	3	2	1	3	2	1	3	2	1
06. Geduld bei Problembewältigung bewahren . .	3	2	1	3	2	1	3	2	1
07. Offen reden.	3	2	1	3	2	1	3	2	1
08. Über Gefühle sprechen	3	2	1	3	2	1	3	2	1
09. Konflikte nicht verschleppen	3	2	1	3	2	1	3	2	1
10. Gute Vorsätze umsetzen	3	2	1	3	2	1	3	2	1
11. Ziele nicht zu hoch stecken.	3	2	1	3	2	1	3	2	1
12. Über die Sucht offen sprechen – keine Schuldgefühle.	3	2	1	3	2	1	3	2	1
13. Mit Misstrauen rechnen.	3	2	1	3	2	1	3	2	1
14. Ein günstiges Umfeld schaffen	3	2	1	3	2	1	3	2	1
15. Über Rückfallängste sprechen	3	2	1	3	2	1	3	2	1
16. Selbsthilfegruppe nicht vernachlässigen. . .	3	2	1	3	2	1	3	2	1
17. Risikosituationen meiden	3	2	1	3	2	1	3	2	1
18. Über den vergangenen Tag nachdenken . . . und darüber sprechen	3	2	1	3	2	1	3	2	1
19. Auf den nächsten Tag gut vorbereiten . . . und einstellen	3	2	1	3	2	1	3	2	1
20. Stolz auf jeden abstinenten Tag sein.	3	2	1	3	2	1	3	2	1

Arbeitsblatt 9.4: Zusätzliche eigene Zielsetzungen

	Zielerreichungsgrad			____ Woche			____ Woche		
	hoch	mittel	niedrig						
	3	2	1						
21. ____________________	3	2	1	3	2	1	3	2	1
22. ____________________	3	2	1	3	2	1	3	2	1
23. ____________________	3	2	1	3	2	1	3	2	1
24. ____________________	3	2	1	3	2	1	3	2	1
25. ____________________	3	2	1	3	2	1	3	2	1
26. ____________________	3	2	1	3	2	1	3	2	1
27. ____________________	3	2	1	3	2	1	3	2	1
28. ____________________	3	2	1	3	2	1	3	2	1
29. ____________________	3	2	1	3	2	1	3	2	1
30. ____________________	3	2	1	3	2	1	3	2	1
31. ____________________	3	2	1	3	2	1	3	2	1
32. ____________________	3	2	1	3	2	1		2	1

	Zielerreichungsgrad			____ Woche			____ Woche		
	hoch	mittel	niedrig						
	3	2	1						
21. ____________________	3	2	1	3	2	1	3	2	1
22. ____________________	3	2	1	3	2	1	3	2	1
23. ____________________	3	2	1	3	2	1	3	2	1
24. ____________________	3	2	1	3	2	1	3	2	1
25. ____________________	3	2	1	3	2	1	3	2	1
26. ____________________	3	2	1	3	2	1	3	2	1
27. ____________________	3	2	1	3	2	1	3	2	1
28. ____________________	3	2	1	3	2	1	3	2	1
29. ____________________	3	2	1	3	2	1	3	2	1
30. ____________________	3	2	1	3	2	1	3	2	1
31. ____________________	3	2	1	3	2	1	3	2	1
32. ____________________	3	2	1	3	2	1		2	1

9.3 Zusammenfassung: Was nehme ich mir für die Zeit nach der Therapie vor?

Arbeitsblatt 9.5: Die Zeit nach der Therapie

Vierte Sitzung

9.4 Selbsthilfe

Selbsthilfe findet unter vielfältigen Rahmenbedingungen statt. Es ist nicht Sinn der Sache, z. B. »im Alleingang« Arbeitsmaterialien zu studieren, um die Suchtkrankheit zu bewältigen. Stattdessen vollzieht sich die Selbsthilfe im Suchtbereich immer in der Gemeinschaft von anderen Abhängigkeitskranken.

Eine der ältesten Selbsthilfegruppen überhaupt dürfte die der Anonymen Alkoholiker sein. Beispielhaft sind in der Übersicht jene zwölf Schritte wiedergegeben, die zum Genesungsprogramm der weltweit tätigen Organisation gehören. Auf einer eigenen Webseite (www.anonyme-alkoholiker.de) wird das Programm näher erläutert. Zudem sind Selbsthilfegruppen, z. B. an Suchtberatungsstellen, Betriebe oder JVAs angegliedert und haben teilweise kirchliche Hintergründe (Blaues Kreuz, Gut-Templer).

Die Selbsthilfegruppe übernimmt eine wichtige Funktion bei der Vorbereitung und/oder Nachsorge einer Behandlung, die in Beratungsstellen und Kliniken stattfindet.

Patienten aus ambulanten und (teil-)stationären Therapien bringen häufig unterschiedliche Erfahrungen aus Selbsthilfegruppen mit. In dem Arbeitsblatt »Selbsthilfegruppe besser gestalten« sind Eindrücke von ca. 30 Patienten aus der stationären Rehabilitation zusammengefasst. Zunächst wurde das Bedürfnis deutlich, sich mit negativen Erfahrungen in Selbsthilfegruppen auseinanderzusetzen. Als Nächstes wurden Vorschläge zur besseren Gestaltung einer Gesprächsgruppe gesammelt, um möglichst viele Bedenken auszuschalten, und dann abgestimmte Gesprächsregeln zu erstellen (▶ Abschn. 9.4).

Auf dieser Grundlage wurde die Selbsteinschätzungsskala »Gesprächsregeln: Wöchentliches Zufriedenheitsbarometer« entwickelt, anhand derer immer wieder zu überprüfen ist, inwieweit man positive Zielsetzungen verwirklicht sieht. Die Ausarbeitungen der Patienten wurden mit wissenschaftlichen Ergebnissen verglichen, in denen günstige und ungünstige Verhaltensweisen in Selbsthilfegruppen untersucht wurden. Insgesamt kam eine rege Auseinandersetzung zum Sinn von Selbsthilfegruppen in Gang. Nachdem das »Für und Wider« des Selbsthilfegruppenbesuchs abgewogen war, kamen die Patienten fast einhellig zu der Schlussfolgerung, dass das Abstinenzziel nur durch einen **dauerhaften, regelmäßigen Besuch** von Selbsthilfegruppen zu verwirklichen ist.

Als **Pioniere** auf dem Gebiet der psychologisch-therapeutischen Selbsthilfegruppen gelten die »Anonymen Alkoholiker« (AA), die im Jahre 1935 in den USA von zwei suchtkranken Ärzten gegründet wurden. Die AA sind außerordentlich verbreitet und in vielen Ländern, einschließlich der BRD, flächendeckend erreichbar. Die wöchentlichen »Meetings« finden anonym statt, d. h., alle nennen nur ihren Vornamen. Die »zwölf Schritte« und »zwölf Traditionen« bilden das Genesungsprogramm der Anonymen Alkoholiker, mit dessen Hilfe der Alkoholkranke zu einem »neuen Leben« und neuen Selbstwertgefühl – ohne Suchtmittelgebrauch – gelangen soll. Wir hoffen, mit diesem Abschnitt Ihr Interesse zu wecken, dieses Thema weiter zu vertiefen und sich über Selbsthilfemöglichkeiten an Ihrem Wohnort kundig zu machen.

Die zwölf Schritte der Anonymen Alkoholiker (AA)

1. Schritt: Wir gaben zu, dass wir dem Alkohol gegenüber machtlos sind – und unser Leben nicht mehr meistern konnten.
2. Schritt: Wir kamen zu dem Glauben, dass eine Macht, größer als wir selbst, uns unsere geistige Gesundheit wiedergeben kann.
3. Schritt: Wir fassten den Entschluss, unseren Willen und unser Leben der Sorge Gottes – wie wir Ihn verstanden – anzuvertrauen.
4. Schritt: Wir machten eine gründliche und furchtlose Inventur in unserem Inneren.
5. Schritt: Wir gaben Gott, uns selbst und einem anderen Menschen gegenüber unverhüllt unsere Fehler zu.
6. Schritt: Wir waren völlig bereit, all diese Charakterfehler von Gott beseitigen zu lassen.
7. Schritt: Demütig baten wir Ihn, unsere Mängel von uns zu nehmen.
8. Schritt: Wir machten eine Liste aller Personen, denen wir Schaden zugefügt hatten, und wurden willig, ihn bei allen wiedergutzumachen.
9. Schritt: Wir machten bei diesen Menschen alles wieder gut – wo immer es möglich war –, es sei denn, wir hätten dadurch sie oder andere verletzt.
10. Schritt: Wir setzten die Inventur bei uns fort, und wenn wir Unrecht hatten, gaben wir es sofort zu.
11. Schritt: Wir suchten durch Gebet und Besinnung die bewusste Verbindung zu Gott – wie wir Ihn verstanden – zu vertiefen. Wir baten Ihn nur, uns Seinen Willen erkennbar werden zu lassen und uns die Kraft zu geben, ihn auszuführen.
12. Schritt: Nachdem wir durch diese Schritte ein spirituelles Erwachen erlebt hatten, versuchten wir, diese Botschaft an Alkoholiker weiterzugeben und unser tägliches Leben nach diesen Grundsätzen auszurichten.

Arbeitsblatt 9.6: Selbsthilfegruppe besser gestalten

Fünfte Sitzung

Auf diesem Papier sind alle negativen Erfahrungen aus Selbsthilfegruppen und Argumente gegen ihren Besuch aus der Kleingruppenarbeit zusammengefasst. Als Nächstes soll der Versuch gemacht werden, durch eine bessere Gestaltung der Selbsthilfegruppe Gründe gegen deren Besuch auszuräumen bzw. negative Erfahrungen gar nicht erst aufkommen zu lassen! Daraufhin sind die Ergebnisse mit den Gesprächsregeln und wissenschaftlichen Erkenntnissen zu vergleichen.

Folgende **negative Erfahrungen mit der Selbsthilfegruppe** werden angeführt:
- Erfolglosigkeit (zu viele Rückfälle),
- massive Erniedrigung bei Rückfällen,
- Verherrlichung des Suchtmittels in einer schlechten Gruppe,
- keine übereinstimmenden Ziele/zu unterschiedliche Ansichten,
- wenig Anteilnahme/egoistische Arbeitsweise/kein Wohlbefinden/kein Rückhalt.

Folgende **Gründe gegen einen Besuch** werden genannt:
- keine passende Gruppe/Weg zu weit,
- Unsicherheit (Angst),
- zeitbedingte Einschränkung,
- keine Motivation,
- fehlende Krankheitseinsicht,
- fehlendes Selbstvertrauen,
- Angst vor einer neuen Aufgabe,
- fehlende Leitungsperson,
- das Einzelgänger-Sein,
- ständig wechselnde Personen,
- Disziplinlosigkeit (»Es geht drunter und drüber«),
- Bequemlichkeit,
- kein Bedarf, weil genügend Rückhalt in der Familie (intakter Familien- und Freundeskreis),
- keine Lust auf Nachsorge,
- Verfallen in Selbstmitleid, nicht auf andere angewiesen,
- Gruppentermine sind Zwang,
- mangelndes Vertrauen/Schauspielerei, teilweise keine Ehrlichkeit,
- mangelnde Fähigkeit sich zu öffnen,
- Versagen der Gruppe, auf andere einzugehen,
- keine fachliche Ausbildung,
- Verlassen auf eigene Stärke, die Gruppe wird nicht gebraucht,
- wenn die Gespräche am Thema vorbeigehen,
- persönliche Entscheidung gegen die Abstinenz,
- neue Abhängigkeit von der Gruppe.

Vorschläge zur besseren Gestaltung:

____

____

____

____

____

Infoblatt 9.1: Gesprächsregeln – eine Zusammenarbeit von Patienten und Therapeuten

Diese Ideen und Anregungen stammen aus einer Gruppen-Projektarbeit. Auf einem Extrablatt kann bewertet werden, inwieweit Sie die Regeln verwirklicht sehen. Eine gute Gesprächsgruppenarbeit hängt wesentlich davon ab, ob von persönlichen Erfahrungen (»Bei mir …«) und Gefühlen berichtet wird und eine **entspannte Atmosphäre** ohne Ängste vorhanden ist!

1. Der schönste Satz beginnt mit »Bei mir«.
2. Keine Belehrung und Rechthaberei.
3. Immer von sich selbst berichten, wie Sie mit einem Problem umgegangen sind oder es bewältigen würden.
4. Freundliche Begrüßung.
5. Organisatorisches klären.
6. Sich in die Lage des anderen versetzen.
7. Dem anderen zuhören, ihn aussprechen lassen.
8. Nicht durcheinander reden/Gesprächsleitung.
9. Eigenen Standpunkt überprüfen.
10. Auf Fehler hinweisen und eigene Erfahrungen einbringen.
11. Toleranz/Geduld.
12. Keine Gewaltandrohung.
13. Sich für Fehler entschuldigen (Selbsterkenntnis).
14. Beruhigend einwirken.
15. Sich in die Augen schauen.
16. Gegenseitige Schuldzuweisungen vermeiden.
17. Respekt zeigen.
18. Nicht jedes Wort auf die Goldwaage legen.
19. Nicht nur kritisieren.
20. Fortschritte auch mal loben.
21. Gespräche nicht ins Lächerliche ziehen.
22. Kompromissbereitschaft.
23. Nicht zu viel fordern.
24. Von sich erzählen.
25. Nicht nur gute Ratschläge erteilen.
26. Sachlichkeit bewahren.
27. Nicht alles persönlich nehmen.
28. Sich mit der Problematik des anderen auseinandersetzen, auch wenn einen das Thema nicht selbst betrifft.
29. Versuchen, verständnisvoll zu sein.
30. Andere Sichtweisen akzeptieren.
31. Gut mit Kritik umgehen.
32. Von anderen lernen.
33. Anderen nicht die eigene Meinung aufzwingen wollen.
34. Meinungen ändern.

Arbeitsblatt 9.7: Wöchentliches Zufriedenheitsbarometer

Bitte geben Sie bei jeder der nachfolgenden Aussagen an, in welchem Ausmaß Sie diese Regeln in Ihrer Gruppe verwirklicht sehen:

0	1	2	3	4
überhaupt nicht verwirklicht		**mittel**		**sehr gut verwirklicht**

Der schönste Satz beginnt mit »Bei mir«. ______ 0 – 1 – 2 – 3 –4
Keine Belehrung und Rechthaberei. ______ 0 – 1 – 2 – 3 –4
Immer von sich selbst berichten, wie Sie mit einem Problem umgegangen sind oder es bewältigen würden. ______ 0 – 1 – 2 – 3 –4
Freundliche Begrüßung. ______ 0 – 1 – 2 – 3 –4
Organisatorisches klären. ______ 0 – 1 – 2 – 3 –4
Sich in die Lage des anderen versetzen. ______ 0 – 1 – 2 – 3 –4
Dem anderen zuhören/ihn aussprechen lassen. ______ 0 – 1 – 2 – 3 –4
Nicht durcheinander reden/Gesprächsleitung. ______ 0 – 1 – 2 – 3 –4
Eigenen Standpunkt überprüfen. ______ 0 – 1 – 2 – 3 –4
Auf Fehler hinweisen und eigene Erfahrungen einbringen. ______ 0 – 1 – 2 – 3 –4
Toleranz/Geduld. ______ 0 – 1 – 2 – 3 –4
Keine Gewaltandrohung. ______ 0 – 1 – 2 – 3 –4
Sich für Fehler entschuldigen (Selbsterkenntnis). ______ 0 – 1 – 2 – 3 –4
Beruhigend einwirken. ______ 0 – 1 – 2 – 3 –4
Sich in die Augen schauen. ______ 0 – 1 – 2 – 3 –4
Gegenseitige Schuldzuweisungen vermeiden. ______ 0 – 1 – 2 – 3 –4
Respekt zeigen. ______ 0 – 1 – 2 – 3 –4
Nicht jedes Wort auf die Goldwaage legen. ______ 0 – 1 – 2 – 3 –4
Nicht nur kritisieren. ______ 0 – 1 – 2 – 3 –4
Fortschritte auch mal loben. ______ 0 – 1 – 2 – 3 –4
Gespräche nicht ins Lächerliche ziehen. ______ 0 – 1 – 2 – 3 –4
Kompromissbereitschaft. ______ 0 – 1 – 2 – 3 –4
Nicht zu viel fordern. ______ 0 – 1 – 2 – 3 –4
Von sich erzählen. ______ 0 – 1 – 2 – 3 –4
Nicht nur gute Ratschläge erteilen. ______ 0 – 1 – 2 – 3 –4
Sachlichkeit bewahren. ______ 0 – 1 – 2 – 3 –4
Nicht alles persönlich nehmen. ______ 0 – 1 – 2 – 3 –4
Sich mit der Problematik des anderen auseinandersetzen, auch wenn einen das Thema nicht selbst betrifft. ______ 0 – 1 – 2 – 3 –4
Versuchen, verständnisvoll zu sein. ______ 0 – 1 – 2 – 3 –4
Andere Sichtweisen akzeptieren. ______ 0 – 1 – 2 – 3 –4
Gut mit Kritik umgehen. ______ 0 – 1 – 2 – 3 –4
Von anderen lernen. ______ 0 – 1 – 2 – 3 –4
Anderen nicht die eigene Meinung aufzwingen wollen. ______ 0 – 1 – 2 – 3 –4
Meinungen ändern. ______ 0 – 1 – 2 – 3 –4

Infoblatt 9.2: Günstige und ungünstige Verhaltensweisen in Selbsthilfegruppen

Levy et al. (1977; Moeller 1978) untersuchten hilfreiche Verhaltensformen, die sich in Selbsthilfegruppen ganz allgemein herausgestellt haben; dabei waren die zehn häufigsten:

- Sich einfühlen können, die Gefühle anderer verstehen und teilen.
- Sich wechselseitig achten und anerkennen.
- Etwas erläutern und erklären.
- Teilhaben lassen am eigenen Erleben.
- Anderen Hoffnung machen, dass sie ihre Probleme eines Tages durcharbeiten werden.
- Sich selbst öffnen.
- Andere bestärken und ermuntern, wenn ihnen etwas gelungen ist.
- Sich selbst neue Ziele setzen.
- Gefühle offen zum Ausdruck bringen.
- Andere ermutigen, Probleme ausführlicher darzulegen.

Am wenigsten wurden jedoch folgende Punkte genannt:

- Andere bestrafen.
- Andere in fordernder oder gar bedrohlicher Weise konfrontieren.
- Rückmeldung erbitten, wie andere einen erleben.
- Das gestörte Verhalten (psychodramatisch) der Gruppe vorführen.
- Rückmeldung geben.

In den ersten zehn Verhaltensbeispielen wird im Vergleich zu den letzten fünf in keiner Weise streng oder fordernd verfahren. Die in professionellen Gruppen häufig angewandten Rückmeldungen oder »Feedback-Übungen« passen anscheinend weniger in eine spontane und offen strukturierte Selbsthilfegruppe (Moeller 1978).

Literatur

Küfner H (2003) Die Zeit danach. Hard Röttger, München
Levy LH, Knight BG, Padset VP, Wollert RW (1977) Patterns of help-giving in self-help-groups. American Psychological Association Meetings. Unveröffentl. Manuskript
Moeller ML (1978) Selbsthilfegruppen. Rowohlt, Reinbek

Ergänzende Materialien

Meinolf Bachmann, Andrada El-Akhras

M. Bachmann, A. El-Akhras, *Lust auf Abstinenz – Ein Therapiemanual bei Alkohol-, Medikamenten- und Drogenabhängigkeit*,
DOI 10.1007/978-3-642-54575-7_10,

10.1 Einführung

In diesem Kapitel befinden sich Einschätzungsskalen für **Gruppenregeln**, **Stimmungserfassung**. Zudem sind zusätzliche Arbeitsblätter zur Bearbeitung in »offener Beantwortung« der Suchtmodellfaktoren »Motivation«, »Krankheitseinsicht« und »Gründe für das Suchtverhalten« vorhanden.

Den Abschluss bilden **Ausschnitte aus Arbeitsblättern und dem Theorieteil**, die sich **zur Vergrößerung (DIN A3 oder größer) und zum Aushängen als Plakate** in Gruppenräumen und Foyers von Therapieeinrichtungen eignen und einen Überblick der Stationen des Behandlungsverlaufs darstellen:

- Stationen der Suchtentwicklung und des Therapieprozesses (◘ Abb. 10.1)
- Belohnungszentrum umstrukturieren (◘ Abb. 10.2)
- Belohnungssystem: Bedeutung der Alternativen (◘ Abb. 10.3)
- Innerer Schweinehund: Der oder Ich – gute Vorsätze umsetzen (◘ Abb. 10.4)

10.2 Gruppenleben: Regeln im stationären Bereich – eine Zusammenarbeit von Patienten und Therapeuten

Eine gute therapeutische Atmosphäre ist für den Therapieerfolg entscheidend wichtig. Wenn die »Schwächeren« von allen mitgetragen werden, ist sie meist verwirklicht. Dazu muss jeder sein Bestes geben!

1. Keine Gewalt (auch nicht psychische) oder Androhung derselben!!!
2. Nicht drohen, z. B. mit der Großgruppe oder Druck ausüben!
3. Streit stoppen, wenn die Erregung zu hoch wird, weil dann nichts Vernünftiges mehr herauskommt (nicht ausdiskutieren). Gespräch auf späteren Zeitpunkt verschieben!!!!
4. Nicht unnötig Streit suchen (Effektivitätsprüfung: Bringt er etwas?)!!!
5. Ein »Hallo«, eine freundliche Begrüßung, besonders gegenüber neu aufgenommenen Patienten, sind immer möglich!
6. Respekt und Wertschätzung ohne Unterschied!!!
7. Vorsicht mit Behauptungen bzw. Beschuldigungen!!
8. Miteinander arbeiten, statt gegeneinander.
9. Ein »Bitte« und »Danke« erleichtern vieles – der Ton macht die Musik!
10. Wirklich auf Stationsregeln achten, aber bei Fehlern anderer nicht sofort ausrasten!!
11. Bei Problemen, besonders Spannungen, handeln, Aussprache suchen (in der Gruppe, mit Therapeuten). Nicht wegsehen!
12. Ehrlich sein.
13. Keine Beleidigungen, Schimpfwörter!
14. Nicht immer das letzte Wort haben!
15. Nicht immer vergleichen oder neidisch sein (»Warum darf er und ich nicht?«).
16. Auch ein »Nein« akzeptieren – mit »Ja« und »Nein« rechnen!
17. Sich nicht immer gleich persönlich angegriffen fühlen.
18. Nicht provozieren und verletzend sein!
19. Sachlich bleiben.
20. Nicht nachtragend sein.
21. Nicht für alles Erklärungen und Rechenschaft fordern.
22. Geduldig sein.
23. Kompromissbereitschaft zeigen.
24. Musik nur in Zimmerlautstärke hören.
25. Ruhe- und Erholungsbedürfnis der anderen akzeptieren.
26. Bei Freizeitunternehmungen andere zum Mitmachen animieren – darauf achten, niemanden auszuschließen.

10.3 Wöchentliches Stimmungsbarometer

Bitte geben Sie bei jeder der nachfolgenden Aussagen an, inwieweit Sie die jeweilige Regel verwirklicht sehen:

0	1	2	3	4
überhaupt nicht verwirklicht		**mittel**		**sehr gut verwirklicht**

1. Keine Gewalt (auch nicht psychische) oder Androhung derselben!!! ______ 0 – 1 – 2 – 3 – 4
2. Nicht drohen, z. B. mit der Großgruppe oder Druck ausüben! ______ 0 – 1 – 2 – 3 – 4
3. Streit stoppen, wenn die Erregung zu hoch wird, weil dann nichts Vernünftiges mehr herauskommt (nicht ausdiskutieren). Gespräch auf späteren Zeitpunkt verschieben!!! ______ 0 – 1 – 2 – 3 – 4
4. Nicht unnötig Streit suchen (Effektivitätsprüfung: Bringt er etwas?)!!! ______ 0 – 1 – 2 – 3 – 4
5. Ein »Hallo«, eine freundliche Begrüßung, besonders von neu aufgenommenen Patienten, sind immer möglich! ______ 0 – 1 – 2 – 3 – 4
6. Respekt und Wertschätzung ohne Unterschied!!! ______ 0 – 1 – 2 – 3 – 4
7. Vorsicht mit Behauptungen bzw. Beschuldigungen!! ______ 0 – 1 – 2 – 3 – 4
8. Miteinander arbeiten, statt gegeneinander. ______ 0 – 1 – 2 – 3 – 4
9. Ein »Bitte« und »Danke« erleichtern vieles – der Ton macht die Musik! ______ 0 – 1 – 2 – 3 – 4
10. Wirklich auf Stationsregeln achten, aber bei Fehlern anderer nicht sofort ausrasten!! ______ 0 – 1 – 2 – 3 – 4
11. Bei Problemen, besonders Spannungen, handeln, Aussprache suchen (in der Gruppe, mit Therapeuten). Nicht wegsehen! ______ 0 – 1 – 2 – 3 – 4
12. Ehrlich sein. ______ 0 – 1 – 2 – 3 – 4
13. Keine Beleidigungen, Schimpfwörter! ______ 0 – 1 – 2 – 3 – 4
14. Nicht immer das letzte Wort haben! ______ 0 – 1 – 2 – 3 – 4
15. Nicht immer vergleichen oder neidisch sein (warum darf er und ich nicht). ______ 0 – 1 – 2 – 3 – 4
16. Auch ein » Nein« akzeptieren – mit »Ja« und »Nein« rechnen! ______ 0 – 1 – 2 – 3 – 4
17. Sich nicht immer gleich persönlich angegriffen fühlen. ______ 0 – 1 – 2 – 3 – 4
18. Nicht provozieren und verletzend sein! ______ 0 – 1 – 2 – 3 – 4
19. Sachlich bleiben. ______ 0 – 1 – 2 – 3 – 4
20. Nicht nachtragend sein. ______ 0 – 1 – 2 – 3 – 4
21. Nicht für alles Erklärungen und Rechenschaft fordern ______ 0 – 1 – 2 – 3 – 4
22. Geduldig sein. ______ 0 – 1 – 2 – 3 – 4
23. Kompromissbereitschaft zeigen. ______ 0 – 1 – 2 – 3 – 4
24. Musik nur in Zimmerlautstärke hören. ______ 0 – 1 – 2 – 3 – 4
25. Ruhe- und Erholungsbedürfnis der anderen akzeptieren. ______ 0 – 1 – 2 – 3 – 4
26. Bei Freizeitunternehmungen andere zum Mitmachen animieren – darauf achten, niemanden auszuschließen. ______ 0 – 1 – 2 – 3 – 4

Arbeitsblatt 10.1: Meine kleine Motivationsgeschichte

Was waren letztlich Ihre Beweggründe und Anstöße, sich für eine Therapie zu entscheiden?

Was eher von mir ausging:

Von anderen:

Arbeitsblatt 10.2: Mein Weg, mich als suchtkrank zu akzeptieren?

Was eher von mir ausging:

Von anderen:

Arbeitsblatt 10.3: Wie habe ich mir die Gründe für das Suchtverhalten in der »aktiven« Phase erklärt?

Was eher von mir ausging:

Von anderen:

PLAKAT: Stationen der Suchtentwicklung und des Therapieprozesses

Die **Einstiegsphase** hat vielfältige Ursachen, z. B.
- Langeweile,
- Wunsch, dazuzugehören,
- abschalten,
- sich erleichtern,
- nicht über Gefühle sprechen,
- Flucht vor Konflikten,
- Kontaktschwierigkeiten, Hemmungen,
- keine Perspektive,
- körperliches und seelisches Unwohlsein.

Die **Suchtphase** ist durch andere Kennzeichen geprägt und folgt anderen Gesetzmäßigkeiten:
- Psychische und körperliche Abhängigkeit
- Eigendynamik,
- Kontrollverlust
- Entzugserscheinungen,
- Toleranzentwicklung,
- Veränderung des Belohnungssystems,
- »innerer Zwang«,
- Folgeschäden.

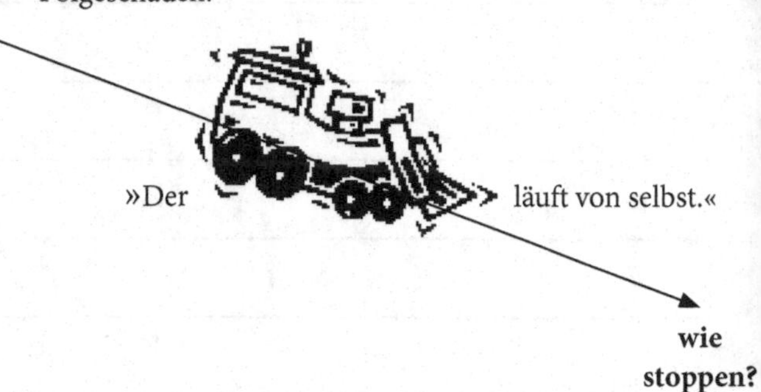

»Der läuft von selbst.«

wie stoppen?

Eigene Gedanken und Erkenntnisse zur **Einstiegsphase**

____

____

Eigene Gedanken und Erkenntnisse zur **Suchtphase**

____

____

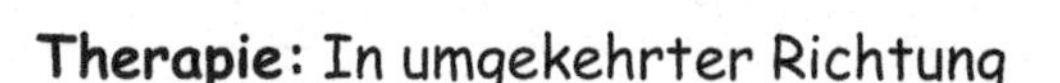

Mit Volldampf voraus!

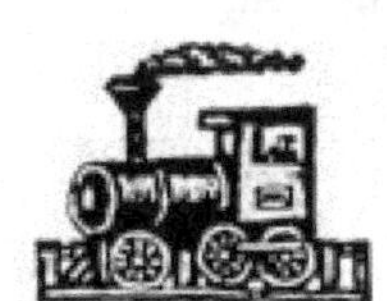

Reihenfolge der Ziele beachten!

1. Schritt

Motivation,
Hilfe akzeptieren, Suchtmittel entziehen, Druck von außen nicht negativ sehen, positive Beweggründe für eine Veränderung, negative Folgen des Suchtverhaltens?

Eigene Gedanken und Erkenntnisse zur Motivation

____

____

2. Schritt

Krankheitseinsicht fördern und Abstinenz stabilisieren, Akzeptanz, dass eine Sucht vorliegt, Verleugnung und Bagatellisierung des Suchtverhaltens aufgeben, nicht auf andere Suchtformen umsteigen. Rückfallprävention.

Eigene Gedanken und Erkenntnisse zur Krankheitseinsicht und Abstinenz

____

____

3. Schritt

Therapie der Ursachen
Wiedereinstieg in »alte Problemsituationen und ungünstige Verhaltensweisen« verhindern. »Was mache ich zukünftig anders?« Alternativen?

Eigene Gedanken und Erkenntnisse zu den Ursachen

____

____

Abb. 10.1 Plakat: Stationen der Suchtentwicklung und des Therapieprozesses

PLAKAT: Belohnungszentrum umstrukturieren

Tiefere Hirnregionen steuern das Suchtverhalten. Dieser Bereich ist nur wenig durch die Vernunft und Logik beeinflussbar.
Aber wie sind diese steuernden Hirnregionen (Belohnungszentrum: **BZ**) zu beeinflussen?
Die nachfolgende Darstellung soll diesen Vorgang verdeutlichen.
Der Gehirnbereich Vernunft und Logik hat wenig direkten Einfluss (gepunktete Pfeile) auf die tieferen Hirnregionen, notwendig ist ein **intensives Einüben neuer belohnender/entspannender Verhaltensweisen** (schwarze Pfeile).

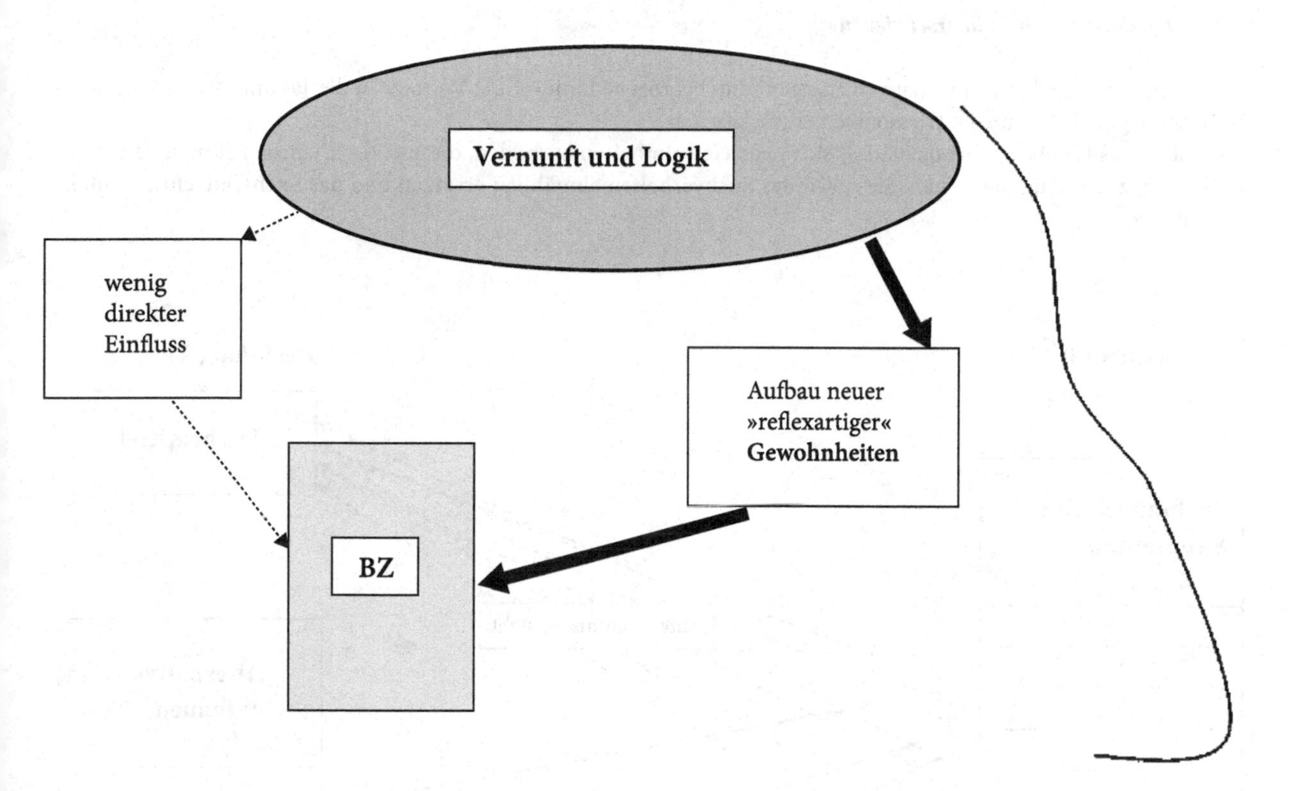

Tiefere Gehirnbereiche
(Belohnungszentrum **BZ**: Reflexe/Autonomes Nervensystem) **steuern das Suchtverhalten**

Abb. 10.2 Plakat: Belohnungszentrum umstrukturieren

PLAKAT: Belohnungssystem: Bedeutung der Alternativen

1. Suchtgedächtnis entsteht:

Immer häufiger wird das **Suchtverhalten eingesetzt, um kritische Situationen zu überwinden, sich besser zu fühlen und angenehme Zustände noch zu steigern.**
Diese Situationen (S) und das Suchtverhalten (R) werden immer stärker miteinander verknüpft, bis eine Abhängigkeit entsteht (gestrichelte Linie). Die Verknüpfungen werden im Suchtgedächtnis gespeichert.

2. Suchtgedächtnis wird »überschrieben«:

Das Suchtverhalten durch Alternativen ersetzen (durchgezogene Linie). Gute Vorsätze in die Tat umsetzen. Dabei auch auf frühere gute Erfahrungen (Ressourcen) zurückgreifen.
Nur intensives Einüben führt dazu, dass sich neue **Gewohnheiten** ausbilden, die auch in kritischen Situationen, quasi reflexartig, zur Verfügung stehen. Sie sollen **das Suchverhalten** allmählich **ersetzen** und **das Suchtgedächtnis »überschreiben«.**

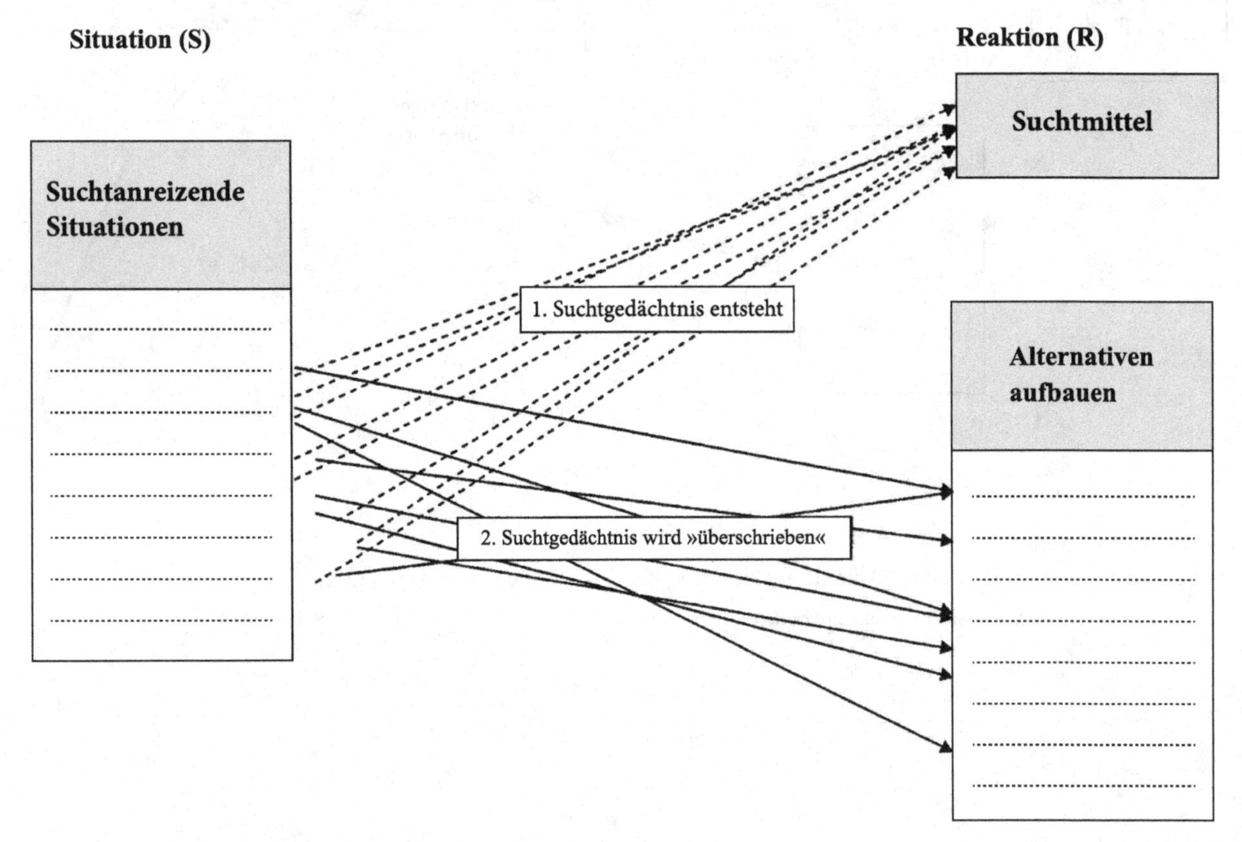

Abb. 10.3 Plakat: Belohnungssystem: Bedeutung der Alternativen

PLAKAT: Innerer Schweinehund: Der oder Ich – Gute Vorsätze umsetzen

> **Der oder Ich – Gute Vorsätze umsetzen**
> Anfangs überwiegen oft die Widerstände und der **»innere Schweinehund«** ist **groß.**
> Die belohnende Wirkung eines Verhaltens stellt sich oft erst nach einigem Training ein.

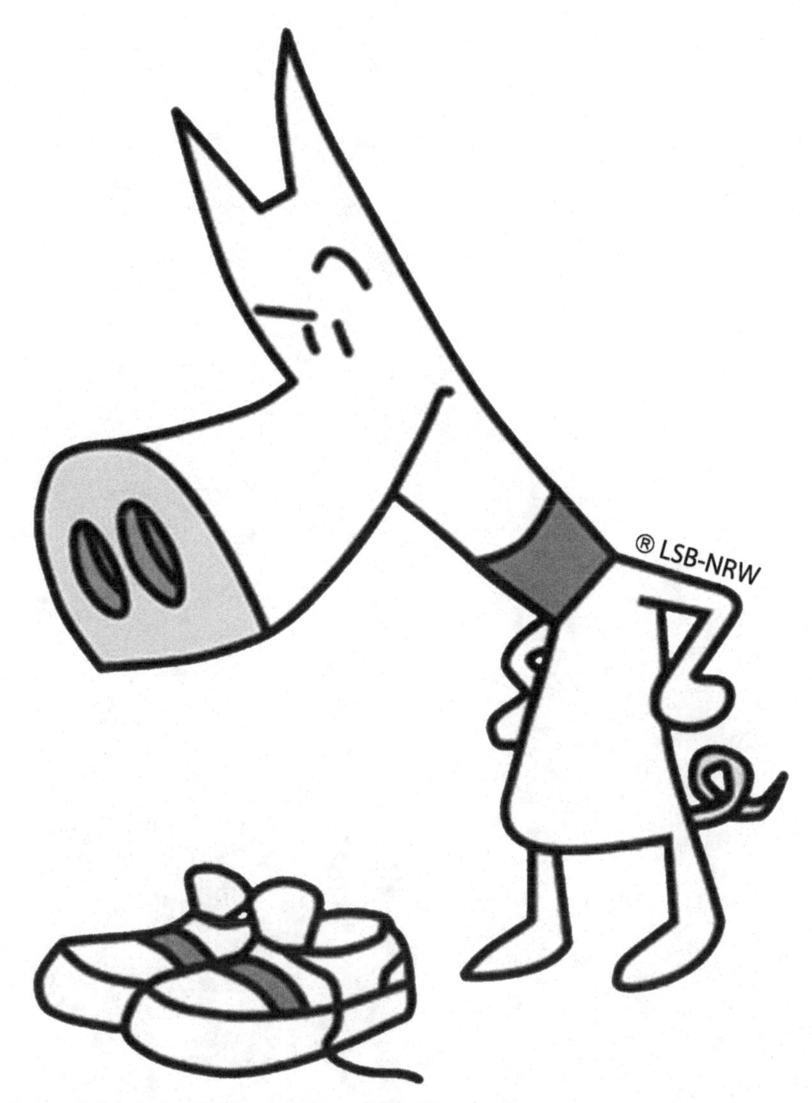

Abb. 10.4 Plakat: Innerer Schweinehund: Der oder Ich – gute Vorsätze umsetzen

Schlusswort

Meinolf Bachmann, Andrada El-Akhras

M. Bachmann, A. El-Akhras, *Lust auf Abstinenz – Ein Therapiemanual bei Alkohol-, Medikamenten- und Drogenabhängigkeit*,
DOI 10.1007/978-3-642-54575-7_11, © Springer-Verlag Berlin Heidelberg 2014

Wir hoffen, dass wir Ihnen dabei behilflich sein konnten, der »Lust auf Abstinenz« einen Schritt näher gekommen zu sein. Abhängigkeit hat zur Folge, viele Dinge nicht zu tun. Vielfältiger und differenzierter zu handeln, an den so genannten Kleinigkeiten und anderen Lebensinhalten wieder Interesse und Freude zu gewinnen und ein gutes Gleichgewicht zwischen Pflichten und Ausgleich herzustellen, andere nützliche Gewohnheiten auszubilden – all dies weist den Weg in eine zufriedene Abstinenz. Wir wünschen Ihnen viel Erfolg!